安徽省高等学校"十二五"规划教材

安徽省高职高专护理专业规划教材

康复护理技术

（第2版）

（可供高职高专护理专业使用）

主　编　王叙德

副主编　杨秀木　陈　芬　叶泾翔　胡大胜

编　者（按编写顺序为序）

王叙德（安徽人口职业学院）

许明高（皖西卫生职业学院）

陈　芬（安徽省淮北卫生学校）

杨秀木（蚌埠医学院）

叶泾翔（皖西卫生职业学院）

吴中华（安徽人口职业学院）

胡大胜（阜阳职业技术学院）

东南大学出版社

SOUTHEAST UNIVERSITY PRESS

·南京·

内 容 提 要

本书是安徽省高等学校"十二五"规划教材,主要介绍康复护理的理论基础、康复护理评定、康复护理基本技术、康复治疗护理技术、康复工程器具使用的护理、常见疾病和损伤的康复护理等。书后附5个实训指导。本书是第2版,修订后内容更丰富,实用性和可操作性更强。

本书可供高职高专护理专业使用。

图书在版编目(CIP)数据

康复护理技术/王叙德主编. —2 版. —南京:东南大学出版社,2015.4(2022.1重印)

ISBN 978-7-5641-5609-1

Ⅰ. ①康… Ⅱ. ①王… Ⅲ. ①康复医学—护理学 Ⅳ. ①R47

中国版本图书馆CIP数据核字(2015)第 058441 号

康复护理技术(第2版)

出版发行	东南大学出版社
出 版 人	江建中
社　　址	南京市四牌楼 2 号
邮　　编	210096
经　　销	江苏省新华书店
印　　刷	江苏徐州新华印刷厂
开　　本	787 mm ×1 092 mm　1/16
印　　张	16. 25
字　　数	403 千字
版　　次	2015 年 4 月第 2 版　2022 年 1 月第 4 次印刷
书　　号	ISBN 978-7-5641-5609-1
定　　价	46. 00 元

* 本社图书若有印装质量问题,请直接与营销部联系,电话:025—83791830。

随着社会经济的发展和医疗卫生服务改革的不断深入,对护理人才的数量、质量和结构提出新的更高的要求。为加强五年制高职护理教学改革,提高护理教育的质量,培养具有扎实基础知识和较强实践能力的高素质、技能型护理人才,建设一套适用于五年制高职护理专业教学实际的教材,是承担高职五年制护理专业教学任务的各个院校所关心和亟待解决的问题。

在安徽省教育厅和卫生厅的大力支持下,经过该省有关医学院校的共同努力,由安徽省医学会医学教育学分会组织的安徽省五年制高职护理专业规划教材编写工作,于2005年正式启动。全省共有10余所高校、医专、高职和中等卫生学校的多名骨干教师参加了教材的编写工作。本套教材着力反映当前护理专业最新进展的教育教学内容,优化护理专业教育的知识结构和体系,注重护理专业基础知识的学习和技能的训练,以保证为各级医疗卫生机构大量输送适应现代社会发展和健康需求的实用性护理专业人才。在编写过程中,每门课程均着力体现思想性、科学性、先进性、启发性、针对性、实用性。力求做到如下几点:一是以综合素质教育为基础,以能力培养为本位,培养学生对护理专业的爱岗敬业精神;二是适应护理专业的现状和发展趋势,在教学内容上体现先进性和前瞻性,充分反映护理领域的新知识、新技术、新方法;三是理论知识要求以"必需、够用"为原则,因而将更多的篇幅用于强化学生的护理专业技能上,围绕如何提高其实践操作能力来编写。

本套教材包括以下30门课程:《卫生法学》、《护理礼仪与形体训练》、《医用物理》、《医用化学》、《医用生物学》、《人体解剖学》、《组织胚胎学》、《生理学》、《病理学》、《生物化学》、《病原生物与免疫》、《药物学》、《护理心理学》、《护理学基础》、《营养与膳食》、《卫生保健》、《健康评估》、《内科护理技术》、《外科护理技术》、《妇产科护理技术》、《儿科护理技术》、《老年护理技术》、《精神科护理技术》、《急救护理技术》、《社区护理》、《康复护理技术》、《传染病护理技术》、《五官科护理技术》、《护理管理学》和《护理科研与医学文献检索》。本套教材主要供五年制高职护理专业使用，其中的部分职业基础课教材也可供其他相关医学专业选择使用。

  成功地组织出版这套教材，是安徽省医学教育的一项重要成果，也是对安徽省长期从事护理专业教学的广大优秀教师的一次能力的展示。作为安徽省高职高专类医学教育规划教材编写的首次尝试，不足之处难免，希望使用这套教材的广大师生和读者能给予批评指正，也希望这套教材的编委会和编者们根据大家提出的宝贵意见，结合护理学科发展和教学的实际需要，及时组织修订，不断提高教材的质量。

卫生部科技教育司副司长 王群

2006 年 2 月 6 日

再版前言

安徽省五年制护理专业高职规划教材《康复护理技术》第一版自 2006 年出版以来,对培养高职护理专业人才起到了积极作用,得到了兄弟院校同仁的关心和支持,同时也提出了许多宝贵意见。近年来,随着康复医学和护理学的飞速发展,康复护理的理念、内容和技术等也发生了明显变化,为了适应康复护理的教学需要和教材使用周期的要求,对原教材进行修订。

本次修订有以下特点:

1. 仍然贯彻"三基"(基本理论、基本知识、基本技能)、"五性"(思想性、科学性、先进性、启发性、适用性)和"三特定"(特定对象、特定要求、特定限制)的原则,以"必需、够用"为度,以突出技能为教学重点。

2. 专门列出一章介绍康复护理基本技术,明确康复护理专科技术在疾病护理中的具体要求和应用,专科护理技术是康复护士必须掌握的重点内容。

3. 为了保持教材的系统性和完整性,对教材内容作了适当的调整,增加了第二章"康复护理理论基础";第三章"康复护理评定"增加了认知功能评定和心理评定;第七章"常见疾病和损伤的康复护理"增加了颅脑损伤的康复护理、周围神经病损的康复护理、颈肩腰腿痛的康复护理、关节炎的康复护理、骨质疏松症的康复护理、关节置换术后的康复护理、糖尿病的康复护理和恶性肿瘤的康复护理。通过调整使教材的实用性和可读性更强。

本教材在编写过程中得到了各位编者所在单位的大力支持,在教材内容上,学习和引用了康复医学和护理学界前辈的学术成果,在此一并表示衷心感谢。

本教材各章内容都经过编委互审和反复修改才定稿,但由于水平和时间所限,不足之处难免,恳请广大师生批评指正。

王叙德

2014 年 12 月

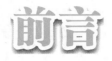

前言

随着社会进步、科技发展以及人们生活水平的提高,康复医学越来越受到重视。现代康复医学引入我国始于 20 世纪 80 年代,起步虽较晚但发展迅速。康复护理学是康复医学中不可缺少的重要部分,康复护理有别于一般临床护理,有其自身特点。康复护理是以残疾者和有各种功能障碍以致影响正常生活、学习、工作的慢性病人及老年人为服务对象,以改善功能障碍、最大限度地恢复其生活自理能力为核心的工作内容。作为一名护理工作者,学习和掌握康复护理的基本知识是很有必要的。

本教材是安徽省五年制护理专业高职规划教材,由安徽省医学会教育学会组织编写,供我省五年制护理专业高职学生学习使用。

本教材本着够用为度的原则,力求突出实用性、实践性和技能性。内容包括康复医学及康复护理学的基本概念、康复护理评定、康复护理基本技术、康复工程器具使用的护理以及常见疾病和损伤的康复护理等。旨在通过学习,掌握康复医学和康复护理学的基本概念、基本理论、基本技能,使学生能够运用康复护理理论和基本技能为残障者服务,提供康复护理技术。

本教材在编写过程中,得到了安徽省计划生育学校和蚌埠医学院的大力支持,在教材内容上采用了有关教材和专著的资料和图表,在此一并表示衷心感谢。

康复护理学是一门新兴学科,很多理论和技术仍在探索和发展,本书虽经多次讨论、审订,但限于编者工作经验和学术水平,书中不足之处难免,恳请广大师生批评指正。

王叙德　杨秀木

2005 年 10 月

目　录

目 录

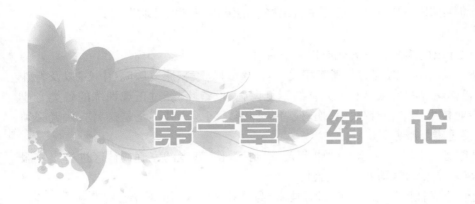

第一章 绪 论

　　现代康复是一门涉及医学、工程学、社会学、心理学和教育学等多个领域的综合性学科。随着社会的进步和医学科学的发展,康复医学和康复护理学越来越受到重视,卫生部将康复医学科与内科、外科、妇产科、儿科等临床学科并列为临床一级学科。

第一节　康复与康复医学概述

一、康复

(一)康复的概念

　　康复一词最早来源于中世纪的拉丁语"rehabilitation",原意是"复原""恢复原来的状态"。康复用于现代医学领域,是指通过综合、协调地应用各种措施,消除或减轻病、伤、残者身心、社会功能障碍,达到或保持最佳功能水平,增强自理能力,使其重返社会,提高生存质量。尽管有些病理变化无法彻底消除,但经康复后,仍然可以达到个体的最佳生存质量。

(二)康复的范畴

　　康复所采用的各种措施包括医学、工程、教育、职业、社会等方面,分别称为医学康复、康复工程、教育康复、职业康复和社会康复,从而构成全面康复。

　　1. 医学康复或称医疗康复　是指通过医学或医疗手段促进康复,可以使用医学上的一切治疗方法。

　　2. 康复工程　是指根据工程学的原理和方法,借助现代科技为病、伤、残者服务,改善患者功能,如安装和使用假肢、利用机器人辅助训练等。

　　3. 教育康复　是指通过对病、伤、残者的特殊教育和培训以促进康复,如聋哑学校等。

　　4. 职业康复　是指对成年病、伤、残者或成年后致残的病、伤、残者恢复就业能力、取得就业机会,包括职业评定、职业训练、设法安排残疾人就业等。

　　5. 社会康复　是研究和协调解决病、伤、残者经过医学康复、教育康复、职业康复后重返社会时所面临的一切社会问题,在社会的层次上采取与社会生活有关的措施,促进残疾人能重返社会,如残疾人就业、环境改造和社会福利等。

(三)康复的目的

　　康复的目的是使病、伤、残者在生理、心理、社会、职业和经济能力等各方面达到最佳功能状态,以提高病、伤、残者生存质量,重返社会为目标。现代医学不可能解决所有病伤残对个体的不利影响,但经积极的康复后,仍可带着某些功能障碍而有意义地生活。

(四)康复的服务方式

世界卫生组织提出的康复服务方式有以下三种:

1. 机构康复 包括综合医院的各临床相关学科、康复医学科、康复医院(中心)以及特殊的康复机构等。机构康复的特点是有较完善的康复设施、设备,有经过正规训练的各类专业人员,有较高的专业技术水平,能解决病、伤、残者各种康复问题。其不足是病、伤、残者必须到这些机构方能接受康复服务。

2. 上门康复服务 具有一定水平的康复人员,到病、伤、残者的家庭或社区进行康复服务。其不足是服务数量和内容均有一定限制。

3. 社区康复 依靠社区资源(人、财、物、技术)为本社区的病、伤、残者就地服务。

二、康复医学

(一)康复医学的概念

康复医学是研究病、伤、残者功能障碍的预防、评定、治疗为主要任务,以改善躯体功能、提高生活自理能力、改善生存质量为目的的一个医学专科。康复医学是医学的一个重要分支,它具有独立的理论基础、功能测评方法、治疗技能和规范的医学应用学科。康复医学是以各种原因引起的功能障碍者、老年人等为主要的服务对象。

(二)康复医学的工作方式

1. 组成 康复医学的工作方式是以康复治疗组(图1-1)的形式来运作。康复治疗组包括康复医师、康复护士和康复治疗师3类医务人员。组长由康复医师担任,负责病伤残者的康复功能评定、制定康复治疗方案、协调治疗组内各部门间的关系;康复护士负责病伤残者在康复治疗期间的康复护理;康复治疗师在康复医师的指导下负责具体康复治疗方案的制定和实施。康复治疗师包括物理治疗师、作业治疗师、言语治疗师、矫形师、心理治疗师、文体治疗师、职业咨询师、社会工作者等。

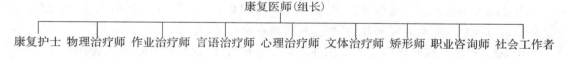

康复医师(组长)

康复护士 物理治疗师 作业治疗师 言语治疗师 心理治疗师 文体治疗师 矫形师 职业咨询师 社会工作者

图1-1 康复医学工作组

2. 运作 首先由康复医师接诊,并组织各专业人员对患者进行检查评定,在制订治疗方案中各抒己见,提出各自的方案(包括近期、中期、远期),再由康复医师归纳形成一个完整的、分阶段性的治疗方案,由各专业人员付诸实施。治疗中期,召开治疗组会,对计划的执行结果进行评价、修改、补充。治疗结束时,需再次召开治疗组会对康复效果进行总结,并为下阶段治疗或出院后的康复提出意见。康复治疗组的运作是以康复评定开始,又以康复评定结束。

(三)康复医学的发展概况

康复医学的形成发展经历了漫长的历史,从世界范围看其发展经历了萌芽期、建立期、成熟期和发展期四个阶段。康复医学的发展是科学技术、临床医学、经济等发展的必然。

1. 萌芽期(1910年以前) 在西方,早在古罗马和希腊时代,人们就已应用日光浴、空气浴、水疗法、运动等治疗各种疾病;16世纪,瑞士医生用磁石治疗脱肛、水肿、黄疸等外科疾病;西方古代矫形外科就已应用假肢和支具。在我国古代已有简朴的康复医疗,祖国医学宝库中有很多记载,如砭石、针灸、浸浴、热熨、磁疗、导引(包括太极拳、八段锦、易筋经)、五禽戏、气功、体操、按摩等用于治疗疾病与强身健体。到 1910 年初电疗、光疗、水疗、热疗、体疗及按摩已逐渐形成。

2. 建立期(1910～1945 年)　1910 年始将"rehabilitation"一词应用于残疾人,建立康复机构。一战期间,英国著名骨科专家 Robert Jones 首先开展了对伤员进行职业训练,以便他们在战后能重返工作岗位,1917 年美国陆军成立身体功能重建部和康复部,这成为最早的康复机构。脊髓灰质炎的流行使很多年轻患者后遗残疾,为了改善病员的功能障碍,促进了物理医学的迅速发展,如电疗等,1931 年物理医学形成。

3. 成熟期(1946～1970 年)　第二次世界大战期间伤员较多,为使伤员尽快返回前线,康复工作人员在物理医学的基础上采用综合治疗方法,如物理治疗、作业治疗、言语治疗、假肢、矫形支具等,大大提高了康复效果。这样一门新的、跨学科的专业应运而生,这就是康复医学。1969 年成立了国际康复医学会。

4. 发展期(1970 年以后)　20 世纪 70 年代以后,康复医学有了快速的发展,世界各国先后建立了集运动治疗、作业治疗、心理治疗、言语治疗、康复医学工程为一体的康复机构,康复对象的范围进一步扩大。1970 年,首届世界康复医学大会召开,以后每隔四年举行一次。国际康复医学会的成立和世界康复医学大会的召开有力地推动了康复机构的建立、康复专业人员的培养和康复医学专业的发展。

我国于 20 世纪 80 年代初才开始引进现代康复医学,虽然起步较晚,但在我国政府和卫生部门的重视之下,几十年来在原有的中西医康复治疗技术基础之上,广泛吸取世界现代康复医学技术和系统理论,已取得飞跃发展和显著成就,逐步建立起具有中国特色的康复医学体系,并制定了有关的政策、法令。中国康复医学在现代世界康复医学中已占有一席之地。

(四)康复医学的特点

康复医学是应用医学学科的专门技术使功能障碍者的潜在能力和残存能力得到充分发挥的医学科学体系。康复医学和临床医学既有密切的联系,也有明显的区别,有其自身的特点。

1. 康复医学和临床医学的联系　①临床医学是康复医学的源头,没有临床医学就没有康复医学;康复医学是临床医学的延续,康复医学是临床医学疗效的可靠保证。临床医学的迅速发展促进了康复医学的发展,同样康复医学的发展也推动了临床各科学的发展。②康复治疗过程经常需要同时进行临床治疗,而且临床治疗过程也需要康复治疗。例如脑卒中、脊髓损伤、心肌梗死等,患者均需早期活动和功能锻炼,以缩短住院时间,提高功能恢复的程度。

2. 康复医学和临床医学的区别　①治疗对象和目的不同。临床医学治疗对象是临床各学科的各种疾病,治疗的主要目的是挽救生命、消除病因和逆转疾病的病理过程,并为机体康复创造必要的条件。而康复医学的治疗对象是各种原因引起的功能障碍者、老年人群等。治疗的主要目的是最大限度地恢复其功能,使其重返社会。②治疗的手段不同。临床医学是以药物和手术治疗为主,而康复医学则是使用专门的康复技术,进行功能的训练、补偿和代替。

(五)康复医学的工作对象

康复医学最早和最主要对象是骨科和神经系统的疾病和损伤,如骨关节损伤、截肢、手外伤、骨关节炎、颈肩腰腿痛、颅脑外伤、脊髓损伤、脑血管疾病及周围神经损伤。近年来,心肺疾病、癌症、慢性疼痛、糖尿病、肥胖症等的康复也已展开。随着疾病结构的改变,全面康复概念的深入,康复医学的对象范围在逐渐扩大。总的来说,康复医学的对象有以下几类:

1. 各种原因引起的功能障碍者　康复医学是以研究功能障碍的预防和治疗为导向的一门医学专科,康复医学的对象包括不能正常发挥身体、心理和社会功能的人群,如有躯体、内脏、精神和心理等功能障碍者。这些功能障碍可以与疾病共存,也可以是疾病的后遗症,临床医学往往难以全部解决。据WHO统计,目前全世界各种残疾人约占总人口的10%,而且每年以1 500万人的速度递增。我国2006年第二次全国残疾人抽样调查表明,我国残疾人总数为8 296万,占人口总数的6.34%,涉及至少2.6亿家庭人口。其中近6 000万残疾人需要康复,占残疾人总数的72.28%。因此,康复对象人数众多。

2. 老年人群　人口老龄化已成为当前社会的突出问题。老年人存在不同程度退行性改变和功能障碍,而且年龄越大,各种疾病或功能障碍的发生率越高。我国60岁以上的老年人已占全国人口的10%,预测到2020年将占16%~17%。据推算,我国老年人中长期卧床、生活不能自理者约有2 700万,半身不遂者约有70万;82万老年痴呆患者中约有24万长期卧床,这就需要康复医学的帮助。因此,老年人群将成为康复医学的主要对象之一。

3. 亚健康人群　不明原因的体力疲劳、月经周期紊乱、性功能下降;不明原因的情感障碍、焦虑或神经质;对环境难以适应,人际关系难以协调等。亚健康状态如果处理得当,身体则向健康状态转化;反之,则容易患上各种疾病。

(六)康复医学的组成

康复医学的组成包括康复医学理论基础、康复预防、康复评定、康复治疗、康复护理学和社区康复。

1. 康复医学理论基础　康复医学理论基础包括解剖学、运动学、生理学、生物力学、环境改造学等,也就是以运动学为核心的解剖学、生理学和病理学知识。

2. 康复预防　康复预防是指通过以下有效手段预防各类残疾的发生,延缓残疾的发展。

(1)一级预防:预防各类疾病伤残造成的身体结构损伤的发生是最为有效的预防,可降低70%的残疾发生率。可采取的措施包括宣传优生优育、遗传咨询、产前检查、孕期及围产期保健;预防接种,积极防治慢性病、老年病;合理饮食,合理用药;防止意外事故;加强卫生宣教,注意精神卫生。

(2)二级预防:限制或逆传由身体结构损伤造成的活动受限或残疾,可降低10%~20%的残疾发生率。可采取的措施包括早期发现、早期治疗病伤残。

(3)三级预防:防止活动受限或残疾转化为参与受限或残障,减少残疾、残障给个人、家庭和社会造成的影响。可采取的措施包括医学康复、教育康复、职业康复和社会康复等。

3. 康复评定　康复评定又称功能评定,是对康复对象功能障碍程度进行测试和评估,是康复治疗的基础,为制定合理的康复计划提供依据。康复评定需要客观地、准确地评定功能障碍的原因、性质、部位、范围、程度、预后和转归,它可以在器官、个体和社会能力三个层次上作出,并应在治疗前、中、后各进行一次。康复评定的内容包括评定方法的理论和技术,以及如何应用评定技术。

康复评定包括躯体功能、认知功能、言语(交流)功能、心理功能和社会功能等五个方面。①躯体功能:包括人体发育、姿势、关节活动、肌张力、肌力、平衡和协调、步行功能、心肺功能等。②认知功能:包括注意力、记忆力、计算力、定向力、逻辑思维等。③言语(交流)功能:包括口语、姿势语、书面语等。④心理功能：包括行为、智力、人格、情绪等。⑤社会功能：包括社会交流、人际交流、组织和策划能力等。

4. 康复治疗　康复治疗是指通过各种有效的专科治疗手段，最大限度地改善病、伤、残者的功能障碍。康复治疗应遵循早期介入、综合实施、循序渐进、持之以恒、患者主动参与和全面康复的原则。

常用的康复治疗方法有：物理治疗、作业治疗、言语治疗、心理治疗、中国传统康复治疗、康复工程、康复护理和社会服务等。

（1）物理治疗（PT）：是通过功能训练、物理因子（如力、电、声、光、磁、热等）和手法治疗的手段，来治疗疾病，恢复与重建功能的一种治疗方法，是康复治疗的主要方法之一。

（2）作业治疗（OT）：根据患者的功能障碍，有针对性地选择一些作业活动，指导患者训练，以达到最大限度地恢复患者躯体、心理和社会方面的功能为目的的一种治疗技术。

（3）言语治疗（ST）：言语治疗是针对言语行为的听、说、读、写四个方面的功能障碍，采取相应的训练方法，以提高患者应用语言进行交流的能力。

（4）心理治疗（PST）：是治疗者运用心理治疗的有关理论和技术，对患者进行帮助，以消除或缓解患者的心理问题或障碍，促进其人格向健康、协调的方向发展。

（5）中国传统治疗（TCM）：是指在中医学理论指导下对患者进行康复治疗的方法，包括针灸、中药、推拿、食疗、运动等。

（6）康复工程（RE）：主要是安装和使用假肢、利用机器人辅助训练等，改善患者功能。

（7）社会服务（SS）：主要是对病、伤、残者提供社会康复方面的指导，如职业培训、指导再就业。

5. 康复护理　康复护理是康复医学十分重要的组成部分，有关概念将在第二节学习。

6. 社区康复　社区康复是指在社区内，利用和依靠社区的人力资源，根据社区内康复对象的康复需求，由康复对象及其家属参与的康复。社区康复的对象是居住在社区内的所有病伤残者、老年人群等。社区康复以社区为区域，根据社区经济状况和可利用的康复资源，为社区内康复对象提供康复服务。

第二节　康复护理学概述

一、康复护理学的概念

康复护理学是根据总的康复计划，围绕全面康复目标，与其他康复专业人员紧密配合，采用专门护理理论、技能和措施，使病伤残者的残余功能和能力得到最大限度的恢复，是康复医学的重要组成部分。随着医学领域的不断拓宽，一般护理技术已远不能满足康复医学的需要，于是就形成了与康复治疗相适应的具有独立特点的康复护理学。

二、康复护理的内容

康复护理是康复治疗中的重要组成部分，并贯穿于康复全过程。康复护理围绕全面康复目标，在提高患者自理生活能力、重返社会的过程中承担着重要任务。康复护理涉及护理与康复两个专业，护理内容既要体现基础护理的内涵，又要突出康复护理的特色。

（一）康复护理中基础护理

康复护理中的基础护理包括：①对病人进行一般评估，如体温、脉搏、呼吸、血压、压疮等；②观察病情和残情、做好记录，并向康复医疗人员提供信息；③执行医嘱；④健康教育，如指导合理饮食、康复教育等。

（二）康复护理中康复特色

康复护理的特色是以改善患者功能障碍，最大限度地恢复其生活自理能力为核心。具体内容包括：

1. 预防继发性功能障碍　这对长期卧床和瘫痪患者尤为重要。如协助患者关节活动或翻身以预防压疮、关节畸形、肌肉萎缩和泌尿系感染等继发性功能障碍和并发症的发生。

2. 日常生活活动能力的训练　指导和训练患者进行床上活动、就餐、洗漱、更衣、使用家庭用具、移动体位，训练建立有规则的排便功能以保持大便通畅，训练瘫痪病人排尿、指导使用假肢、矫形器和助形器等，帮助他们恢复日常生活活动能力。

3. 功能训练的护理　配合康复医师和其他康复技术人员对患者残存功能的强化训练，协调康复治疗计划的安排。

4. 给予心理支持　护士在为患者实施护理的过程中，通过与患者及家属的交谈和观察，掌握患者的思想动态，对已发生或可能发生的心理障碍和异常行为，及时给予心理支持，消除患者顾虑，适时鼓励患者主动参与康复治疗。

（三）不同时期康复护理重点

在疾病的各个不同时期，康复护理的重点各有不同。

1. 疾病的急性期　急性期病人多在 ICU、CCU、急诊以及相关的临床专科。此期康复护理的重点是及时做好各种护理观察和评定，积极采取措施预防感染、压疮、挛缩、畸形、萎缩等并发症，适时开展床边简单有效的康复治疗。

2. 疾病的恢复期　是指疾病渡过了急性期或病情稳定后的时期，此期为功能恢复的理想时期，也是康复护理介入的好时机。此期康复护理的重点是积极开展各种功能训练，激发潜在能力，尽可能改善器官功能，指导使用康复辅助用具，加强心理支持，提高患者生活自理能力。

三、康复护理的原则

1. 预防继发性功能障碍　这是康复护理的首要原则，贯穿于康复护理的始终。

2. 训练患者"自我护理"　这是康复护理的核心要素。由"替代护理"过渡到"自我护理"，即要引导、鼓励、帮助和训练患者学会并掌握在功能障碍状态下自我照料，尽可能地能够自理生活。

3. 重视心理支持　这是康复护理发挥作用的保障，在康复护理工作中，心理支持十分重要。病伤残不仅给病人带来躯体残疾，还带来不同程度的精神、心理障碍和行为异常。不能很好解决心理障碍，就会直接影响病伤残者的全面康复，为达到全面康复的目的，就须对各种心理障碍和异常行为进行心理评估和心理护理。康复护理人员要善于了解患者的心理需求，用恰当的方式和良好的言行使他们减轻心理压力，正确对待病伤残，树立信心，重返社会。

4. 密切配合协调　这是康复护理正常运作的必要环节。康复护理人员是康复治疗小组重要成员之一，应和其他成员保持密切联系，互相配合协调，保证康复治疗计划顺利完成。

四、康复护理的特点

康复护理来源于一般临床护理,并在完成基础护理的内容、执行医嘱和观察病情等方面与一般临床护理是相似的,但它又区别于一般临床护理,主要表现在:

1. 护理对象 与康复对象一致,主要是各种原因引起的功能障碍者,老年人群和有某种功能障碍影响正常生活、工作的慢性病人。

2. 护理目的 康复护理不仅要完成一般临床护理的减轻病痛、恢复健康的目的,更重要的是通过实施康复护理技术,使患者的残存功能和能力得到最大限度恢复,以平等的资格重返社会。

3. 护理方法 一般临床护理常采用"替代护理",即当患者因病或伤造成短暂功能障碍时,由护理人员帮助替代完成,如帮助患者进食、洗漱等,患者完全处于被动状态。而康复护理则侧重于"自我护理",使患者充分发挥残余功能和潜在功能,尽可能自理生活。

五、护士在康复治疗中的作用

康复治疗组包括康复医生、康复护士和康复治疗师,康复护士在康复治疗中的有下列作用。

1. 病情的观察者 护士与患者的接触机会最多,时间最长,可及时观察到患者的病伤残情况、心理状况、功能训练和恢复情况等。护士的观察为康复评定、康复治疗计划的制订与修改提供可靠的客观依据。

2. 康复护理的实施者 康复护士根据总体康复计划,落实护士的职责,为患者提供良好的环境、科学的训练和精心的护理,预防继发性功能障碍的发生,训练患者日常生活自理能力,教给患者必要的医学知识和自我护理的技术。

3. 治疗组的协调者 康复护士作为康复治疗小组的重要成员,在康复治疗的过程中,要根据康复治疗计划协调各项工作,尤其是与护理有关的工作,以保证康复训练措施的落实。

4. 康复病房的管理者 康复病房管理是康复护士的重要任务之一。康复病房的管理要以方便患者、服务患者为中心,要为患者营造良好的康复环境。康复科病区的设置必须体现无障碍设计的理念,例如:病区走廊应安装扶手,利于患者行走训练;门、卫生间、病床之间的距离应足够轮椅的进出;室内的地面应防滑,有弹性;病房和厕所的门应宽大,卫生间应是坐厕,两侧应有扶手;走廊、厕所、病房床头、浴间应安装呼叫器,以备病人急需。康复护士不仅要保持病房良好的环境,还要进行大量组织工作,协调好医患之间、患者之间、患者与家属之间的关系,使患者逐渐适应社会。

(王叙德)

第二章 康复护理理论基础

第一节 神经学理论基础

神经发育过程非常复杂,受许多因素的影响。通过细胞内部及细胞之间的联系以及细胞周围微环境的变化,胚胎的神经干细胞发生诱导、分化、凋亡和迁移,最终形成脑的各个组成部分以及脊髓。

一、中枢神经发育机制

1. 神经诱导　诱导可产生于细胞间的直接接触,也可由一些可弥散的生物活性物质介导。直接接触诱导,其作用可通过细胞间细胞信息的传递实现。而弥散性诱导,则由组织产生的一些大分子物质释放到细胞外基质,形成一定的浓度梯度,影响组织的定向分化和形态发生。

2. 神经细胞的分化　由一个前体细胞转变成终末细胞的多步骤过程称为神经细胞的分化。神经生长因子对神经系统的分化发育起重要作用。在胚胎发育的早期,神经生长因子有营养神经的效应,促进神经的有丝分裂;对神经元的分化也有很大影响,对交感神经细胞、嗜铬细胞、基底前脑胆碱能神经元等有生化和形态分化效应;对神经纤维的生长方向有引导作用,使神经纤维沿着神经生长因子浓度逐渐增高的方向生长。神经生长因子对神经系统的分化发育起重要作用。

3. 中枢神经元的连接　同一类神经元发出的纤维聚集成走向相同的神经束,即同类神经元聚集成密集的集团。神经元复杂而有条不紊的连接,是神经系统整合功能的基础。

引导轴突生长的分子有:细胞黏着分子、钙黏着蛋白和细胞外基质分子。细胞外基质分子,如胶原、层粘连蛋白、纤连蛋白是多种神经元长出神经突的底物,能提供许多不同轴突生长的公共通路。其中,整合素是对细胞外信号与胞浆功能进行整合。

4. 神经细胞的迁移　神经细胞的迁移是神经系统发育过程中一个独特的现象,其原因有两种可能:①神经细胞的发生区与最终的定居区不同;②神经元的纤维联系均有其特定的靶细胞,为达到靶部位,神经细胞在神经发育过程中需要不断地迁移。放射状胶质细胞在引导神经细胞迁移过程中起着决定作用。随着发育阶段的不同,神经细胞粘连分子也发生化学变化,如由神经嵴细胞产生的透明质酸恰好在细胞迁移期含量最高,大量的透明质酸为细胞迁移开拓了空间。

5. 神经细胞的凋亡　在神经系统的发育过程中,细胞在生长分化的同时也发生大量的死亡,发育中出现的这种细胞内特定基因程序表达介导的细胞死亡称神经细胞的凋亡。细胞凋亡不仅是一种特殊的细胞死亡类型,还是多基因严格控制的过程,具有复杂的分子生物学机制及重要的生物学意义。机体对细胞凋亡的控制包括促进和抑制两个方面,只有这两个过程相互平衡,神经系统的发育才能正常。程序性细胞死亡是多细胞动物生命活动中必不可少的过程,与细胞增殖同样重要。这种生与死的动态平衡保证了细胞向特定组织、器官的表型分化,构筑成熟的机体,维持正常的生理功能,它使神经系统的发育达到了结构的高度精细和功能的完美。

二、神经反射

(一)脊髓水平的反射

1. 躯体反射　是指骨骼肌的反射活动,包括牵张反射、屈肌反射和浅反射。

(1)牵张反射:当骨骼肌被拉长时,可反射性地引起收缩,这种反射称为牵张反射。膝反射和跟腱反射都是牵张反射。"肌张力"也是牵张反射的一种,可使肌肉保持一定的紧张度,抵抗地心的引力,从而保持身体直立。

(2)浅反射:是指刺激皮肤、黏膜引起相应肌肉反射性地收缩。常见的有腹壁反射、提睾反射、屈趾反射等。

(3)病理反射:是一种原始的屈肌反射,正常时因受大脑皮质传导束的抑制而不表现出来,但当中枢神经受损时,受抑制的反射释放出来,如 Babinski 征属于病理性反射,但 2 岁以下的儿童由于锥体束尚未发育完善,可出现这种反射。

2. 内脏反射　包括躯体—内脏反射、内脏—内脏反射和内脏—躯体反射。如竖毛肌反射、皮肤血管反射、瞳孔对光反射、性反射和直肠排便反射。

(二)脑干水平的反射

脑干对来自四肢、躯干的本体感觉和前庭及视觉系统的信息进行中枢性整合从而来维持姿势,脑干水平反射也受到小脑与大脑皮质的控制。一般情况下,人在出生 8 个月后脑干水平的反射消失,脑性瘫痪患儿的这种反射往往持续很长时间不消失。

1. 阳性支持反应　被检查者一只足底及跖趾关节接触地面时,刺激了本体感受器而引起下肢呈强直状态为阳性支持反应。正常人出生以后第 3~8 个月内可有此反应,中枢性神经病损者亦可出现,此时由于麻痹侧足趾关节最先着地而诱发下肢伸肌紧张性增高。膝关节强直或反张,使体重很难移到该侧下肢上来。

2. 颈紧张性反射　是指颈部空间位置改变时,脊椎关节和肌肉、韧带的本体感受器的传入冲动对四肢肌肉紧张性的反射性调节,其反射中枢位于颈部脊髓。当头向一侧转动时,下颌所指一侧的伸肌紧张性增强,表现为上下肢伸展,而枕骨所指一侧屈肌张力增强,表现为上下肢屈曲,称为非对称性颈紧张反射。头后仰时,上肢伸展下肢屈曲;头前屈时,上肢屈曲下肢伸展,称为对称性颈紧张反射。这类反射可在幼儿期一过性短期出现,成人脑卒中偏瘫时也可出现。

3. 紧张性迷路反射　是指内耳迷路的椭圆囊和球囊的传入冲动对躯体伸肌紧张性的反射性调节,该反射的中枢主要在前庭核。去大脑动物仰卧位时伸肌张力最高,俯卧位时伸肌张力最低。有学者提出可利用姿势反射调整肌张力,改善动作或姿势。

4. 抓握反射　压迫刺激手掌或手指腹侧,引起手指屈曲内收活动,称为抓握反射。可见于出生 1～4 个月的婴儿,脑性瘫痪患儿、脑卒中偏瘫患者也会出现该反射。

5. 翻正反射　正常动物可以保持站立姿势,若将其推倒则可翻正过来的反射称为翻正反射。翻正反射可分为视觉、迷路、颈和躯干翻正反射 4 种。

(三)大脑水平的反应

人体在维持各种姿势和完成各种动作时,需要感知自身姿势,将运动的本体感觉、视觉及触觉的信息在中枢神经系统中整合处理,再对全身肌张力进行不断调整。大脑水平的反射活动从出生后 6～18 个月内出现,并且终身保持。

大脑水平的平衡反应有:

1. 降落伞反应　人在垂直位置急剧下落时,四肢外展、足趾展开,呈现与地面扩大接触的准备状态,该反应称为降落伞反应。

2. 防御反应　是在水平方向上急速运动时产生的平衡反应,包括坐位反应、立位反应、膝立位反应等。

3. 倾斜反应　人在支持面上取某种姿势,当改变支持面的倾斜角度时诱发出躯体的姿势反应称为倾斜反应。

三、中枢神经的可塑性

神经系统能发生结构和功能的改变,并维持一定时间,这种变化就是可塑性或可修饰性。神经系统结构和功能的可塑性是神经系统的重要特性,各种可塑性变化既可在神经发育期出现,也可在成年期和老年期出现。

(一)大脑的可塑性

1. 发育期可塑性　中枢神经系统若在发育阶段受到外来干预,相关部位的神经联系会发生明显的异常改变。中枢神经系统的损伤若发生在发育期或幼年,功能恢复情况比同样的损伤发生在成年时要好。研究表明,中枢神经可塑性有一个关键期,在这一关键时期以前,神经对各种因素最敏感,在这一时期以后,神经组织可变化的程度则大大降低。各种动物神经发育和可塑性的关键期出现的时间不同,持续时间的长短也有差异。

胚胎发育期脑内神经回路的形成一般是由基因控制的,但这一时期神经回路的联系是相对过量的,胚胎期这种过量的神经连接在形成成熟的神经网络之前,必须经过功能依赖性和刺激依赖性调整和修饰过程。因此,即使是在发育期,环境因素与基因因素同样对神经系统的可塑性起决定性的影响。

2. 损伤后可塑性　在发育成熟的神经系统内,神经回路和突触结构都能发生适应性变化,如突触更新和突触重排,突触更新和突触重排的许多实验证据来自神经切除或损伤诱发的可塑性变化。在神经损伤反应中,既有现存突触的脱失现象,又有神经发芽形成新的突触连接。神经损伤反应还可以跨突触地出现在远离损伤的部位,如外周感觉或运动神经损伤可以引起中枢感觉运动皮质内突触结构的变化和神经回路的改造,一侧神经损伤也可以引起对侧相应部位突触的重排或增减。

(1)结构的可塑性:脑结构的可塑性包括轴突和树突发芽,突触数量增多,这些变化可提高大脑对信息的处理能力。康复训练能使脑梗死灶周围的星形胶质细胞、血管内皮细胞、巨噬细胞增殖,侧支循环改善,促进病灶修复及正常组织的代偿作用,从而促进运动功能的恢复。

(2)功能的可塑性:脑功能可塑性主要表现为脑功能的重组、潜伏神经通路的启用及神经联系效率增强等。部分神经元损伤后,其功能可通过邻近完好神经元的功能重组、或通过较低级的中枢神经来部分代偿;皮质下中枢也存在功能重组,脊神经或背根离断后,脊髓背角定位域的神经元对外周皮肤感受野刺激完全不发生反应,而经几周的恢复后,背角定位域即出现功能重组。

（二）突触的可塑性

1. 突触的结构和分类　神经元是构成神经系统结构和功能的基本单位,其形态和大小差别很大,但结构相似,由胞体和突起两部分组成,突起由树突和轴突组成。轴突的末端有许多分支,其末端的膨大部分称为突触小体,这些小体与其他神经元相接触形成突触。根据信息传递媒介物性质的不同分为化学突触和电突触。化学突触的信息传递媒介物是神经递质,其结构分为突触前膜、突触间隙和突触后膜。电突触的信息传递媒介物是局部电流,其结构无前膜和后膜之分,电流多存在于两个神经元紧密接触的部位,一般为双向传导,传递速度快,几乎无潜伏期。突触分为:①轴突—树突式突触:前一神经元的轴突和后一神经元的树突相接触,这类突触最常见。②轴突—胞体式突触:前一神经元的轴突与后一神经元的胞体相接触。③轴突—轴突式突触:轴突—轴突式突触是突触前抑制和突触前易化的重要结构,是前一神经元的轴突与后一神经元的轴突相接触构成。

2. 突触的可塑性　成年人的神经系统通常不具备增殖和分裂的能力,即不能再产生新的神经元,但神经元却持续拥有修饰其显微形态和形成新的突触连接的能力,这种能力是中枢神经系统可塑性的基础。神经元受损后,突触在形态和功能上的改变称为突触可塑性,中枢神经的可塑性大多情况下是由突触的可塑性完成的。突触可塑性的形式有:

（1）强直后增强:突触前末梢在接受强刺激后,突触后电位发生明显增强的现象。

（2）习惯化与敏感化:当重复给予较温和的刺激时,突触对刺激的反应逐渐减弱甚至消失,这种现象称为习惯化。重复出现较强的刺激尤其是伤害性刺激时,轴突对刺激的反应性增强,传递效能增强称为敏感化。

（3）长时程增强及长时程抑制:长时程增强是突触前神经元受到短时间的快速重复性刺激时,在突触后神经元快速形成的持续时间较强的突触后电位增强,与记忆有关。时程抑制是指突触传递效率的长时程降低。

神经元受损后,突触在形态和功能上均可发生改变,具有可塑性潜力的突触多数为化学突触。形态的可塑性是指突触形态的改变及新的突触联系的形成和传递功能的建立,这种可塑性持续时间较长;功能的可塑性指突触的反复活动引起突触传递效率的易化或抑制。神经元生长的程序性控制影响着轴突生长的速度和程度,神经元发育程序的阶段与基因表达的顺序开关有关。

（三）决定轴突生长能力的分子

细胞骨架由微管、微丝和神经丝等构成。管蛋白组装成细胞骨架中的微管,肌动蛋白组装成微丝。在生长锥的丝状伪足中富含微丝,体部及板状微足中富含微丝微管和微丝参与轴浆转运机制和细胞内外的信息传递。不同的微管结合蛋白对于控制轴突生长锥的微管形成和稳定起决定性作用。生长相关蛋白集中于轴突生长锥,与跨膜信息传递、突触联系和学习记忆过程有关。

（四）神经元外部微环境对神经再生的调控

1. 胶质细胞和神经膜细胞(雪旺细胞)的增殖和分泌　适当的增殖有利于再生轴突的生长,但过度的增殖所形成的瘢痕则阻碍再生轴突的生长和延伸,并使再生轴突退变。效应双向性的含义:①胶质细胞既分泌促进生长的因子,又分泌抑制因子;②促进性因子的作用性质取决于局部因子的浓度。

2. 神经元与胶质细胞的相互作用 外周轴突接触神经膜细胞后,使神经膜细胞增殖,并表达 NGF 受体和形成基底膜;直接接触还使培养的星形胶质细胞停止分化,开始增殖并分泌生长因子,从而保证神经元存活、促进突起生长。成熟的神经元和胶质细胞之间,通过胞浆转运进行物质交换,有助于结构和功能的维持。

3. 环境对突触可塑性的影响 遗传和后天环境因素共同决定了中枢神经系统的结构复杂性。生活环境的改变的确可以引发神经系统结构和功能的不同变化,在不断变化的环境下生长的动物,由于接受较多的环境信息刺激,其神经系统发育程度、突触数量、树突的长度和分支数量以及胶质细胞数量等,远远胜过生活在缺乏环境信息刺激条件下的动物。神经元之间的相互联系增强,有可能建立了某些新的联系。后天经验和学习等非病理因素能够影响和改变神经元和突触的组织结构和生理效能。

(五)康复训练与大脑可塑性的关系

在大脑损伤的恢复过程中,存在着不同于再生的其他恢复机制。脑损伤后的可塑性可能与下列因素有关:①兴奋和抑制的平衡被打破,抑制被解除;②神经元的联系远大于大脑的实际功能联系;③原有的功能联系加强或减弱;④神经元的兴奋性改变,新的轴突末梢发芽和新的突触形成。但总的来说,脑的可塑性分为结构的可塑性和功能的可塑性。

脑可塑性的发生和功能的重组是一个动态变化的过程,脑卒中后功能重组可以分为 4 个阶段:①脑卒中后的即刻改变,整个神经网络都处于一种抑制状态,这与远隔功能抑制的理论相一致;②主要是未受损半球的增量调节和过度活动;③双侧半球运动相关区域的激活减低,在这一阶段,残存的神经网络建立新的平衡;④脑卒中后恢复的慢性阶段。脑损伤后功能重组的动态变化提示,在脑卒中恢复的不同时期,应采用不同的康复措施以促进脑功能的重组和运动功能的恢复。

(六)脊髓的可塑性

1. 脊髓可塑性的形式 脊髓是中枢神经的低级部位,与脑一样也具有可塑性。未受损伤的神经纤维的侧支出芽参与了新突触的形成,使因伤而减少的突触数量产生恢复性增加。脊髓可塑性变化的主要表现形式主要为附近未受伤神经元轴突的侧支先出芽;以增加其在去传入靶区的投射密度,随后与靶细胞建立突性联系。在这一过程中,突触性终末除了发生数量变化外,还出现终末增大、突触后致密区扩大的结构变化和一般生理生化改变。

脊髓损伤后轴突的出芽主要包括 3 种形式:①再生性出芽;②侧支出芽;③代偿性出芽。再生性出芽是指在受伤轴突的神经元仍存活时,该轴突近端以长出新芽的方式进行再生。侧支出芽是指在损伤累及神经元胞体或近端轴突损伤进而造成整个神经元死亡时,附近未受伤的神经元从其自身的侧支上生出新芽。在发育过程中神经元轴突的部分侧支受伤时,其正常的侧支发出新芽以代偿因受伤而丢失的侧支,这种出芽称代偿性出芽。

2. 脊髓模式发生器模式 发生器位于脊髓和脑干中的中间神经元形成节律性神经元放电,进而引起如呼吸、跑步、咀嚼等节律性动作。脊髓模式发生器特指位于脊髓内、能自动产生稳定振荡、有序激活伸屈肌群进行交替收缩、激发肢体节律运动的模式发生器,具有独立于脊髓上神经中枢和外周感觉输入、自我维持运动样神经活动的特性。脊髓模式发生器的接近脊髓表面,主要由兴奋、侧抑制、末端交叉抑制 3 种基本中间神经元构成,呈链式和阵列式排列,能在缺乏高层控制信号和外部反馈信息的情况下,产生稳定的振荡行为,输入信号的波幅、频率以及多信号之间的相位关系决定输出的运动模式。运动行为的产生需要运动神经元和模式发生器网络神经元的相互协调。

一般认为神经系统的不同结构都存在与其他结构既分开又能产生节律性爆发行为的神经元。这种功能可以是自发的,也可能需要某种起始信号,但模拟信号的发出不需要大脑下传信号的刺激。某些神经束诱发的重复放电足以产生运动,因此可以说明引起节律行为的散在振荡发生器主要位于脊髓的中间神经元内。减重步行训练是治疗脊髓损伤常用的训练方法,其治疗机制就是利用脊髓模式发生器的原理。减重步行训练影响了脊髓内产生模式运动的中间神经元相关的反射通路,脊髓感觉传入的时相激活有助于重塑脊髓网络,产生相应的节律运动。

脊髓模式发生器的放电可受外周系统调控,因为它可被适当部分的传入神经所调节。如对四肢动物处于悬空状态动态相的脚施加皮肤刺激时,会产生避让障碍物的躲避动作;当腿在承重状态时,刺激皮肤则没有这样的反应,所以感觉传入信号存在相位依赖性调节。

四、脑老化

脑老化是包括一系列生理、心理、形态结构和功能的变化,其表现以脑功能降低、减弱和消失为特征。临床表现为患者智力、语言能力、学习记忆、理解创造能力、注意力、睡眠觉醒等功能的退化。老年人的脑可见轻中度的脑萎缩和脑沟变宽。虽然在脑老化过程中神经元的丧失不是主要的,但似乎大量的细胞要经历胞体、树突和轴突的变化。许多神经元跟外周轴突的分支有进行性的限制和萎缩,还有不规则的树突棘丢失和沿着残余树突分支出现的串珠样肿胀。这些变化可能与进行性蛋白合成能力降低有关,也可能是脂褐素的沉积和神经元纤维缠结增加侵入细胞质空间的结果。

脑的老化过程是生长→发育→退化的自然规律,是向结构和功能减退的方向发展变化,然而,在一定时期包括脑所具有的可塑性有向脑功能增强、补偿、提高的趋势,一定程度上可以补偿脑老化过程中的退化。

第二节 人体生物力学理论基础

一、人体肌肉的生物力学

(一)肌肉的分型

按骨骼肌在运动中的不同作用,可分为原动肌、拮抗肌、固定肌和协同肌。

1. 原动肌 在运动的发动和维持中一直起主动作用的肌肉称原动肌。

2. 拮抗肌 指与运动方向完全相反或发动和维持相反运动的肌肉。原动肌收缩时,拮抗肌协调地放松或做适当的离心收缩,以保持关节活动的稳定性,增加动作的精确性,并能防止关节损伤。如在屈肘运动中,肱二头肌是原动肌而肱三头肌是拮抗肌。

3. 固定肌 为了发挥原动肌对肢体的动力作用,需将肌肉近端附着的骨骼充分固定,起这一作用的肌肉为固定肌。如在肩关节,当臂下垂时,冈上肌起固定作用。

4. 协同肌 当多个原动肌跨过多轴或多个关节,产生复杂的运动时,这就需要协同肌收缩来消除某些因素,这些肌肉可辅助完成某些动作。

(二)肌肉的收缩形式

骨骼肌按其收缩的形式可以分为等长收缩、等张收缩和等速收缩。

1. 等长收缩 肌肉收缩时,肌纤维的长度基本不变,表现为肌张力增高,但不产生关节的运动。

2. 等张收缩 在肌肉收缩时,整个肌纤维的长度发生改变,张力基本不变,可产生关节的运动。此类肌肉收缩又根据肌纤维长度变化的方向不同分为向心性收缩和离心性收缩。

(1)向心性收缩:肌肉收缩时肌纤维向肌腹中央收缩,长度变短,肌肉的起止点相互接近,如肱三头肌收缩引起的肘关节伸展。

(2)离心性收缩:肌肉收缩时肌纤维的长度变长,肌肉起止端远离,此时肌肉收缩是为了控制肢体的运动速度。如屈肘时,肱三头肌收缩但长度延长,其作用是控制屈肘的速度。

3. 等速收缩 肌肉收缩时产生的张力可变,但关节的运动速度是不变的。等速收缩也分为向心性和离心性收缩,等速收缩产生的运动称为等速运动。

离心性收缩的机械效率高而耗氧量低,决定了离心性运动消耗的能量少。离心性收缩的另一特点是在相同的收缩速度下,肌肉做最大自主性收缩和产生最大力矩时,神经肌电活动只表现为次最大活动,反复地进行离心性收缩训练也可以提高肌肉对抗运动性延迟性肌肉疼痛的能力。

二、人体肌腱和韧带的生物力学

(一)肌腱和韧带的拉伸特性

肌腱是由胶原组成,是机体软组织中具有最高拉伸强度的组织之一。肌腱和韧带的伸长不仅与受力的大小相关,也与力的作用时间及过程相关。这种黏弹性反映了胶原的固有性质及胶原与基质之间的相互作用。在等张收缩中,肌肉—肌腱的单位长度保持不变,肌腱和韧带拉伸,肌肉缩短。肌肉长度的缩短可降低肌肉的疲劳程度,所以,肌腱和韧带的蠕变在等张收缩中可增加肌肉的工作能力。另外,肌腱、韧带的黏弹性与其载荷有关。所以,在预载荷之后,软组织的载荷—伸长曲线才有最大的可重复性。肌腱和韧带的性质还与应变的速率有关,拉长的速度越快,肌腱的强度越大。

(二)影响肌腱和韧带力学的因素

除黏弹性外,解剖部位、运动水平、年龄、温度都是影响肌腱和韧带力学性质的因素。

1. 解剖部位 不同解剖部位的肌腱和韧带所处的生化环境不同,承受的应力不同,其生物力学性质也不同。

2. 锻炼和固定 锻炼对肌腱和韧带的结构和力学性质有长期的正面效应。锻炼对胶原纤维的弯曲角度和弯曲长度有明显的影响,还能增加胶原的合成,增加肌腱中大直径胶原纤维的百分比。大直径的胶原纤维比小直径的胶原纤维承受更大的张力。

3. 年龄 随着发育成熟,肌腱的极限拉伸强度和极限应变也增加青壮年人和老年人的肌腱极限拉伸强度显著高于未成年人,青壮年人肌腱的模量高于未成年人和老年人。与成年人的肌腱相比,未成年人的肌腱在低拉伸强度下更容易撕裂。

三、人体周围神经损伤的生物力学

机械损伤是导致周围神经损伤的常见的原因,如切割伤、骨折脱位所致的神经压迫伤和牵拉性损伤等。

(一)神经卡压损伤

1. 神经卡压损伤分类 神经卡压损伤主要分为两大类:①即刻发生的急性损伤;②逐渐

进展的慢性损伤。

损伤应变力可为外源性或内源性在急性和慢性神经卡压损伤中神经功能减退的主要原因是机械因素和缺血因素。作用力的大小、频率、持续时间和作用方式决定卡压损伤的范围和程度。

2. 神经卡压损伤的危险因素

（1）神经直接与坚硬的表面相接触，如桡神经在肱骨肌螺旋管内。

（2）神经通过或容纳于具有坚硬内壁的腔隙，如正中神经在腕管部。

（3）与神经密切相邻的结构，当与神经密切相邻的结构体积过大时可引起神经受到卡压，如与神经接触的血管发生动脉瘤样肿胀。

（二）神经卡压损伤生物力学效应

缺血是慢性卡压损伤发生的主要原因。迟发的效应包括水肿、出血、神经纤维变性以及神经粘连。卡压引起的缺血将导致神经内毛细血管内皮细胞的缺氧及机械性损伤，使其对水分、各种离子和蛋白质的通透性增高，当供血恢复时，会导致神经内水肿。水肿的程度与卡压的强度和持续时间有关。

神经纤维轻微的卡压性损伤当卡压因素去除后，神经传导阻滞可迅速逆转，表示损伤与神经内血管部分或完全闭塞导致的供氧减少有关。在高强度卡压下，不仅存在血管闭塞，还可有神经纤维和血管的破坏，长期持续的传导阻滞将形成局部神经内水肿和阶段性脱髓鞘，引起较重损伤。

（三）神经牵拉伤的分类

1. 牵拉引起的神经损伤　突然的具有一定强度的外力导致的急性损伤。

2. 牵张引起的神经损伤　长期牵拉引起的慢性损伤。

牵拉引起的神经损伤程度可以从Ⅰ度至Ⅴ度。损伤的程度和严重性与外力的大小及形变率有关，形变可分为轻微、中等和严重Ⅲ级。通常轻微牵拉产生Ⅰ度和Ⅱ度损伤，中等牵拉产生结构破坏导致Ⅲ度损伤，而严重牵拉导致广泛的创伤和撕脱，可以引起Ⅳ度损伤或神经连续性丧失的Ⅴ度损伤。

（四）神经牵拉的生物力学

由于神经干的松弛，最初牵拉时，神经可以很迅速且很容易被拉长，神经束被拉长，振动消失。当牵拉继续时，神经纤维内部张力增加并和神经束膜一起被牵拉。

Ⅰ度损伤：当神经束被牵拉时它们的横截面积减少，使神经束内压力升高，导致卡压神经的形态和缺血。

Ⅱ度损伤：当神经拉长接近弹性极限时，神经束内的纤维开始断裂。

Ⅲ度损伤：牵拉增加时，神经束内的神经内管断裂。

Ⅳ度损伤：牵拉继续增加时，神经束膜被撕裂。

Ⅴ度损伤：更大的牵拉则引起神经外膜撕脱和神经的连续性丧失。

这些损伤与神经束内广泛损伤及纤维变性有关，后者能阻碍神经再生。

四、人体骨骼的生物力学

骨组织主要由骨细胞、有机纤维、黏蛋白、无机结晶体和水组成。骨骼系统是人体重要的力学支柱，承受多种载荷，并且还为肌肉提供可靠的动力联系和附着点。胶原平行有序地排列，并与基质结成片状，形成骨板，是形成密质骨的单元。胶原与基质贴附，形成棒状骨小梁,是形成松质骨的单元。

骨的变形以弯曲和扭转最为常见,弯曲是沿特定方向上连续变化的线应变的分布,扭转是沿特定方向上的角应变的连续变化。骨骼的层状结构充分发挥了其力学性能。若长骨中部受到垂直于长轴的力的作用,该长骨的两端由关节固定,中间部的力使其长度伸长并弯曲,与两端关节固定点形成相反的平行力,越靠近骨皮质的部应力越大;若受到扭转力的作用,情况和受到垂直于长轴的力相同。骨的一部分类似于一个圆柱体,圆柱的端面受一对大小相等、方向相反的力矩作用,发生角应变,轴心的应变及剪应力为零,圆柱体表面的力最大,即骨皮质所受的力最大,而骨皮质是最坚硬的部位,抗压力、抗扭转力最强。

人体骨骼可以再生和修复,在人体中骨处于不断的增殖和再吸收两种相反过程中,此过程受很多因素的影响,如年龄、性别、应力以及某些激素水平。应力是较重要的因素,机械应力对骨组织是有效的刺激。应力刺激对骨的强度和功能的维持有积极的意义。当骨骼面临机械性应力刺激时,常常出现适应性的变化,否则将会发生骨折。负重施加于骨组织上的机械应力可引起骨骼的变形,这种变形导致成骨细胞活性增加,破骨细胞活性减弱。骨的重建是骨对应力的适应,经常受应力刺激的部位生长,较少受到应力刺激的骨骼部位吸收。制动或活动减少时,骨骼因缺乏应力刺激而出现骨膜下骨质的吸收,强度会降低。如瘫痪的及长期制动患者,骨骼缺乏肌肉运动的应力作用,使骨吸收加快,导致骨质疏松。失重同样可以造成骨钙丢失。骨在应力作用下发生应变的骨组织间隙液里的钙离子浓度增大,以利于无机晶体的沉积。

五、人体骨痂的生物力学

骨痂是形成与骨修复的复合组织。骨折愈合三个时期分别为:血肿机化期、原始骨痂形成期、骨痂改造期。在骨折愈合早期,骨折处形成的肉芽组织能很好地耐受骨折块间的应力变化。在修复过程中,细胞的类型和性质决定了骨折的稳定性。在骨折断端紧密连接机械稳定性的情况下,软骨形成的数量极少,但会在骨折断端间形成一层薄骨痂。而在骨折断端未获得机械稳定性时,早期的骨痂不能在断端间形成桥接,而是形成丰富的软骨骨痂,这些骨痂随稳定性的加强,通过软骨内骨化转变成骨。在软骨骨痂钙化的过程中,如果骨折间隙较大,并且不具备足够的稳定性,那么由于纤维组织的存在,纤维软骨骨痂不能转变为成骨性骨痂组织,则会发生骨折不愈合。

六、人体关节软骨的生物力学

(一)关节软骨的组成

关节软骨表面光滑,能减少相邻两骨的关节软骨摩擦,缓冲运动时产生的震动、传导负荷至软骨下骨的作用。关节软骨在关节活动中起重要作用。

关节软骨是组成活动关节面的有弹性的负重组织,其主要由大量的细胞外基质和软骨细胞组成,基质的主要成分是水、蛋白多糖和胶原,并有少量的糖蛋白和其他蛋白,这些成分构成了关节软骨独特而复杂的力学特性。

关节结构的变化会改变关节承载和力的传递方式,改变关节的润滑度可改变关节软骨的生理状态。关节软骨的表面有不规则特性,这种特性有助于润滑。

(二)关节的润滑

关节滑液由关节滑膜分泌,它是一种血浆透析液。关节滑液含有类似黏蛋白物质的高黏滞性润滑液,有润滑关节的作用。关节的润滑有液膜润滑和边界润滑两种基本形式。液膜润滑的润滑剂是关节液,边界润滑包含一层吸附在两个相向关节面上的润滑剂分子,当两个关节面的粗糙部开始接触或当液膜被大载荷挤出关节间隙时,边界润滑开始起作用。在病理状态下,关节内的润滑机制将受到病变润滑特性和软骨特性改变的影响。

（三）软骨的生物力学特性

关节软骨要承载人体静态或动态的负荷,其结构中的胶原、蛋白多糖与其他成分组成一种强大的、耐疲劳的、坚韧的同体基质,以承担关节活动时产生的压力和张力。关节软骨有独特的生物力学特性,如渗透性、黏弹性、剪切性、拉伸性。

1. 渗透性　水分占正常关节软骨总重量的65%~80%。当存在压力差时,压力使同体基质压缩,组织间压升高,促使水分从基质中流出。关节软骨的渗透性与水分的含量呈正相关,与蛋白多糖的含量呈负相关。

2. 黏弹性　关节软骨具有黏弹性,当因持续均衡负重而变形时,表现出时间依赖性,即压力不变,随时间的延长,形变增加。

在生理状态下,关节软骨几乎总是处在动态负荷中,即使在睡眠中,关节也在活动,没有平衡态的出现。所以,液体压力总是存在。

人类骨关节炎时软骨的早期变化是水分的增加与蛋白多糖的减少,这种变化增加了组织的渗透性,降低软骨中液压的承载能力,降低了软骨的寿命。

3. 剪切性　关节软骨中层随机分布的胶原结构决定了其具有明显的剪切特性。由于随机分布,胶原纤维的牵张与相嵌其间的蛋白多糖分子的剪切力使得软骨具有剪切应力—应变反应。

在关节活动中,关节软骨的受力是十分复杂的,如对一软骨块加压,其不仅在加压方向上受挤压,而且会横向扩腱。在关节软骨中,与应力—应变足够大时,会导致关节胶原纤维与网状结构的损害。

4. 拉伸性　当软骨受到拉伸或压缩时,其容积总在变化。由于关节软骨的表层胶原纤维含量较高,排列较一致,比中间层和深层的硬度大。当关节退变时关节软骨拉伸刚性降低,如关节结构的破坏、如半月板和韧带的撕裂,都将改变关节面应力的大小,关节的不稳和软骨的生化改变密切相关。

第三节　运动学的理论基础

一、概述

人体运动可描述为主动运动、被动运动及助力运动。主动运动是由肌肉的主动收缩引起;被动运动是由肌肉收缩以外的动力所引起,如被动关节的活动;助力运动介于主动运动和被动运动之间,需要肌肉的主动收缩及外力的被动辅助,如减重力状态下的运动。骨骼运动学理论包括运动面、旋转轴及关节运动。

1. 运动面　人体的三个基本平面包括矢状面、冠状面和水平面。矢状面是指人体前后方向,将人体分为左右两部的纵切面。冠状面是指人体左右方向,将人体分为前后两部的纵切面。水平面是指与地面平行,与矢状面和冠状面相互垂直,将人体分为上下两部的平面。

2. 旋转轴　在关节运动中,骨骼会在一个与旋转轴垂直的平面内围绕关节旋转,而轴的位置就在关节的凸面。例如,髋关节可以在三个关节面上运动,即有三旋转轴。屈曲和伸展沿冠状轴旋转;外展和内收沿着矢状轴进行;内旋和外旋沿着垂直轴进行。

3. 关节运动 两块或两块以上的骨或肢体节段连接成关节。近端节段可以围绕远端相对固定的节段旋转;远端节段可以围绕近端的相对固定节段旋转。如在肘关节活动中"肱骨对桡骨、尺骨运动"和"桡骨、尺骨对肱骨运动",大部分上肢的运动为远端节段对近端节段的运动。上肢关节的近端节段常起稳定作用,而远端节段所受的约束较少,可以旋转。进食是典型的上肢远端节段对近端节段的运动,而引体向上则是上肢近端节段对远端节段的运动。

开链运动是指运动链的远端没固定在地面或物体上,远端节段可以自由活动;闭链运动是指运动链的远端固定在地面或物体上,而近端可以自由移动。这些概念多用于对肢肌肉抗阻训练的描述。

二、关节运动理论

1. 关节的形态 大多数关节一面相对凸起,另一面相对凹陷,这种凹凸的连接可以增加关节接触面积、增强吻合度,起到稳定关节的作用。

2. 关节面的基本运动 曲面关节之间的基本运动包括滚动、滑动和转动。滚动是指一个旋转关节面上的多点与另一关节面上的多点相接触;滑动是指一个关节面的单个点与另一关节面上的多个点相接触;转动是指一个关节面上的单个点在另一关节面的单个点上的旋转。

3. 关节运动的原理 凹面对凸面运动而言,凸面的滚动与滑动的方向相同;凸面对凹面的运动而言,凸面的滚动与滑动的方向相反。在盂肱关节的凸—凹面活动中,收缩的冈上肌驱动凸起的肱骨头在关节窝内滚动,使肱骨外展。滚动的凸面一般都会伴有反方向的滑动,肱骨头向下的滑动抵消了由于肱骨头滚动出现的向上移动。

骨骼的关节面都是凸起或凹陷的,根据活动的骨骼而定,凸面可以围绕凹面旋转,反之凹面也可以围绕凸面旋转。关节在运动时,凸面的滚动和滑动方向相反,反向的滑动可抵消凸面滑动造成的平移;凹面的滚动与滑动的方向相同。

三、人体力学理论

通常称为作用于人体的力为载荷,它可使人体保持平稳、移动,也可使组织损伤和变形。骨骼肌肉系统常见的载荷有挤压、拉伸、弯曲、剪切、扭转以及混合载荷。正常组织在一定范围内具有对抗结构或形态变化的能力,但是如果某一组织由于疾病、损伤或长期不活动,抵抗载荷的能力将大幅度降低。如骨质疏松患者,由于压力、扭转和弯曲等载荷,有可能造成骨折。

(一)作用于人体的力的分类

1. 内力 是人体内部各种组织器官相互作用的力。包括:①肌肉收缩所产生的主动拉力,这是维持人体姿势和产生运动的动力;②各种组织器官的被动阻力。

2. 外力 是外界环境作用于人体的力。

(1)重力:由于人体或运动器官各节段以及运动器械受重力的影响而产生的力,是人体维持直立及运动过程中必须克服的负荷,其方向竖直向下,大小与人体及物体的质量相等。

(2)静力支撑反作用力:在静止状态下,地面或器械通过支撑点作用于人体对重力的反作用力,大小与重力相同,方向相反。

（3）动力支撑反作用力：人体做加速度运动时所受的支撑反作用力及与加速度运动力的大小和方向相反的反作用力。

（4）摩擦力：是人体或肢体在地面上或器械上滑动时所受到的摩擦阻力，其大小因人体或肢体重量及地面或器械表面粗糙程度而异，行走时摩擦力的方向与运动方向相同。

（5）流体作用力：指人体在流体（如水）中运动时所承受的流体阻力，大小与运动速度、流体密度成正比，故在水中运动受到的阻力较空气中大。但由于水的浮力抵消了大部分重力，因此人在水中抗重力运动时比较省力。

（6）机械的其他阻力：进行运动器械锻炼时，除要克服器械重力外，还常需克服器械的惯性、摩擦力或弹力。

（二）人体的力学杠杆

肌肉、骨骼和关节的运动都遵循着杠杆原理。杠杆有三个点，分别为力点、支点和阻力点。在人体中，力点是肌肉在骨骼上的附着点，支点是运动的关节中心，阻力点是骨杠杆上的阻力，与运动方向相反。

根据力点、支点和阻力点的位置关系，可将杠杆分为三类。

1. 第一类杠杆 支点位于力点与阻力点之间。这类杠杆的主要作用是传递动力和保持平衡，故称之为"平衡杠杆"。支点靠近力点时有增大速度和幅度的作用，支点靠近阻力点时有省力的作用。如肱三头肌作用于尺骨鹰嘴产生伸肘动作，由于肌肉附着点接近肘关节，故上肢远端有很大的运动范围，然而上肢远端较小的阻力即可阻止肱三头肌的运动。

2. 第二类杠杆 阻力点位于力点和支点之间。这类杠杆力臂始终大于阻力臂，可用较小的力来克服较大的阻力，有利于做功，故称之为"省力杠杆"。如足承重时跖屈使身体升高过程中阻力点移动的力矩小于肌肉的运动范围。

3. 第三类杠杆 力点位于阻力点和支点之间。此类杠杆由于力臂始终小于阻力臂，力必须大于阻力才能引起运动，较费力，但可以获得较大的运动速度，故称之为"速度杠杆"。如肱二头肌引起屈肘动作，运动范围大，但作用力较小。

人体中多数是第一、三类杠杆，其特点是将肌腱的运动范围在同方向或反方向上放大，但是比较费力，肌肉附着点越靠近关节越明显。

四、运动对人体的影响

运动是生命的标志，不仅表现为物体的物理性位移，而且也表现为生物体内部结构的动态变化。它是人类最常见的生理性刺激，对多个系统和器官的功能具有明显的调节作用，能够调节 DNA 转录、蛋白质的翻译、酶和激素诱导因子的形成，使机体最终适应运动的需要，调整和重塑组织功能。

（一）运动生理效应

运动是一种涉及体力和技巧的活动，运动是生命活动的标志，只要生命存在，运动就不会停止。运动时身体的各系统都将产生适应性的变化，继而引起功能的改变。康复治疗时进行的有针对性的功能训练，可调节各系统的功能，对改善患者的身、心功能障碍有着积极的意义。

1. 运动对心血管系统的影响

（1）心率调节：运动时心血管系统第一个可测的反应是心率增加。心率增加是心排血量增加的主要原因。在低强度运动和恒定的做功负荷中，心率将在数分钟内达到一个稳定的状态;而在高负荷状态下,心率需较长时间才能达到更高的平台。随着年龄的增加,最大心率将下降。具有良好心血管适应能力的人,随着年龄的增长,最大心率的下降速度是缓慢的。动态运动所增加的心率要比恒定运动增加的多;卧床后心率增加;轻度或中度运动,心率的改变与运动强度一致。

(2)血压调节:运动时,心排血量增多和血管阻力改变可以引起相应的血压升高。但在运动中,由于骨骼肌血管床的扩张,总外周血管阻力明显下降,这样有利于增加心排血量。当极限运动后,收缩压往往下降。一般情况下,运动时收缩压增高,而舒张压不变。在无氧、等长收缩及仅有小肌群参与的大强度运动时,舒张压明显升高。另外,运动时血压升高还与收缩肌群的神经冲动传入大脑高级中枢,抑制迷走神经、兴奋交感神经,促进儿茶酚胺分泌有关。

(3)循环调节:等张运动主要表现为心率加快、同心血量增多、外周阻力下降、收缩压增高、舒张压不变和心肌摄氧量增加。等长抗阻运动表现为血压升高、心肌摄氧量增加、心率加快、心排血量幅度增加、每搏量和外周阻力变化不大。

运动时肾素—血管紧张素的分泌可以引起动静脉的收缩,参与运动时的血压调节,同时抑制肾脏水和钠的排出,增加循环血量。另外,运动时骨骼肌血管床扩张,血流灌注增加,肌肉收缩时,静脉受挤压,使血液流向心脏;当肌肉舒张时,静脉重新充盈,如此循环。防止血液的淤积。呼吸运动的加强也促使肢体的静脉血回流入腔静脉。

(4)心血管功能调节:运动时,自主神经和血管内皮细胞衍生的舒缓因子的双重调节作用使冠状动脉扩张,心脏舒张期的延长使冠状动脉得到更充分的灌注,改善冠状动脉的血供。另外,运动能降低血小板的黏滞性,防止血栓形成。机体运动时产生一系列复杂的心血管调节反应,既能为运动的肌肉提供足够的血液供应和热量,又可保证重要器官如心、脑的血液供应。随着运动时间的延长,β肾上腺能受体受到刺激,通过正性收缩能效应,提高心肌的收缩力。

运动时,是心搏出量增加的重要机制。长期运动的人,心肌收缩力增强,安静时心率较慢。心脏有较多的功能储备,使其在亚极量负荷下仍可以较低的心率来完成工作,在极量负荷下可用提高心率来满足机体的需要。

2. 运动对呼吸系统的影响　肺的主要功能为进行气体交换、调节血容量和分泌部分激素。运动可增加呼吸容量,改善氧气的吸入和二氧化碳的排出。主动运动可改善肺组织的弹性和顺应性。运动时消耗的能量随运动强度加大而增加,以中等强度的负荷运动时,在到达稳定状态后持续运动期间的每分摄氧量即反映该运动的能量消耗和强度水平。在运动中,每分摄氧量随功率的加大逐渐增加,但当功率加大到一定值时,每分摄氧量达到最大值并不再增加,此值称为最大摄氧量。

3. 运动对肌纤维的影响　运动是由运动单位启动的,一个运动单位包括一个β运动神经元的轴突和它所支配的肌纤维。人类骨骼肌存在三种不同功能的肌纤维:Ⅰ型慢缩纤维,又称红肌,即缓慢—氧化型肌纤维;Ⅱa型和Ⅱb型快缩纤维,又称白肌。Ⅰ型纤维比其他类型纤维的收缩和舒张时间都要长,比较抗疲劳。Ⅱa型抗疲劳特性介于Ⅰ型和Ⅱb型之间。Ⅱb型是运动单位中数量最多的肌纤维,具有最快的收缩时间和最小的抗疲劳能力。

中枢神经系统在募集运动单位或肌纤维时,Ⅰ型纤维为主的小的运动单位首先被募集,而Ⅱ型纤维构成的最大的运动单位则主要在高强度运动时被募集。

4. 运动对骨骼肌的影响

(1)力量训练：力量大和重复次数少的训练可使肌肉横截面积增加,从而增加肌肉力量。力量训练可改变中枢神经系统对运动单位的作用,使更多的运动单位同步收缩而产生更大的收缩力量。

抗阻训练通常是在阻力负荷条件下完成 1～15 次动作,其原则是重复练习至不能再继续。负荷大和重复次数少的练习主要增加肌肉的力量和体积,而对耐力无明显影响。

(2)耐力训练：力量训练的结果是使肌肉变得更强壮,体积增大,而耐力训练的结果是使肌肉产生适应性变化。对耐力训练而言,选择的阻力负荷应以 20 次以上动作为宜。

(3)爆发力：训练持续数秒至 2 分钟的高强度训练主要依赖无氧代谢途径供能,又称无氧训练。

5. 运动对关节代谢的影响　关节骨的代谢主要依赖于日常活动时的加压和牵伸,如站立位时重力使关节骨受压、肌腱对骨的牵伸,这两种作用直接影响关节骨的形态和密度。关节附近的骨折、关节置换术后,应及时正确地应用运动疗法,防止滑膜粘连和血管翳的形成,从而增加关节活动范围,恢复关节功能。运动提供的应力使胶原纤维按功能需求有规律地排列,促进关节骨折的愈合。

各种运动均可造成关节的磨损,一般情况下,正常软骨的新陈代谢足以维持组织的平衡,但如果损伤的速度高于软骨细胞再生的速度,微损伤的积累效应就会发生,导致软骨的破坏,影响关节功能。

关节软骨是没有神经分布的组织,神经不能为软骨细胞传递信息。关节负荷过大、过度使用或受到撞击都可影响关节软骨的功能,单一的冲击或反复的损伤均可增加软骨的分解代谢,成为进行性退变的始动因素。适量的跑步运动可增加关节软骨中蛋白多糖的含量与压缩硬度,增加未成熟动物关节软骨的厚度。

6. 运动对骨代谢的影响

(1)运动对骨密度的影响：骨骼的密度与形态取决于施加在骨上的力,运动可增加骨的受力,刺激骨生长,使骨量增加;反之,骨受力减少可抑制其生长,使骨量减少。通常体力劳动者骨密度高于脑力劳动者,卧床时间越长骨质疏松越严重。

冲击性运动(如跳跃、踏步)对髋部骨骼具有良好的刺激作用。承重训练有利于腰椎骨密度的增加。快速行走、慢跑时腰椎的载荷均高于直立位。中等强度的承重训练(如慢跑、爬楼梯)能维持骨量和保持骨的弹性;进行等长抗阻训练时不产生骨关节的运动,可实现疼痛最小化和靶骨骼受力最大化,该训练对合并有骨性关节病的骨质疏松症患者较为适合。

(2)运动对雌激素的影响：雌激素是稳定骨钙的重要因素,女性在绝经后,由于雌激素水平的下降,骨量丢失速度加快。运动可使绝经后妇女的雌激素水平轻度增加,从而增加骨钙含量。同时,运动可使妇女雌激素分泌增加,有效地减少骨矿物质的自然丢失,改善骨骼的钙磷代谢。

7. 运动对肌腱的影响　运动训练对肌腱的结构和力学性质有长期的正面效应。

8. 运动对脂代谢的影响　脂代谢受多种因素调控,其代谢紊乱会增加缺血性心脑血管疾病的发病率。长链脂肪酸是脂肪氧化的重要来源,脂肪酸的来源有血浆脂质、细胞内甘油三酯和磷脂池及肌纤维间脂肪组织中的甘油三酯。运动可提高脂蛋白脂肪酶的活性,加速富含甘油三酯的乳糜微粒和极低密度脂蛋白的分解,降低血浆甘油三酯、胆固醇、低密度脂蛋白和极低密度脂蛋白水平,增高高密度脂蛋白和载脂蛋白的水平。任何强度的持续运动如马拉松、越野、滑雪甚至休闲性慢跑,都有降血脂效应。

9. 运动对中枢神经系统的影响　中枢神经对全身器官的功能起调控作用,同时又需要周围器官不断传入信息以保持其紧张度和兴奋性。所有的运动都可向中枢神经提供感觉、运动和反射性传入。多次重复训练是条件反射的形成条件,随运动复杂性的增加,大脑皮质将建立暂时性的联系和条件反射,神经活动的兴奋性、灵活性和反应性都得以提高。运动可调节人的精神和情绪,锻炼人的意志,增强自信心。另外,运动对大脑的功能重组和代偿也起着重要作用。

(二)制动对机体的影响

制动是临床最常用的保护性治疗措施,制动的形式有固定、卧床和瘫痪。长期制动可引起制动或废用综合征,此情况主要见于因急性病或外伤需长期卧床者,或因瘫痪而不能离床者。对于严重疾病和损伤患者,卧床是保证其度过伤病危重期的必要措施。但是,长期卧床或制动可增加新的功能障碍,加重残疾,有时其后果较原发病和外伤的影响更为严重,甚至损害多系统的功能。因此对制动患者要提倡合理运动,对卧床患者要提倡起床、站立、活动。

1. 制动对骨骼肌的影响　肢体制动可以产生肌肉废用。被固定和废用的肌肉由于缺乏中枢神经系统的兴奋刺激,不能产生正常的收缩力,不能改变自身的长度,表现为活动受限或收缩力丧失。

健康人石膏固定肘关节 4 周后,前臂周径减小 5%;制动 5～7 天后,肌肉重量下降最明显。

2. 制动对韧带的影响　固定后,关节出现僵直,导致滑膜粘连,纤维连接组织增生。关节挛缩是由于新生胶原纤维形成纤维内粘连,妨碍了韧带纤维平行滑动造成的。

3. 制动对关节的影响　长期制动,骨骼将发生以下变化:开始骨吸收加快,特别是骨小梁的吸收增加,骨皮质吸收也很显著,从而导致骨质疏松。

长期制动可产生严重的关节退变,关节周围韧带的刚度降低,强度下降,能量吸收减少,弹性模量下降,肌腱附着点处变得脆弱,韧带易于断裂。关节囊壁的血管、滑膜增生,纤维结缔组织和软骨面之间发生粘连,出现疼痛,继而关节囊收缩,关节挛缩,活动范围减小。这些生化与力学的改变,部分可因关节制动的解除和恢复活动而逆转,但会因制动时间过长和程度的增加而降低恢复的效果。

4. 制动对中枢神经系统的影响　长期制动以后,由于感觉输入减少,可以产生感觉异常和痛阈降低。与社会隔离,感觉熟人减少,加之原发疾病和外伤的痛苦,会使患者产生焦虑、抑郁、情绪不稳定和神经质,或出现感情淡漠、退缩、易怒、攻击行为,严重者有异样触觉、运动觉、幻视与幻听。患者认知能力下降,判断力、解决问题能力、学习能力、记忆力、协调力、精神运动能力、警觉性等均可出现障碍。

5. 制动对消化系统的影响　长期卧床及病痛可减少胃液的分泌。使胃排空时间延长,食欲下降,造成蛋白和碳水化合物吸收减少,产生一定程度的低蛋白血症。胃肠蠕动减弱,食物残渣因在肠道内停留的时间过长、水分吸收过多而变得干结,引起排便困难,造成便秘。

6. 制动对泌尿系统的影响　卧床时抗利尿激素的分泌减少,排尿增加,随尿排出的钾、钠、氮均增加。由于钙由骨组织中转移至血,产生高钙血症,血中多余的钙又经肾脏排出,产生高钙尿症。卧床后 1～2 天尿钙即开始增高,5～10 天内增高显著,高钙尿症还与皮质醇的释放有关。尿排出的钙磷增加、尿潴留、尿路感染是尿道结石形成的三大因素。尿中较高的钙磷含量为结石的形成提供了物质基础。卧位时腹压减小,不利于膀胱排空;腹肌无力和膈肌活动受限、盆底肌松弛、神经损伤患者神经支配异常而导致括约肌与逼尿肌活动失调,是导致尿潴留的因素。瘫痪患者导尿次数多,尿路感染的几率增加。

7. 制动对心血管系统的影响

(1)心率变化:严格卧床者,基础心率增加。基础心率加快,舒张期缩短,将减少冠状动脉的血流灌注,长期卧床者,即使从事轻微的体力活动也可能导致心动过速。卧床后最大摄氧量下降,肌肉功能容量减退,肌力和耐力下降。

(2)血容量变化:直立位时血液流向下肢,这是血管内血液静压的结果,卧位时此静压解除,血液从下肢流向胸腔,使中心血容量增加,导致有心负荷增加,压力感受器刺激增强,利尿素释放增加,肾小球滤过率增加,尿量增多,血浆容量减少。卧床1~2小时,血容量减少明显;卧床24小时,血容量可减少5%;卧床14天,血容量减少20%。长期卧床患者血小板聚集、动脉血流速度降低、下肢血流阻力增加、血液的黏滞度增高,均增加了静脉血栓形成的危险性。

(3)血压变化:长期卧床的患者易发生直立性低血压,患者由卧位转为直立位时血压明显下降,出现头晕、恶心、出汗、心动过速,甚至晕厥。

(4)心功能变化:长期卧床,血容量降低、下肢静脉顺应性增加、肌肉萎缩导致肌肉泵的作用降低等因素,均可使心室充盈量下降,每搏量减少,心功能降低;加之卧床可影响红细胞中酶的活性,也使氧运载和使用效率下降。

8. 制动对呼吸系统的影响 卧位时,膈肌上移,胸腔容积减小,体液容量相对增加,从而导致肺的水化和咳嗽反射减弱,易形成坠积性肺炎。卧床数周后,患者全身肌力减退,呼吸肌的肌力也下降,加之卧位时胸廓外部阻力和弹性阻力增加,不利于胸部扩张,肺的顺应性降低,肺活量明显下降。另外,卧位时膈肌的运动部分受阻,使呼吸运动减弱。

卧床使气管纤毛的功能下降,分泌物黏附于支气管壁,排出困难。侧卧位时,受压侧的支气管壁附着的分泌物较未受压一侧多,而由于咳嗽无力和卧位不便咳嗽,分泌物沉积于受压侧的支气管中,容易诱发呼吸道感染。肺栓塞多是下肢深静脉血栓形成的并发症。

9. 制动对皮肤系统的影响 制动可使皮肤及其附件产生萎缩和压疮,皮下组织和皮肤的坚固性下降。食欲不振和营养不良加速了皮下脂肪的减少和皮肤的角化;皮肤卫生不良导致细菌和真菌感染导致甲沟炎,大面积压疮使血清蛋白质尤其是白蛋白减少,血清蛋白质减少使组织渗透压降低,加速液体向细胞间渗出,引起下肢皮肤水肿。

10. 制动对代谢和内分泌系统的影响 长期卧床往往伴有代谢和内分泌系统功能障碍,易出现肌肉、骨骼和心血管系统并发症。常见的代谢和内分泌系统的失调有:负氮平衡、激素水平变化及水电解质紊乱等。

(许明高)

— 23 —

第三章 康复护理评定

第一节 残疾评定

一、概述

残疾是指因外伤、疾病、发育缺陷或精神因素造成的明显身心功能障碍,不同程度地丧失正常生活、工作、学习和社会交往活动能力的状态。

引起残疾的原因可分为原发性残疾和继发性残疾两类。原发性残疾是指由于各类疾病、损伤、先天性异常等直接引起的功能障碍,其中以疾病致残为主,例如脊髓损伤后造成截瘫。继发性残疾是指原发性残疾后并发症所导致的功能障碍,如脊髓损伤后长期卧床造成关节挛缩、肌萎缩、压疮等。

残疾评定是依据国家现有标准,对病伤残者的功能障碍进行评定,并对功能障碍进行分类和程度的判断。

残疾评定的目的:对残疾的性质、范围、类别及严重程度作出判断,为估计预后、制定和调整康复治疗方案、评估治疗效果以及提出进一步全面康复计划提供依据。

二、残疾分类

(一)国际病损、残疾和残障分类

"国际病损、残疾与残障分类"(ICIDH)是 1980 年由 WHO 颁布,它是从器官、个体和社会三个层次上反映功能损害程度。此标准根据残疾的性质、程度及对日常生活的影响,把残疾分为病损、残疾和残障三类。

1. 病损 也称残损,现改称为"身体结构受损",是指由于各种原因造成患者身体结构、外形、器官或系统生理功能以及心理功能的异常,影响个人的正常生活活动,但仍可以生活自理。残损是器官或系统水平上的功能障碍,例如关节疼痛、共济失调、活动受限等。

残损可分为:①智力残损;②心理残损;③语言残损;④听力残损;⑤视力残损;⑥内脏(心肺、消化、生殖器官)残损;⑦骨骼(姿势、体格、运动)残损;⑧畸形;⑨多种综合的残损等九大类。

2. 残疾 现改称为"活动受限",是指由于残损使能力受限或缺乏,使患者不能按正常的范围内和以正常方式进行活动。残疾是个体水平上的功能障碍。

残疾可分为:①行为残疾;②交流残疾;③生活自理残疾;④运动残疾;⑤身体姿势和活

动残疾;⑥技能活动残疾;⑦环境处理残疾;⑧特别技能残疾;⑨其他活动残疾等。

对残疾的评定除考虑生理障碍外,还应考虑心理因素和职业因素,如舞蹈演员失去一条腿将失去从事表演的能力,但作家失去一条腿几乎不会影响其创作。

3. 残障　是指由于残损或残疾而限制或阻碍患者正常的社会活动、交往及适应能力。残障是社会水平上的功能障碍,因此,又称社会能力障碍。

残障可分为:①定向识别残障;②身体自主残障;③行动残障;④就业残障;⑤社会活动残障;⑥经济自立残障;⑦其他残障。对残障的评估除应进行器官功能评定、日常生活活动能力评定外,还应进行社会交往和工作能力的评定。

例:脑中风病人后遗一侧肌力弱,但能独立行走、生活自理,属于残损;若后遗一侧偏瘫,只能扶杖慢行,上下楼梯、洗澡有困难,属残疾;若后遗全瘫、卧床不起、个人生活不能自理且不能参加社会活动,属残障。

残损、残疾和残障是分别在器官、个体、社会三个不同水平上的障碍。我国习惯上将这三者合称为残疾,其实只有后面两者才肯定是残疾,而残损是否为残疾还应根据它对患者的生活和工作的影响具体分析。残损、残疾和残障也不是一成不变的,它们之间可以相互转化,残损治疗不当可以加重而成为残疾甚至残障,而残障和残疾也可以经康复治疗而向较轻的程度转化。残损、残疾和残障三者之间没有绝对界限,残疾在三个层次上表现出各自特征、评估方法和治疗途径(表3-1)。

表3-1　残疾分类特征、表现及相应的康复评估和治疗途径

分类	障碍水平	表现	评估	康复途径	康复方法
残损	器官水平	器官或系统功能严重障碍或丧失	关节活动范围、徒手肌力、电诊断等	改善	功能锻炼
残疾	个体水平	生活自理能力严重障碍或丧失	ADL评定	代偿	ADL训练
残障	社会水平	社交或工作能力严重障碍或丧失	社交或工作能力评估	替代	环境改造

(二)国际功能、残疾与健康分类

"国际功能、残疾与健康分类"(ICF)是2001年第54届世界卫生大会通过的新的分类方法,该分类与身体水平、个体水平、社会水平有关,从三个方面获取与残疾有关的资料,用于残疾评定,可以用身体的功能和结构病损或残损、活动受限和参与受限来表示。该分类法为研究人体与健康有关的功能状况提供科学依据;有利于医护人员、健康人、患者之间的相互交流;有利于社会对病伤残者的理解。

1. **身体功能和结构病损**　身体功能是指身体系统的生理或心理功能;身体结构是指身体的解剖结构,如器官、肢体及其组成。身体的功能和身体的结构是两个不同但又平行的部分,如眼结构组成视觉功能。结构病损是指身体解剖结构上的缺失或偏差,是在身体各系统的功能和结构水平上评价肢体功能障碍的严重程度,指各种原因导致的身体结构、外形、器官或系统生理功能以及心理功能损害,仅限于器官、系统的功能障碍。包括智力病损、心理病损、言语病损、视力病损、听力病损、内脏病损、骨骼病损及畸形等。残损可以是暂时的或永久的,也可以是进行性发展的。这些功能障碍对功能活动、生活和工作效率、质量可能有

一定影响,如进食、个人卫生、步行等,但仍能达到日常活动能力自理。

2. 活动或活动受限　活动涉及的是与生活有关的所有个人活动,是一种综合应用身体功能的能力。活动受限是指按正常方式进行的日常活动能力的丧失和工作能力的受限,它是建立在病损的基础上,包括行为、交流、生活自理、运动、身体姿势和活动、技能活动和环境处理等方面的受限。活动受限可以是完成活动的量或活动的性质变化所致,辅助设备的使用和他人辅助可以解除活动受限,但不能解除残损,如一个残损影响正常进食的个体可以通过吸管改变进食方式后完成进食活动。但并非所有病损都会引起活动受限,如一只眼球摘除或一只小指被截去的患者,从器官水平上看属于残损,但并未影响到患者的日常生活,患者可以根据情况选择适合于他的一般性工作。

3. 参与受限　参与是指与个人生活各方面功能有关的社会状况,包括社会对个人功能水平的反应,这种社会反应既可促进、也可以阻碍个体参与各种社会活动;参与是个人健康、素质及其所生存的外在因素之间复杂关系的体现。参与受限是从社会的水平上评价功能障碍的严重程度,指由于残损、活动受限或其他原因导致个体参与社会活动的受限,影响和限制个体在社会上的交往,工作、学习、社交不能独立进行。常见的参与受限包括定向识别(时、地、人)、身体自主、行动、就业、社会活动、经济自主受限。参与和活动的不同在于影响前者相关因素是社会水平,影响后者的因素是个体水平。参与受限可以直接由社会环境所致,即使是个体无残损或活动受限也会如此,例如无症状和疾病的肝炎病毒携带者不存在残损或活动受限,但他会受到社会的排斥或工作的限制。

三、我国残疾分类方法

1987 年我国第一次残疾人抽样调查时按照五类残疾分类,即视力残疾、听力语言残疾、智力残疾、肢体残疾和精神残疾。1995 年将听力语言残疾分列,成为六类残疾分类。2006 年我国进行了第二次残疾人抽样调查,所使用的残疾标准是在 1995 年修订的六类残疾分类标准基础上作了适当修改。

附:第二次全国残疾人抽样调查残疾标准

(一)视力残疾标准

1. 视力残疾的定义　视力残疾是指由于各种原因导致双眼视力低下并且不能矫正或视野缩小,以致影响其日常生活和社会参与。视力残疾包括盲及低视力。

2. 视力残疾的分级　见表 3-2。

表 3-2　视力残疾的分级

类别	级别	最佳矫正视力
盲	一级	无光感～<0.02;或视野半径<5°
	二级	≥0.02～<0.05;或视野半径<10°
低视力	三级	≥0.05～<0.1
	四级	≥0.1～<0.3

注:①盲或低视力均指双眼而言,若双眼视力不同,则以视力较好的一眼为准。如仅有单眼为盲或低视力,而另一眼的视力达到或优于 0.3,则不属于视力残疾范畴。

②最佳矫正视力是指以适当镜片矫正所能达到的最好视力,或以针孔镜所测得的视力。

③视野半径<10°者,不论其视力如何均属于盲。

（二）听力残疾标准

1. 听力残疾的定义　听力残疾是指人由于各种原因导致双耳不同程度的永久性听力障碍，听不到或听不清周围环境声及言语声，以致影响日常生活和社会参与。

2. 听力残疾的分级

（1）听力残疾一级：听觉系统的结构和功能方面极重度损伤，较好耳平均听力损失≥91 dBHL，在无助听设备帮助下，不能依靠听觉进行言语交流，在理解和交流等活动上极度受限，在参与社会生活方面存在极严重障碍。

（2）听力残疾二级：听觉系统的结构和功能重度损伤，较好耳平均听力损失在 81～90 dBHL 之间，在无助听设备帮助下，在理解和交流等活动上重度受限，在参与社会生活方面存在严重障碍。

（3）听力残疾三级：听觉系统的结构和功能中重度损伤，较好耳平均听力损失在 61～80 dBHL 之间，在无助听设备帮助下，在理解和交流等活动上中度受限，在参与社会生活方面存在中度障碍。

（4）听力残疾四级：听觉系统的结构和功能中度损伤，较好耳平均听力损失在 41～60 dBHL 之间，在无助听设备帮助下，在理解和交流等活动上轻度受限，在参与社会生活方面存在轻度障碍。

（三）言语残疾标准

1. 言语残疾的定义　言语残疾是指由于各种原因导致的不同程度的言语障碍（经治疗一年以上不愈或病程超过两年者），不能或难以进行正常的言语交往活动（3 岁以下不定残）。言语残疾包括：

（1）失语：是指由于大脑言语区域以及相关部位损伤所导致的获得性言语功能丧失或受损。

（2）运动性构音障碍：是指由于神经肌肉病变导致构音器官的运动障碍，主要表现不会说话、说话费力、发声和发音不清等。

（3）器官结构异常所致的构音障碍：是指构音器官形态结构异常所致的构音障碍。其代表为腭裂以及舌或颌面部术后。主要表现为不能说话、鼻音过重、发音不清等。

（4）发声障碍（嗓音障碍）：是指由于呼吸及喉存在器质性病变导致的失声、发声困难、声音嘶哑等。

（5）儿童言语发育迟滞：指儿童在生长发育过程中其言语发育落后于实际年龄的状态。主要表现不会说话、说话晚、发音不清等。

（6）听力障碍所致的语言障碍：是指由于听觉障碍所致的言语障碍。主要表现为不会说话或者发音不清。

（7）口吃：是指言语的流畅性障碍。常表现为在说话的过程中拖长音、重复、语塞并伴有面部及其他行为变化等。

2. 言语残疾的分级

（1）言语残疾一级：无任何言语功能或语音清晰度≤10%，言语表达能力等级测试未达到一级测试水平，不能进行任何言语交流。

（2）言语残疾二级：具有一定的发声及言语能力。语音清晰度在 11%～25% 之间，言语表达能力未达到二级测试水平。

（3）言语残疾三级：可以进行部分言语交流。语音清晰度在 26%～45% 之间，言语表达能力等级测试未达到三级测试水平。

（4）言语残疾四级：能进行简单会话，但用较长句或长篇表达困难。语音清晰度在46％～65％之间，言语表达能力等级未达到四级测试水平。

（四）肢体残疾标准

1. 肢体残疾的定义　肢体残疾是指人体运动系统的结构、功能损伤造成四肢残缺或四肢、躯干麻痹（瘫痪）、畸形等而致人体运动功能不同程度的丧失以及活动受限或参与的局限。肢体残疾包括：

（1）上肢或下肢因伤、病或发育异常所致的缺失、畸形或功能障碍；

（2）脊柱因伤、病或发育异常所致的畸形或功能障碍；

（3）中枢、周围神经因伤、病或发育异常造成躯干或四肢的功能障碍。

2. 肢体残疾的分级

（1）肢体残疾一级：不能独立实现日常生活活动。

1）四肢瘫：四肢运动功能重度丧失；

2）截瘫：双下肢运动功能完全丧失；

3）偏瘫：一侧肢体运动功能完全丧失；

4）单全上肢和双小腿缺失；

5）单全下肢和双前臂缺失；

6）双上臂和单大腿（或单小腿）缺失；

7）双全上肢或双全下肢缺失；

8）四肢在不同部位缺失；

9）双上肢功能极重度障碍或三肢功能重度障碍。

（2）肢体残疾二级：基本上不能独立实现日常生活活动。

1）偏瘫或截瘫，残肢保留少许功能（不能独立行走）；

2）双上臂或双前臂缺失；

3）双大腿缺失；

4）单全上肢和单大腿缺失；

5）单全下肢和单上臂缺失；

6）三肢在不同部位缺失（除外一级中的情况）；

7）二肢功能重度障碍或三肢功能中度障碍。

（3）肢体残疾三级：能部分独立实现日常生活活动。

1）双小腿缺失；

2）单前臂及其以上缺失；

3）单大腿及其以上缺失；

4）双手拇指或双手拇指以外其他手指全缺失；

5）二肢在不同部位缺失（除外二级中的情况）；

6）一肢功能重度障碍或二肢功能中度障碍。

（4）肢体残疾四级：基本上能独立实现日常生活活动。

1）单小腿缺失；

2）双下肢不等长，差距在 5 cm 以上（含 5 cm）；

3）脊柱强（僵）直；

4）脊柱畸形，驼背畸形大于 70°或侧凸大于 45°；

5）单手拇指以外其他四指全缺失；

6）单侧拇指全缺失；

7）单足跗跖关节以上缺失；

8）双足趾完全缺失或失去功能；

9）侏儒症（身高不超过130厘米的成年人）；

10）一肢功能中度障碍，两肢功能轻度障碍；

11）类似上述的其他肢体功能障碍。

　（五）智力残疾标准

1. 智力残疾的定义　智力残疾是指智力显著低于一般人水平，并伴有适应行为的障碍。此类残疾是由于神经系统结构、功能障碍，使个体活动和参与受到限制，需要环境提供全面、广泛、有限和间歇的支持。

智力残疾包括：在智力发育期间（18岁之前），由于各种有害因素导致的精神发育不全或智力迟滞；或者智力发育成熟以后，由于各种有害因素导致智力损害或智力明显衰退。

2. 智力残疾的分级　见表3-3。

表3-3　智力残疾的分级

级别	分级标准			
	发展商（DQ）0～6岁	智商（IQ）7岁以上	适应性行为（AB）	WHO-DAS分值
一级	≤25	<20	极重度	≥116分
二级	26～39	20～34	重度	106～115分
三级	40～54	35～49	中度	96～105分
四级	55～75	50～69	轻度	52～95分

　（六）精神残疾标准

1. 精神残疾的定义　精神残疾是指各类精神障碍持续一年以上未痊愈，由于病人的认知、情感和行为障碍，影响其日常生活和社会参与。

2. 精神残疾的分级　18岁以上的精神障碍患者根据WHO-DAS分数和下述的适应行为表现，18岁以下者依据下述的适应行为的表现，把精神残疾划分为四级：

（1）精神残疾一级：WHO-DAS值≥116分，适应行为严重障碍；生活完全不能自理，忽视自己的生理、心理的基本要求。不与人交往，无法从事工作，不能学习新事物。需要环境提供全面、广泛的支持，生活长期、全部需他人监护。

（2）精神残疾二级：WHO-DAS值在106～115分之间，适应行为重度障碍；生活大部分不能自理，基本不与人交往，只与照顾者简单交往，能理解简单照顾者的指令，有一定学习能力。监护下能从事简单劳动。能表达自己的基本需求，偶尔被动参与社交活动；需要环境提供广泛的支持，大部分生活仍需他人照料。

（3）精神残疾三级：WHO-DAS值在96～105分之间，适应行为中度障碍；生活上不能完全自理，可以与人进行简单交流，能表达自己的情感。能独立从事简单劳动，能学习新事物，但学习能力明显比一般人差。被动参与社交活动，偶尔能主动参与社交活动；需要环境提供部分的支持，即所需要的支持服务是经常性的、短时间的需求，部分生活需由他人照料。

（4）精神残疾四级：WHO-DAS 值在 52～95 分之间，适应行为轻度障碍；生活上基本自理，但自理能力比一般人差，有时忽略个人卫生。能与人交往，能表达自己的情感，体会他人情感的能力较差，能从事一般的工作，学习新事物的能力比一般人稍差；偶尔需要环境提供支持，一般情况下生活不需要由他人照料。

多重残疾：存在两种或两种以上残疾为多重残疾。多重残疾应指出其残疾的类别。多重残疾分级按所属残疾中最重类别残疾分级标准进行分级。

第二节　感觉功能评定

感觉是人脑对直接作用于感受器的客观事物的个别属性的反映，个别属性有物体大小、形状、颜色、坚实度、湿度、气味、味道等。感觉功能评定可分为浅感觉检查、深感觉检查和复合感觉检查。

一、感觉障碍的类型

1. 感觉异常　在无外界刺激的情况下，患者身体的某部分自发的出现异常感觉，如麻木、蚁走感、针刺感、寒冷感、温热感等。

2. 感觉减退　给予强烈刺激才能引起一般感觉。

3. 感觉缺失　在清醒状态下，对刺激全无感觉。

4. 感觉过敏　轻微刺激就可引起强烈的感觉。

5. 感觉倒错　对刺激认识完全倒错，如对热刺激却有冷感。

二、感觉检查的方法

（一）浅感觉检查

1. 痛觉检查　用大头针针尖轻刺皮肤，询问针刺时有无痛觉及其程度。

2. 触觉检查　检查者用棉签轻触患者的皮肤或黏膜，询问有无感觉。

3. 温度觉检查　用两支玻璃试管或金属管分别盛有热水（40～50 ℃）和冷水（5～10 ℃）交替接触患者皮肤，让其辨别出冷或热的感觉。

（二）深感觉检查

1. 振动觉　将振动的音叉置于体表骨性标志突起处，询问有无振动和持续时间。

2. 运动觉　患者闭目，检查者将患者的肢体或关节移动到某个范围，请患者说出肢体运动的方向，如向上、向下等。

3. 位置觉　患者闭目，检查者将其任一肢体放置在某一位置上，让患者说出这个位置，或用对侧肢体模仿。

（三）复合感觉检查

包括皮肤定位觉、两点辨别觉、体表图形觉和实体觉，这些感觉是大脑综合分析的结果，也称皮质感觉。

1. 皮肤定位觉　患者闭目，检查者以手指或棉签轻触患者皮肤，让患者说出或用手指指出被检部位。

2. 两点辨别觉　患者闭目，检查者用钝角分规刺激患者皮肤上的两点，如果患者感觉为两点，逐渐缩小两点的距离，直到两点被感觉为一点为止，测量其距离。正常时指尖掌侧为

0.2～0.8 cm,手背为 2～3 cm,躯干 6～7 cm。

3. **体表图形觉** 患者闭目,检查者用棉签或铅笔在其皮肤上写数字或画图形,让其说出是何数字或何种图形。

4. **实体辨别觉** 患者闭目,让患者用单手触摸一些常用物品,如小刀、钢笔、手表等,让其说出物体名称、大小、轻重及形状等。注意两侧对照,一般先检查患侧。

三、感觉检查的注意事项

1. 首先向患者说明检查的目的和检查的方法,以取得患者的充分合作。
2. 检查应从感觉障碍的部位向正常部位进行,注意左右对比、远近端对比。
3. 检查时患者应闭目,检查过程中避免提问或暗示。
4. 检查者应耐心细致,必要时多次重复检查。

第三节 运动功能评定

一、肌力评定

肌力是指肌肉收缩的力量。肌力测定是测定被测试者在主动运动时肌肉或肌群产生的最大收缩力量,以评定肌肉的功能状态,也是评定被检神经、肌肉损害程度和范围的一种重要手段。

肌力评定目的:判断有无肌力低下及其范围和程度;确定导致肌力低下的原因;为制定治疗、训练计划提供依据;重复评定以评定治疗、训练手段是否有效。

常用的肌力测定方法有徒手肌力检查(MMT)及器械肌力测试。

(一)徒手肌力检查

1. **检查方法** 检查时让患者处于不同的受检位置,嘱患者对受试的肌肉或肌群在减重、抗重力或抗阻力的状态下做一定的动作,并使动作达到最大的活动范围。根据肌肉完成动作的情况,按肌力分级标准来评定级别。该法简单、可信、不受检查器具和场所的限制。

2. **分级标准** 通常采用 6 级分级法,各级肌力的具体标准见表 3-4。每一级还可以用“+”和“-”号进一步细分。如测得的肌力比某级稍强时,可在该级的右上角加“+”号,稍差时则在右上角加“-”号,以补充分级的不足。

表 3-4 MMT 肌力分级标准

级别	名称	标准	相当正常肌力的%
0	零	无可测的肌肉收缩	0
1	微缩	有轻微收缩,但不能引起关节活动	10
2	差	在减重状态下能作关节全范围运动	25
3	尚可	能抗重力作关节全范围运动,但不能抗阻力	50
4	良好	能抗重力及轻度阻力完成关节全范围运动	75
5	正常	能抗重力及最大阻力完成关节全范围运动	100

（二）器械肌力测试

在肌力超过 3 级时,为了进一步作较准确的定量评定,可用专门的器械进行测试。常用的器械有握力计、捏力计、拉力计等。器械检查的优点是有客观的数值,便于比较。

1. 握力测试　握力主要反映手内肌和屈指肌群的肌力,用握力计测试,以握力指数评定。

$$握力指数＝握力(kg)/体重(kg)×100$$

握力指数正常值:大于 50。

测试时上肢在体侧下垂,握力计表面向外,将把手调节至适当宽度,用力握 2～3 次,取最大值。

2. 捏力测试　捏力主要反映拇对掌肌和其他四指屈肌的肌力,用握力计或捏力计测试,拇指与其他手指相对捏压握力计或捏力计,正常值约为握力的 30％。

3. 背肌力测定　用拉力计测试,以拉力指数评定。

$$拉力指数＝拉力(kg)/体重(kg)×100$$

拉力指数正常值男性为 150～200,女性为 100～150。

测试时两膝伸直,将把手调至膝盖高度,两手紧握把手,然后尽力伸腰上拉把手。可测 3 次,取平均值。背肌力测定易引起腰痛,故不适用于有腰部病变的患者及老年人。

4. 四肢肌力测定　在标准姿势下用牵引绳和滑轮装置牵拉固定的测力计,测定四肢各组肌群的肌力。

5. 等速肌力测定　是指某肌群做等速运动时,测定并记录分析其各种力学参数。通常用等速测力器如 CybeX、BiodeX、Kincom 等测试。等速运动是在整个运动过程中运动速度(角速度)保持不变的一种肌肉收缩运动方式,即做关节全范围运动,仪器的杠杆绕其轴心做旋转运动时,肌肉进行的等速收缩运动。等速测试器内部有特别的机构使运动的角速度保持恒定,可以记录不同运动速度下肌肉等速向心性收缩与离心性收缩的一些重要数据,包括峰力矩、爆发力、功率、达到峰力矩的时间、拮抗肌力矩比、总做功量、平均功率和耐力比等。等速肌力测定是目前肌肉功能评定及肌肉力学特性研究的最佳方法。

（三）肌力检查的注意事项

1. 检查前应向患者充分解释检查的目的和方法,做必要的示范,以取得患者的配合。

2. 采取标准的测试姿势,提高结果的可比性,如注意防止某些肌肉对受试的无力肌肉的替代动作。

3. 重复检查同一块肌肉的最大收缩力时,每次检查应间隔 2 分钟为宜。

4. 不宜在受试者疲劳、运动或饱餐后进行。

5. 测试时应先查健侧后查患侧,先抗重力后抗阻力,左右对比。

（四）肌力检查的禁忌证

1. 绝对禁忌证　严重疼痛、关节活动极度受限、严重的关节积液或滑膜炎、软组织损伤后刚刚愈合、骨关节不稳定、关节及周围软组织急性损伤等。

2. 相对禁忌证　疼痛、关节活动受限,严重骨质疏松,心血管疾病未稳定,骨化性肌炎等。

二、肌张力评定

肌张力是指肌肉在静息状态下的紧张度。检查时以触摸肌肉的硬度及被动活动肢体时所感觉到的阻力作为判断依据。

(一)肌张力分类

1. 正常张力　被动活动肢体时,没有阻力突然增高或降低的感觉。
2. 高张力　肌肉张力增加,高于正常休息状态下的肌肉张力。
3. 低张力　肌肉张力降低,低于正常休息状态下的肌肉张力。
4. 张力障碍　肌肉张力紊乱,或高或低,无规律地交替出现。

(二)肌张力分级

1. 临床分级　肌张力临床分级是一种定量评定方法,检查者根据被动活动肢体时所感觉到的肢体阻力将其分为0~4级(表3-5)。

表3-5　肌张力临床分级

等级	肌张力	标准
0	软瘫	被动活动肢体无反应
1	低张力	被动活动肢体反应减弱
2	正常	被动活动肢体反应正常
3	轻、中度增高	被动活动肢体有阻力反应
4	重度增高	被动活动肢体有持续性阻力反应

2. 痉挛分级　目前对痉挛的评定多采用修订的 Ashworth 痉挛量表(表3-6),该方法以被动关节活动范围(PROM)检查为基础。

表3-6　修订的 Ashworth 痉挛评定量表

等级	标准
0	肌张力不增加,被动活动患侧肢体在整个范围内均无阻力
1	肌张力轻度增加,被动活动患侧肢体到终末端时有轻微阻力
1+	肌张力轻度增加,被动活动患侧肢体时在前 1/2ROM 中有轻微的"卡住"感觉,后 1/2ROM 中有轻微阻力
2	肌张力中度增加,被动活动患侧肢体时在大部分 ROM 内均有阻力,但仍可以活动
3	肌张力重度增加,被动活动患侧肢体在整个 ROM 内均有阻力,活动比较困难
4	肌张力极度增加,患侧肢体僵硬,不能被动活动

三、关节活动度评定

关节活动度(ROM)指关节运动时所达到的最大弧度,常以度数表示。关节活动可以分为主动活动和被动活动,因此关节活动度也可以分为主动的关节活动度和被动的关节活动度。

主动关节活动度是指被检者做肌肉随意收缩时带动相应关节的活动范围;被动关节活动度是指被检者肌肉完全松弛的情况下,由外力作用于关节而发生运动的范围。正常情况下,被动活动范围较主动活动范围略大些,若关节活动范围增大或缩小均为不正常。

（一）评定目的

关节活动度评定的目的是:①确定是否有关节活动受限及其原因;②确定关节活动障碍的程度;③为确定治疗目标和选择治疗方法提供参考;④评价治疗效果。

（二）关节活动度检查方法

1. 通用量角器检查法　通用量角器由一个半圆量角器或全圆量角器加一条固定臂及一条移动臂构成(图3-1)。固定臂与量角器相连接,不可移动,移动臂的一端和量角器的中心相连接,可以移动。通用量角器主要用来测量四肢关节的活动度。手指关节活动测量可以用小型半圆量角器、直尺或两脚分规测量。

使用时首先使身体处于检查要求的标准姿位,将量角器中心点准确地放置到代表关节旋转中心的骨性标志点上并加以固定,两臂分别放到两端肢体的长轴,使关节绕一个轴心向另一个方向运动到最大限度,然后在量角器上读出关节活动度。

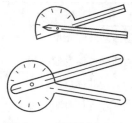 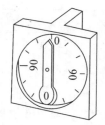

图3-1　通用量角器图　　　　图3-2　方盘量角器

2. 方盘量角器检查法　方盘量角器结构为一正方形木盘,正面有圆形刻度及可旋转的指针,背面是垂直的把手(图3-2),指针由于重心在下而自动指向正上方。使用时,使待测关节的一端肢体处于水平位或垂直位,另一端肢体在垂直于刻度面的平面上做待测方向的运动至最大幅度,以方盘量角器的一边紧贴运动端肢体,同时使"0"点对向规定方向,即可在刻度盘上读出关节所处角度。方盘量角器检查法优点是不用确定骨性标志,操作方便,测量时间短,精确度高。

（三）关节活动度检查注意事项

1. 检查前应向患者耐心说明检查的方法和目的,以取得患者的配合,避免患者主观努力不够,而影响测出值的可靠性。

2. 采取正确的测试姿势体位,防止邻近关节的替代动作。

3. 固定好量角器,其轴心应对准关节中心或规定的标志点,关节活动时要防止量角器固定臂移动。

4. 通常应先测量关节的主动活动范围,后查被动活动范围。

5. 关节活动度存在一定的个体差异,应与健侧相应关节测量比较。

6. 避免在按摩、运动及其他康复治疗后立即进行检查。

7. 不同器械、不同方法测得结果存有差异,不宜互相比较。

四、平衡和协调功能评定

人体要正常进行随意运动和完成日常生活活动,必须有良好的姿势和体位控制能力,也就是保持身体平衡的能力,要使活动平稳、准确、协调,还必须有良好的协调能力。平衡和协调能力共同发挥作用,才能维持人体正常活动。

（一）平衡功能评定

平衡是指身体所处的一种姿势状态,并能在运动或受到外力作用时,能自动调整并维持姿势的能力。人体平衡的维持取决于以下几个方面:①适当的感觉输入:包括视觉、躯体感觉及前庭的信息输入;②中枢的整合作用:对感觉信息进行整合,并形成运动方案;③运动控制:中枢神经系统在对感觉信息进行分析整合后下达运动指令,运动系统以不同的协同运动模式控制姿势变化,将身体重心调整到原来的范围内,或重新建立新的平衡。

1. 评定目的　评定平衡功能的目的:①确定患者是否存在平衡功能障碍,以及引起平衡功能障碍的原因;②确定患者是否需要必要的康复治疗;③重复评定以评定治疗手段是否有效;④预测患者可能发生跌倒的危险性。

2. 评定对象　任何引起平衡功能障碍的疾患都需要评定平衡功能,主要评定对象是:①中枢神经系统损害患者,如脑外伤、脑卒中、帕金森病、脑性瘫痪、脑肿瘤、小脑疾患、脊髓损伤等;②耳鼻喉科疾病患者,如各种眩晕症等;③骨科疾病或损伤患者,如骨折及骨关节疾患、截肢、关节置换、影响姿势与姿势控制的颈背部损伤以及各种运动损伤、肌肉疾患、外周神经损伤等;④其他人群,如老年人、运动员、飞行员及宇航员等。

3. 评定方法　包括主观评定和客观评定两个方面。主观评定以观察和量表为主,客观评定主要是以平衡测试仪评定。主观评定方法简单、方便,但准确性较差,客观评定较为精确,但设备较为复杂。

（1）观察法:通过观察评定对象在静止状态和运动状态下的平衡表现,做出评定。

静止状态:让评定对象睁、闭眼坐,睁、闭眼站立,双脚并立站,脚跟碰脚尖站,单脚交替站立,观察能否保持平衡。

运动状态:让评定对象坐、站立时移动身体,在不同条件下行走,包括脚跟碰脚尖行走,足跟行走,足尖行走,走直线,侧方行走,倒退走,走圆圈,绕过障碍物行走等,观察能否保持平衡。

（2）量表法:按照量表的内容进行主观评定,然后记录评分。该法不需要专门的设备,结果量化,评分简单,应用方便,故临床普遍使用。信度和效度较好的量表主要有 Berg 量表、Tinnetti 量表,以及"站立—走"计时测试等。Berg 量表、Tinnetti 量表既可以评定在静态和动态下的平衡功能,也可用来预测正常情况下摔倒的可能性。"站立—走"计时测试主要评定从座椅站起向前走 3 米,折返回来的时间,以及在行走中的动态平衡。

（3）平衡测试仪评定:该仪器采用高精度的压力传感器和电子计算机技术,整个系统由受力平台即压力感受器、显示器、电子计算机及专用软件构成。受力平台可以记录到身体的摇摆情况,并将记录到的信号转化数据输入计算机,计算机在应用软件的支持下,对接收到的数据进行分析,实时描记压力中心在平板上的投影与时间的关系曲线,其结果以数据及图的形式显示。该系统可以评定平衡功能障碍的程度及病变部位,评价康复治疗的结果,也可以用做平衡训练。

（二）协调功能评定

协调是指人体产生平滑、准确、有控制的运动能力。协调与平衡密切相关。中枢神经系统中参与协调控制的部位主要有小脑、基底节、脊髓后索。协调功能障碍又称共济失调,评定协调功能主要是判断有无协调障碍,为制订治疗方案提供依据。评定协调功能的常用方法有：

1. 指鼻试验　被测试者一侧上肢外展，用食指尖接触自己的鼻尖，分别在睁眼、闭眼、不同方向及不同速度下反复进行。

2. 指指试验　检查者与被测试者相对而坐，将示指放在被测试者面前，让其用示指去接触检查者的示指。检查者通过改变示指的位置，来评定被测试者对方向、距离和速度改变而作出反应的能力。

3. 拇指对指试验　被测试者拇指尖依次与其他四指尖接触，速度逐渐增快。

4. 轮替动作试验　被测试者双手张开，一手向上，一手向下，交替转动；也可以双手反复同时（或交替）握拳、伸开，速度逐渐增加。

5. 跟-膝-胫试验　被测试者仰卧位，抬起一侧下肢，先将足跟放在对侧的膝关节上，再沿胫骨前缘向下推移。

6. 拍地试验　被测试者足跟触地，足尖做拍地动作，可以双脚同时或分别进行。

上述检查主要观察动作的完成是否直接、精确，时间是否正常，在动作的完成过程中有无辨距不良、震颤或僵硬，增加速度或闭眼时有无异常。评定时还需要注意共济失调是一侧性还是双侧性，什么部位最明显（头、躯干、上肢、下肢），睁眼、闭眼有无差别。

第四节　步态分析

步态是人体在行走时的姿态。正常的步态有赖于神经系统和运动系统正常协调的工作，其中任何环节的失调都会不同程度地影响步态。步态分析是利用生物力学和运动学的手段，来分析患者行走功能是否异常，确定步态异常的原因，为康复治疗提供依据。

一、步态周期及其参数

（一）步态周期

步态周期是指在行走时从一侧足跟着地，到同侧足跟再次着地所经历的时间，它分为支撑相（站立相）与摆动相。支撑相即足部接触地面和承受重力的时间，约占步态周期的 60%；摆动相即足部离开地面向前迈出到再次落地的时间，约占步态周期的 40%。

（二）正常步态参数

临床常用的如下：

1. 步宽　两侧足纵轴线之间的距离，正常人为 5～10 cm。

2. 步长　一侧足跟（或足尖）迈出后到对侧足跟（或足尖）之间的距离（即一步移动的距离），正常人为 50～90 cm。

3. 跨步长　一侧足跟（或足尖）到同侧足跟（或足尖）迈出后的距离，通常为步幅长的两倍。

4. 步频　单位时间内行走的步数，正常人为 95～125 步/分钟。

5. 步速　指单位时间内行走的距离，正常人为 65～100 m/min。

二、步态分析方法

分为临床分析和实验室分析两个方面。临床分析除采集相关病史和体检外，多采用观察法和测量法；实验室分析需要借助于步态分析仪。

1. 观察法 是一种定性分析的方法。让患者充分暴露下肢,按习惯的姿态及速度来回行走,观察者从不同方向(正、侧、背面)观察,注意全身姿势和下肢各关节在步态周期中存在的问题;还可以让患者做慢速、快速、随意放松行走,分别观察有无异常。用助行器行走的患者,分别使用或不使用助行器行走,进行使用前后对比。

2. 测量法 是一种定量分析的方法。常用足印法,即用滑石粉或墨水使患者行走时能在规定走道上或地面铺的白纸上留下足印。测试距离最少 6 m,每侧足不少于 3 个连续的足印,然后进行测量并分析,可以获得左右两侧各步态参数以便分析。

3. 实验室步态分析 包括运动学分析和动力学分析。①运动学分析:主要观察步态的距离和时间参数特征,如步长、跨步长、步频、步速、支撑相和摆动相在步态周期中分别所占时间及其比例。②动力学分析:主要观察某种步态特征进行成因学分析,如人体重力、地面反应力、关节力矩、肌肉拉力等力的分析,以及人体代谢性能量与机械能转换与守恒等的分析。动力学分析需要科技含量高的设备,价格昂贵,分析过程较复杂,多用于步态的研究工作。

三、常见异常步态

(一)中枢性损伤引起的异常步态

1. 偏瘫步态 见于脑损伤。由于下肢伸肌紧张导致膝不能屈曲,髋内旋,足内翻下垂。行走时患腿在向前迈步时常经外侧回旋向前,出现划圈步,上肢常出现屈曲内收,停止摆动。

2. 截瘫步态 见于脊髓损伤。双下肢可因肌张力高而始终伸直,甚至足着地时伴有踝阵挛,出现交叉步或剪刀步。

3. 脑瘫步态 见于脑性瘫痪患者,由于髋内收肌痉挛,行走中两膝互相靠近摩擦,而呈剪刀步或交叉步。

4. 蹒跚步态 见于小脑损伤导致的共济失调,行走时摇晃不稳,不能走直线,步幅不一,状如醉汉,又称酩酊步。

5. 慌张步态 见于帕金森病。行走时上肢无摆动动作,步幅短小,行走快速,不能随意停止或转向,称慌张步态或前冲步态。

(二)肌无力引起的异常步态

1. 臀大肌无力 由于伸髋肌群无力,患者在足跟着地后常用力将躯干与骨盆后仰,使重力线落在髋关节后方以维持被动伸髋,同时绷直膝部,形成仰胸凸肚的姿态。

2. 臀中肌无力 一侧臀中肌软弱时不能维持髋的侧向稳定,行走时上身向患侧弯曲,防止对侧髋部下沉并带动对侧下肢提起及摆动。两侧髋外展肌损害时,步行时上身左右摇摆,形如鸭子走路,又称鸭步。

3. 股四头肌无力 由于伸膝肌无力,膝关节被动伸直,并使躯干向前倾斜。如果同时有伸髋肌无力,患者需要俯身用手按压大腿使膝伸直。

4. 胫前肌无力 由于踝背伸肌无力,下肢在摆动期呈现足下垂,患者通过增加屈髋和屈膝来防止足尖拖地,呈现跨门槛步或跨栏步。

(三)其他原因引起的步态异常

1. 短腿步态 如一腿缩短超过 3 cm 时,患腿支撑时可见同侧骨盆及肩下沉,呈现斜肩步,摆动期则出现足下垂。

2. 疼痛步态 当各种原因引起患腿负重疼痛时,患者会尽量缩短患肢的支撑期,使对侧下肢跳跃式快速前进,步幅缩短,又称短促步。

第五节 日常生活活动能力评定

日常生活活动（ADL）是指人们为了维持生存及适应生存环境而每天必须反复进行的最基本的、最具有共性的活动，包括衣、食、住、行、个人卫生和独立的社区活动所必需的一系列的基本活动。日常生活活动包括运动、自理、交流及家务活动等。运动方面有床上活动、轮椅活动和转移、室内或室外行走、公共或私人交通工具的使用。自理方面有更衣、进食、洗漱、如厕、修饰。交流方面有打电话、阅读、书写、使用电脑、识别环境标志等。家务劳动方面有购物、备餐、洗衣、安全使用生活用品和家用电器等。日常生活活动能力反映了人们在家庭（或医疗机构内）和在社区中的最基本能力，因而日常生活活动能力的评定是康复医学最基本和最重要内容之一，对确定病人的自理能力、判定预后、制定和修订治疗计划、评定治疗效果、安排返家后的训练或就业都是十分重要的。

一、日常生活活动分类

1. 基本的或躯体的日常生活活动（BADL 或 PADL）　是指每日生活中与穿衣、进食、保持个人卫生等自理活动和坐、站、行走等身体活动有关的基本活动。

2. 复杂性或工具性日常生活活动（IADL）　是指人们在社区中独立生活所需的关键性的较高级的技能，如家务杂事、炊事、采购、骑车或驾车、处理个人事务等，常需借助工具进行。

BADL 反映较粗大运动能力，IADL 反映较精细的功能。BADL 和 IADL 的比较见表 3 - 7。

表 3 - 7　BADL 和 IADL 的比较

项目	BADL	IADL
反映运动功能	粗大的运动功能	精细的运动功能
内容	以躯体功能为主	含躯体功能、言语、认知功能
适用对象	较重的残疾患者	较轻的残疾患者
应用范围	主要在医疗机构	主要在社区和老年人
敏感性	低	高

二、日常生活活动能力评定方法

日常生活活动能力评定的基本方法包括直接观察法、询问法以及量表法三种。

1. 直接观察法　直接观察法是指检查者亲自观察患者进行日常生活活动的具体情况，评估其实际活动能力。具体方法是嘱患者逐项完成每一个日常活动的动作，例如嘱患者"请坐起来""请走几步""请你洗脸""请穿好衣"等，当病人进行每一项活动时，要注意其能否独立完成。需要依赖时，依赖的手段和程度怎样。当患者完成某一动作时，要观察其完成该动作的速度、范围、耐受性等因素，并结合应用辅助器具和环境条件进行分析和评估。

用直接观察法进行检查可以让患者在实际环境中进行，也可以在 ADL 功能评定室中进行。ADL 功能评定室中设置必须尽量接近实际生活环境，具有卧室、盥洗室、浴室、厕所、厨房及相应的家具、餐饮用具、炊具、家用电器及通讯设备等，并合理布局以利于患者操作。

2. 询问法　属于间接评定法，该法是通过询问患者或其家属了解病人各种日常生活活动情况,哪些活动能够进行,哪些活动不能进行。特别对难以直接观察的动作,只能通过询问获得的结果进行评估,如患者的大小便控制、个人卫生管理等。

此种方法简单,可以在较少的时间内比较全面地了解患者 ADL 的完成情况,但其准确性不如直接观察法,因此较适用于对患者残疾状况的筛查。

3. 量表法 是采用经过标准化设计、具有统一的内容和评价标准的检查表评定 ADL。这些方法的信度、效度和灵敏度已得到大量研究的证实,具有相当的可靠性,并且各评定者之间的评定结果具有可比性,它是目前临床和科研中最常用的方法。

三、常用评定量表

常用的标准化 BADL 评定为 Barthel 指数;常用的 IADL 评定为功能活动问卷(FAQ)。

1. Barthel 指数 由美国 Mahoney 和 Barthel 于 1965 年设计并应用于临床。Barthel 指数评定简单、可信度高、灵敏度也高,是目前临床应用最广、研究最多的一种日常生活活动能力的评定方法,它可以用来评定治疗前后的功能状况,也可以用于预测治疗效果、住院时间及预后。评定包括进食、洗澡、修饰、穿衣、控制大便、控制小便、用厕所、床椅转移、步行、上下楼梯共 10 项内容(表 3 - 8)。根据是否需要帮助及其帮助程度分为 0 分、5 分、10 分、15分四个等级,总分为 100 分,得分越高,独立性越强,依赖性越小。评分在 60 分以上者为良,生活基本自理;40~60 分者为中度残疾,有功能障碍,生活需要帮助;20~40 分者为重度残疾,生活需要很大帮助;20 分以下者为完全残疾,生活完全依赖。Barthel 指数得分 40 分以上者康复治疗的效益最大。

表 3 - 8 Barthel 指数评分表

ADL 项目	自理	较小帮助	较大帮助	完全依赖
进食	10	5	0	0
洗澡	5	0	0	0
修饰(洗脸、梳头、刷牙、刮脸)	5	0	0	0
穿衣(包括系鞋带等)	10	5	0	0
控制大便	10	5(偶能控制)	0(失禁)	0
控制小便	10	5(偶能控制)	0(失禁)	0
用厕所(包括擦拭、穿衣、冲水)	10	5	0	0
床椅转移	15	10	5	0
平地走 45 m	15	10	5(用轮椅)	0
上下楼梯	10	5	0	0

2. 功能活动问卷(FAQ) FAQ 是 Pfeffer 于 1982 年提出的,1984 年进行了修订。主要用于研究社区老年人独立性和轻症老年痴呆。FAQ 评定分值越高表示障碍程度越重,正常标准为<5 分,≥5 分为异常。FAQ 项目较全面,能较好地反映患者在家庭和社会中的独立程度,故在评定 IADL 时应首选(表 3 - 9)。

表 3-9　功能活动问卷(FAQ)

项目	正常或从未做过但能做（0 分）	困难,但可单独完成或从未做过（1 分）	需要帮助（2 分）	完全依赖他人（3）
1. 每月平衡收支的能力,算账的能力				
2. 工作能力				
3. 能否到商店买衣服、杂货和家庭用品				
4. 有无爱好,会不会下棋和打扑克				
5. 会不会做简单的事,如点炉子、泡茶等				
6. 会不会准备饭菜				
7. 能否了解最近发生的事件(时事)				
8. 能否参与讨论和了解电视、杂志的内容				
9. 能否记住约会时间、家庭节日和吃药时间				
10. 能否拜访邻居、自己乘公共汽车				

四、ADL 评定的注意事项

1. 评定前应耐心说明检查的方法和目的,以取得患者的理解与配合。

2. 评定前须对患者的基本情况如肌力、关节活动范围、平衡能力等有所了解,还应考虑患者生活的社会环境、反应性、依赖性等。

3. 重复进行评定时应尽量在同一条件或环境下进行。

4. 分析评定结果时应考虑有关影响因素,如患者的生活习惯、文化素养、职业、社会环境、评定时的心理状态和合作程度等。

第六节　生存质量评定

一、概述

1. 定义　生存质量(QOL)又称为生活质量、生命质量。按照世界卫生组织生存质量研究组的定义,生存质量是指"不同文化和价值体系中的个体对他们的目标、期望、标准以及所关心的事情有关的生存状况的体验",是一个相对于生命数量(寿命)而言的概念,是一种个体的主观评价。

由于不同的文化背景、不同的理念,因此对生存质量涵义的理解不尽相同,但以下几点得到较为普遍认同:①生存质量是建立在一定的文化价值体系之下的;②生存质量是一个多维概念,包括生理功能、心理功能及社会功能等;③生存质量是评价主观感受,应由被测试者自评。

2. 评定内容　根据世界卫生组织的标准,生存质量的评定至少应该包括六大方面:①躯体功能;②心理功能;③自理能力;④社会关系;⑤生活环境;⑥宗教信仰与精神寄托。每个大方面又包含一些小方面,共有 24 个。

二、常用评定方法

1. 访谈法　通过当面访谈或电话访谈,了解被评定对象的心理特点、行为方式、健康状况、生活水平等。

2. 自我报告　由被评定对象根据自己的健康状况和对生存质量的理解,自己报告对生存质量的评价,自行在评定量表上评分。

3. 观察法　在一定时间内对被评定对象的心理行为或活动、疾病的症状等进行观察,进而判断其综合生存质量。

4. 量表评定法　采用具有较好效度、信度和敏感度的标准化评定量表对被评定对象的生存质量进行综合评定,是目前广为采用的方法。

三、常用评定量表

1. 世界卫生组织生存质量评定量表(WHOQOL-100 量表)　内容涉及生存质量六大方面(躯体功能、心理功能、自理能力、社会关系、生活环境、宗教信仰与精神寄托)的 24 个小方面,每个方面由 4 个条目构成,分别从强度、频度、能力和评价 4 个方面反映了同一特征,共计100 个问题。得分越高,生存质量越好。此量表结构严谨,内容涵盖面广,但测评耗时长,工作量大。为了便于操作,还研制了只有 26 个条目的简表——世界卫生组织生存质量测定量表简表(WHOQOL-BREF)。

2. SF-36 简明健康状况量表(SF-36 量表)　是美国医学结果研究组开发的一个普适性测定量表,由 36 个条目组成,内容包括躯体活动功能、躯体功能对角色功能的影响、躯体疼痛、总的健康状况、活力、社会功能、情绪对角色功能的影响和心理健康等八个领域,SF-36 是目前公认的具有较高信度和效度的普适性生存质量评价量表之一。整个评定耗时 5～10分钟。

3. 健康生存质量表(QWB)　由 Kaplan 于 1967 年提出,内容包括日常生活活动、走动或行动、躯体性功能活动、社会功能活动等方面,比较全面。

4. 疾病影响程度量表(SIP)　包含 12 个方面 136 个问题,内容包括活动能力、独立能力、情绪行为、警觉行为、饮食、睡眠、休息、家务、文娱活动等方面,用以判断伤病对躯体、心理、社会健康造成的影响。

5. 生活满意度量表(LSR)　有 5 个项目的回答,从 7 个判断中选取一个。对生活满意程度分为 7 级,从对表述的完全不同意到完全同意,中间有对各程度轻重不一的判断,用来评价生活的满意程度。

四、生存质量评定在医学中的应用

生存质量评定目前已广泛应用于社会的各个领域,在医学领域中主要应用于以下几个方面:人群健康状况的评估、临床疗法及干预措施的比较、治疗方法的选择、资源利用的效益评价等。在康复医学领域,生存质量评定已广泛应用于脑卒中、脊髓损伤、截肢、糖尿病、高血压病、肿瘤等领域。

第七节 言语功能评定

一、概述

1. 言语与语言的定义 言语和语言是两个不同的概念,二者有区别,又有密切联系。语言是由词汇和语法构成的符号系统,其表现形式包括口语、书面语和姿势语(手势、表情及手法),是人类区别于其他动物的本质之一。言语是语言的主要内容,是人类运用语言的过程,是用声音来进行的口语交流,即人类说话的能力。

2. 语言障碍 语言障碍是指在口语和非口语的过程中,词语的应用出现障碍。表现为在形成语言的各个环节中,如听、说、读、写单独或多个部分受损所导致的交流障碍。代表性的语言障碍为脑卒中和脑外伤所致的失语症。

3. 言语障碍 是指口语形成障碍,包括发音困难或不清,嗓音产生困难、气流中断或言语韵律异常等导致的交流障碍。代表性的言语障碍为构音障碍,临床上多见的是脑卒中、脑外伤、脑瘫等疾病所致的运动性构音障碍。

4. 评定目的 言语功能评定的目的:①了解被评者有无言语功能障碍,并判断其性质、类型、程度及原因;②确定是否需要言语—语言治疗;③为制订治疗方案提供依据;④评定和预测效果等。

二、言语功能评定的方法

(一) 失语症

失语症是指由于脑功能受损,使原来已获得的语言功能丧失或受损的一种语言障碍综合征。患者在意识清醒、无精神障碍以及严重智能低下的前提下,无感觉缺失和发音肌肉瘫痪,能听见声音,但却丧失了对语言信号意义的理解或表达能力,包括对口语的理解和表达困难,对文字的理解和表达困难,阅读和书写困难,还包括其他高级信号活动的障碍,如计算等。常见的病因有脑卒中、颅脑损伤、脑肿瘤、颅内感染等。

1. 分类 迄今为止,失语症尚无统一分类标准。我国学者以 Benson 失语症分类为基础,根据失语症临床特点及病灶部位,结合我国具体情况,制定了汉语的失语症分类标准。失语症的分类如下:

(1) 外侧裂周失语综合征:病灶位于外侧裂周围,有复述困难。这是所有失语症中了解最多、并且得到广泛承认的一大类失语,包括 Broca 失语(又称为运动性失语)、Wernicke 失语(又称感觉性失语)和传导性失语。

(2) 分水岭区失语综合征:病灶位于大脑中动脉与大脑前动脉分布交界区,或大脑中动脉与大脑后动脉分布交界区,其共同特点是复述功能相对较好。包括经皮质运动性失语、经皮质感觉性失语和经皮质混合性失语。

(3) 完全性失语:全部言语模式受到了严重损害,患者几乎没有能力通过言语和书写进行交际,也不能理解口语和书面语。

(4) 命名性失语:以命名障碍为唯一症状或主要症状的失语症,病灶部位多在大脑左半球角回或颞中回后部。口语表达中主要表现为找词困难、缺乏实质性词,空话连篇以致不能表达信息。患者理解正常,复述功能好,口语流利,说话不费力。预后大多数较好。

（5）皮质下失语：包括：①丘脑性失语：音量较小、语调低，可有语音性错语，找词困难，言语扩展能力差，呼名有障碍；②基底节性失语：多表现为非流畅性，语音障碍，呼名轻度障碍。

（6）纯词聋：患者听力正常，口语理解严重障碍，不能辨别和理解口语的意思，不能模仿复述别人的话，听写无法完成。但口语表达正常或仅有轻度障碍，命名、阅读和抄写正常，对非言语声音的理解相对保存。

（7）纯哑症：是单纯的发音障碍，可能为中央前回下部或其下的传出纤维受损所致。患者说话慢、费力、声调较低，语调和发音不正常，但说话时语句的文法结构仍然完整，用词正确，听理解正常。

（8）失读症：患者没有视觉障碍或智能障碍，但对语言文字的阅读能力丧失或减退。与大脑优势半球内侧枕额脑回损害有关。

（9）失写症：指脑损害所引起原有的书写功能受损或丧失，患者不能以书写形式表达思想。与大脑优势半球额叶中部后侧脑回部的运动性书写中枢损害有关，而与运动、言语或理解功能障碍无关。

2. 失语症的言语症状　失语症的表现多种多样，但常见的症状主要有以下几类：

（1）听理解障碍：即患者对听到的言语理解能力降低。包括语音辨析障碍、意义理解障碍和听力记忆广度障碍。

（2）说话费力：表现为说话不流畅、缓慢。同时伴有全身用力，并附加表情、手势姿势等。

（3）找词困难：是指患者在言谈中很难找到或找不到恰当的词语。

（4）错语：是指患者讲出的话不是自己想说的，是一些不正确的替代，是不符合言语习惯和规则的音节、单词或句子。包括语音错语、词义错语和新语。

（5）短语：是指说话非常简短、断断续续和缺少语法结构词。

（6）杂乱语：指语句音韵变化很大，杂乱无章，令人费解。

（7）语法障碍：指患者不能将词按照语法规则有组织地连接在一起，包括失语法和错语法两种。

（8）复述障碍：患者不能准确复述检查者说出的内容。

（9）阅读障碍：包括阅读理解障碍和朗读障碍。阅读理解障碍是指患者不能默读病前熟悉的文字，患者可能朗读正确，但不明其意。朗读障碍是指患者虽不能正确朗读文字，但却理解其意义。

（10）书写障碍等。

3. 评定方法　失语症的评定方法很多，目前常用的有以下几种：

（1）波士顿诊断性失语症检查法（BDAE）：波士顿诊断性失语症检查法是目前英语国家应用较为普遍的一种失语症诊断测验方法。该检查法设计全面，包括语言功能和非语言功能，由 27 个分测验组成，分为 5 个大项目：①会话和自发性言语；②听觉理解；③口语表达；④书面语言理解；⑤书写：它能详细、全面地测出语言各组成部分的功能，既可确定患者失语症严重程度，又可作出失语症分类，还能定量分析患者语言交流水平，并对语言特征进行分析。缺点是检查时间较长（2～3 小时）。

（2）西方失语症成套检查法（WAB）：西方失语症成套检查法是波士顿诊断性失语症检查法缩简版，它克服了波士顿诊断性失语症检查法冗长的缺点，可在 1 小时内完成检查，比较省时，可单独检查口语部分，并能根据结果进行分类。因其内容受语言和文化背景影响较小，稍作修改即可用于我国。

（3）日本失语症检查法（SLTA）：是日本失语症研究会设计完成，由听、说、读、写、计算五个大项目组成，共包括 26 个分测验，按六级评分。在图册检查设计上以多图选一的形式，避免了患者对检查内容的熟悉，使检查更加客观。此法易于操作，对训练有重要的指导作用。

（4）我国的汉语语言功能检测法

1）汉语标准失语症检查法（CRRCAE）：由中国康复研究中心语言治疗科参考日本失语症检查法，结合汉语的语言特点和中国人的文化习惯所制成，也称中国康复研究中心失语症检查法，只适合成人失语症患者。此检查包括两部分内容，第一部分是通过患者回答的 12 个问题了解其言语的一般情况，第二部分包括听理解、复述、说、出声读、阅读理解、抄写、描写、听写和计算 9 个大项目、30 个分测验，采取 6 等级评分标准。

2）汉语失语症成套测验（ABC）：包括自发谈话、复述、命名、理解、阅读、书写、结构与视空间、运用和计算 9 个大项目，并规定了评分标准。1988 年开始用于临床，是国内目前较常用的失语症检查方法之一。

4. 失语症严重程度的评定　采用波士顿诊断性失语症检查法中的失语症严重程度分级来评定（表 3 - 10）。

表 3 - 10　失语症严重程度分级

等级	评定标准
0 级	无有意义的言语或听觉理解能力
1 级	言语交流中有不连续的言语表达，但大部分需要听者去推测、询问和猜测；可交流的信息范围有限，听者在言语交流中感到困难
2 级	在听者的帮助下，可能进行熟悉话题的交谈。但对陌生话题常常不能表达出自己的思想，使患者与检查者都感到进行言语交流有困难
3 级	在仅需少量帮助下或无帮助下，患者可以讨论几乎所有的日常问题。但由于言语和（或）理解能力的减弱，使某些谈话出现困难或不大可能
4 级	言语流利，但可观察到有理解障碍，思想和言语表达尚无明显限制
5 级	有极少的可分辨得出的障碍，患者主观上可能有点困难，但听者不一定能明显觉察到

（二）构音障碍

构音是指将已经组成的词转变成声音的过程，构音障碍是指由于发音器官神经肌肉的器质性病变而引起发音器官的肌肉无力、肌张力异常以及运动不协调等，产生发声、发音、共鸣、韵律等言语运动控制障碍。常表现为发声困难，发音不准、咬字不清，声响、音调及速度、节律等异常和鼻音过重等言语听觉特征的改变。凡能影响发音器官正常发挥功能的疾病均能引起构音障碍，其中最常见的原因是脑卒中。

1. 分类　构音障碍常见以下几种类型。

（1）运动性构音障碍：是指由于神经肌肉病变引起构音器官的运动障碍，表现为发声或构音不清等症状。

（2）器质性构音障碍：是指由于构音器官的形态异常出现构音障碍，最常见的原因是唇腭裂。

（3）功能性构音障碍：是指构音器官无形态异常和运动障碍，患者听力正常，语言发育已达 4 岁以上水平,但部分发音不清晰。原因目前尚不十分清楚,大多病例通过构音训练可以完全治愈。

2. 常用评定方法

(1) 中国康复研究中心制定的构音障碍评定法:包括构音器官检查和构音检查两大方面,通过检查可以判断患者是否存在构音障碍,及其种类和程度,并且推定疾病或损伤的部位,为制定治疗计划提供依据。

1) 构音器官检查:目的是通过检查构音器官的形态及粗大运动,确定构音器官是否存在器质性异常和运动异常。方法是在观察安静状态下构音器官的同时,通过指示或模仿,让患者做粗大运动。

2) 构音检查:是以普通话为标准音结合构音类似运动,对患者的各个言语水平及其异常进行系统评定以发现异常构音。

(2) FrenChay 构音障碍评定法:通过对构音器官的解剖、生理和感觉检查,多方面描述构音的状况。内容包括咳嗽反射、吞咽反射、呼吸、唇、舌、颌、腭、喉、言语、可理解读等 8 个项目 26 个分测验,每项检查的结果可以分成 9 级,并把结果画在总结图上,由此可以清晰地看出哪些功能受损及受损程度。

3. 言语失用症 言语失用症是一种言语运动性疾病。言语肌肉本身无异常,它是由于大脑的损伤而引起的言语肌肉系统不能随意地、有目的地活动而引起的言语障碍。其语音错误包括语音的省略、替代、遗漏、变音、增加和重复,患者大多能意识到自己的发音错误,似乎总在摸索正确的发音位置及顺序。患者有意识说话时出现错误,而无意识的说话反而正确。常见的病因是急性脑血管病、脑肿瘤、颅脑外伤及颅内感染等。

第八节　心肺功能评定

心肺功能评定不仅对于慢性心肺疾病患者的心肺功能评定、康复治疗和判断预后非常重要,而且也是其他许多残疾患者康复评估的重要内容,如高位截瘫、严重的脊柱侧弯及胸椎后凸畸形等均不同程度地影响心肺功能。

一、心脏功能评定

(一) 美国纽约心脏病学会心功能分级(NYHA)

美国纽约心脏病学会 1928 年提出的心功能分级对评价心脏疾病患者的心功能,治疗措施的选择,劳动能力的评定,预后的判断等有实用价值。NYHA 主要是根据患者自觉的活动能力划分为 4 级。

Ⅰ级:活动量不受限制,平时一般活动不引起疲乏、心悸、呼吸困难或心绞痛。

Ⅱ级:体力活动受到轻度的限制,休息时无自觉症状,但平时一般活动下可出现疲乏、心悸、呼吸困难或心绞痛。

Ⅲ级:体力活动明显限制,小于平时一般活动即引起上述的症状。

Ⅳ级:不能从事任何体力活动,休息状态也出现心力衰竭的症状,体力活动后加重。

这种分级方案的优点是简便易行,其缺点是仅凭患者的主观陈述,有时症状与客观检查有很大差距等,鉴于此,1994 年美国心脏病学会(AHA)对 NYHA 的心脏功能分级方案进行了修订,即根据心电图、运动负荷试验、X 线、超声心动图等来评估心脏病变的严重程度,分为

A、B、C、D 4 级。

A 级：无心血管病的客观证据。

B 级：有轻度心血管病的客观证据。

C 级：有中度心血管病的客观证据。

D 级：有重度心血管病的客观证据。

（二）心电运动试验

心电运动试验是以心电图为主要测试手段，通过逐步增加运动负荷，借助试验前、中、后心电图、症状和体征的变化来判断心肺功能的试验方法。

心电运动试验的目的：①可以作为诊断冠心病、判断冠状动脉病变程度及预后的依据；②评定心功能和体力活动能力以及残疾程度；③鉴定心律失常；④鉴定呼吸困难或胸闷的性质；⑤确定患者参加运动的危险性；⑥为制定运动处方提供依据；⑦评定康复治疗的效果。

1. 心电运动试验方法

（1）运动方式

1）活动平板：是装有电动传送带的运动装置，患者在其上进行步行或跑步，速度和坡度可调节。优点为接近日常活动生理，可以逐步增加负荷量。所得到的各种坡度、速度时的心血管反应可以直接用于指导患者的步行锻炼。在运动中可以连续监测心电改变。

2）踏车运动：受试者坐在机械的或电动的功率自行车上进行踏车运动，通过增加蹬车的阻力加大运动负荷。与活动平板相比，具有无噪音，记录血压和心电图较好等优点。缺点是对于体力较好的人如运动员，往往不能达到最大心脏负荷，此外，运动时受试者易因意志而中止运动，一些老年人或不会骑车者比较难以完成。

3）简易运动试验：让患者在平地尽力快速行走或跑 6 分钟，计算行走的距离，行走的距离越长说明体力活动能力越好。也可以固定距离，如行走 20 m、30 m，计算所用的时间。此试验只是为了判断体力活动能力的变化，对诊断意义不大。

（2）试验方案：运动试验的方案是指运动试验负荷分级及操作方案。

1）选择方案的原则：①根据试验目的选择合适的方案；②运动的起始负荷必须低于患者的最大承受能力；③每级运动负荷最好持续 2～3 分钟，以达到心血管稳定状态；④受试者试验时的运动时间最好在 6～12 分钟。

2）活动平板的运动方案：有 Bruce 方案和 Balke 方案等。①Bruce 方案应用最广泛，通过同时增加速度和坡度来增加负荷，最高级别负荷量大，一般人均不会超过其最大级别。该方案的主要缺点是运动负荷增加不规则，起始负荷较大（4～5 METs），同时运动增量也较大，一般在 2.5～3 METs。因此，老年人和体力差的患者常不能耐受，从而难以完成试验。②Balke 方案是保持速度不变（5.47 km/h），只靠增加坡度来增加运动负荷，因此患者比较容易适应，心肌梗死的早期、心力衰竭或体力活动能力较差的患者做运动试验时可采用此方案。

3）踏车运动方案：常采用的方案是初始负荷为 25 W，每 2～3 分钟增加 25 W 或 12.5 W，自行车转速保持在 50～60 转/分。试验中实时监测患者的心率、血压、心电图及耗氧量。

（3）注意事项

1）试验前要用最通俗扼要的方式向患者介绍心电运动试验方法，争取患者合作；

2）室内温度最好为 22 ℃左右，湿度小于 60%；

3）试验前 2 小时禁止吸烟、饮酒，非饱餐或空腹，一般于饭后 2 小时左右进行试验；

4）试验前停用影响试验结果的药物，包括洋地黄制剂、双嘧达莫、硝酸甘油、咖啡因、麻

黄碱、普鲁卡因胺、奎尼丁、血管紧张素转换酶抑制剂、钙拮抗剂、普萘洛尔、酚噻臻类等;

5) 感冒或其他病毒、细菌性感染后 1 周内不宜参加试验;

6) 试验前 1 天内不参加重体力活动,试验前适当休息(30 分钟)。

(4) 运动终点:症状限制运动试验的运动终点是出现心肌缺血或不良的症状、心电图异常、血压异常、运动诱发严重心律失常。此外,出现仪器故障也应该作为试验的终止指标。具体标准为:

1) 出现胸痛、胸闷、极度疲劳、呼吸困难、心悸、头晕等症状;

2) 出冷汗、面色苍白、发绀、步态不稳、意识不清等体征;

3) 出现严重心律失常,有意义的心电图偏移,房室或室内传导阻滞等心电图改变;

4) 收缩压达 225 mmHg 或以上,舒张压较休息时升高 20 mmHg 以上;

5) 血压不升或下降 10 mmHg 以上;

6) 被检人不愿继续进行试验。

(5) 运动试验的适应证和禁忌证

1) 适应证:患者神志清晰,病情稳定,主动配合检查,无四肢活动障碍影响步行或踏车者,均可以进行运动试验。

2) 禁忌证:病情不稳定的患者均属于禁忌证。一般认为可以把禁忌证分为绝对禁忌证和相对禁忌证。

绝对禁忌证:未控制的心力衰竭或急性心衰、严重的左心功能障碍、不稳定型心绞痛、增剧型心绞痛、近期心肌梗死后非稳定期、严重心律失常(室性或室上性心动过速、多源性室早、快速型房颤、Ⅲ度房室传导阻滞等)、急性心包炎、心肌炎和心内膜炎,未控制的严重高血压、急性肺动脉栓塞或梗死或肺水肿、全身急性炎症、传染病和下肢功能障碍等,确诊或怀疑主动脉瘤、严重主动脉瓣狭窄、血栓性脉管炎或心脏血栓形成、精神疾病发作期或严重神经官能症。

相对禁忌证:严重高血压(收缩压高于 200 mmHg 或舒张压高于 120 mmHg)、明显心动过速或过缓、高度房室传导阻滞及高度窦房阻滞、中度瓣膜病变和心肌病、严重冠状动脉左主干狭窄或类似病变、严重贫血、严重肝肾疾病、未能控制的糖尿病和甲亢、明显的电解质紊乱等。

2. 运动试验结果及意义

(1) 心率:正常人运动负荷每增加 1MET,心率增加 8～12 次/分。心率异常反应有过快和过慢两类。心率过慢见于窦房结功能减退、严重左心室功能不全和严重多支血管病变的冠心病患者。心动过速分为窦性心动过速和异位心动过速,运动中窦性心率增加过快,提示体力活动能力较差;异位心动过速主要为室上性或房性心动过速,少数为室性心动过速,提示应限制患者体力活动。

(2) 血压:正常运动时收缩压应随运动负荷的增加而逐渐升高,运动负荷每增加 1MET,收缩压相应增高 5～12 mmHg,舒张压一般无显著变化,250 mmHg/120 mmHg 为上限。异常反应:运动中收缩压不升或升高不超过 130 mmHg,或血压下降,甚至低于安静水平,提示心脏收缩功能储备力很小。运动中收缩压越高,发生心源性猝死的几率反而越低。若运动中舒张压明显升高,比安静水平高 15 mmHg 以上,甚至超过 120 mmHg,说明总外周阻力明显升高,提示冠状血管储备力接近或达到极限,常见于严重冠心病。

(3) 每搏量和心排血量:运动时每搏量逐步增加,心排血量也逐渐增大,最高可达安静时的两倍左右。但达到 40%～50%最大摄氧量时,每搏量不再增加,此后心排血量增加主要依靠心率加快。心排血量最大值可达安静时的 4～5 倍。

(4)心率—收缩压乘积:代表心肌耗氧的相对水平,其数值一般用 10^{-2} 表达。运动中心率—收缩压乘积越高,说明冠状血管储备越好,心率—收缩压乘积越低提示病情严重。康复训练后,心率—收缩压乘积提高提示冠状动脉侧支循环生成增加,冠状动脉的储备力提高。

(5)心电图 ST 段改变:正常 ST 段应该始终保持在基线。运动中 ST 段出现明显偏移为异常反应,包括 ST 段上抬和下移。①ST 段上抬:有 Q 波的 ST 上抬提示室壁瘤或室壁运动障碍,可见于 50%的前壁和 15%的下壁心肌梗死患者;无 Q 波的 ST 上抬提示严重的近端冠状动脉病变或痉挛,和严重的穿壁性心肌缺血。②ST 段"正常化"是指安静时有 ST 段下移,在运动中反而下移程度减轻,甚至消失,见于严重冠心病患者或正常人。

(6)心脏传导障碍:①预激综合征:如在运动中消失,预后较好(约占 50%)。②束支传导阻滞:运动可诱发频率依赖性左、右束支传导阻滞以及双束支传导阻滞。若在心率低于 125 次/分时发生可能与冠心病有关;心率高于 125 次/分时发生的病理意义不大。心室内传导阻滞可见于运动前,运动中可加重也可能消失。③窦性停搏:若见于运动后即刻,多为严重缺血性心脏病患者。

(7)运动性心律失常:运动性心律失常的原因与交感神经兴奋性增高和心肌需氧量增加有关,心肌缺血也可诱发心律失常。室性期前收缩是运动中最常见的心律失常,其次是室上性心律失常和并行心律。

(8)症状:正常人在亚极量运动试验中应无症状,极量运动试验时可有疲劳、下肢无力、气急,可伴有轻度眩晕、恶心和皮肤湿冷。胸痛、发绀、极度呼吸困难发生在任何时期均属异常。运动中胸痛如果符合典型心绞痛表现,可作为诊断冠心病的重要指征。

(9)药物影响:很多药物对心电运动试验的结果有影响,分析结果时应充分考虑。

(10)阳性评定标准:符合下列条件之一可以评为阳性:①运动诱发典型心绞痛。②运动中及运动后(2 分钟内),以 R 波为主的导联出现下垂型、水平型、缓慢上斜型(J 点后 0.08 秒)的波形,ST 段下移≥0.1 mV,并持续 2 分钟以上。如果运动前有 ST 段下移,则在此基础上再增加上述数值。③运动中收缩压下降(低于安静水平)。

二、呼吸功能和气体代谢功能评定

呼吸是肺的主要功能,呼吸功能包括通气功能和换气功能(气体代谢)两个基本部分。对呼吸功能的评定包括主观症状和客观检查两大类。

(一)主观症状

根据患者有无出现气短、气促症状为标准,将呼吸功能分成六级:

0 级:虽存在不同程度的呼吸功能减退,但活动如常人。日常生活能力不受影响,和常人一样,并不过早出现气短、气促。

1 级:从事一般劳动时出现气短,但常人尚未出现气短。

2 级:平地步行不气短,速度较快或登楼、上坡时,同行的同龄健康人不感到气短而自己有气短。

3 级:慢走不及百步感到气短。

4 级:讲话或穿衣等轻微动作时有气短。

5 级:安静时也有气短,无法平卧。

（二）客观检查

1. 肺容量

（1）潮气量（TV）：平静呼吸时一次吸入或呼出的气量。正常 400～600 ml。运动时潮气量增加。限制性肺疾病呼吸浅快,潮气量减少;阻塞性肺疾病呼吸深慢,潮气量增加。

（2）补吸气量（IRV）：平静吸气后再尽力吸气所增加的吸气量。正常 1 500～2 000 ml,是代表最大通气潜力的指标。胸腔积液、气胸、胸膜粘连、胸廓畸形等可使补吸气量降低。

（3）补呼气量（ERV）：平静呼气后再尽力呼气所能增加的呼出气量。正常成人为 900～1 200 ml。阻塞性通气功能障碍患者补呼气量减少。

（4）残气量（RV）：是指补呼气后,肺内不能呼出的残留气量。正常成人为 1 000～1 500 ml。临床上常将残气量和肺总量的百分比（RV/TLC%）结合分析,残气量/肺总量的比值正常为 20%～35%,此比值随年龄增长而增大。残气量和残气量/肺总量比值增大表明肺组织过度膨胀,其最常见的原因为肺气肿。通常认为残气量/肺总量比值增至 40%～50% 为轻度肺气肿,50%～60% 为中度肺气肿,60% 以上为重度肺气肿。除肺气肿外,支气管部分阻塞也可使残气量增大。

（5）肺活量（VC）：是指深吸气后最大呼气所能呼出的气量,是潮气量、补呼气量、补吸气量之和。正常成人平均男性为 3 500 ml,女性为 2 500 ml。肺活量与性别、年龄、体表面积、胸廓结构、呼吸肌强度、职业和体力锻炼等因素有关,个体差异较大。临床判断时常用实测值占预计值的百分比作为衡量指标。肺活量是反映通气功能的基本指标,也是鉴别通气功能障碍的一项重要内容,阻塞性通气功能障碍,肺活量可正常或轻度降低,而限制性通气功能障碍则明显降低。

（6）肺总量（TLC）：是指深吸气后肺内所含有的总气量,是肺活量和残气量之和。正常成人平均男性为 5 000 ml,女性为 3 500 ml。其值因性别、年龄、身材大小、运动锻炼情况和体位而异。肺总量增加见于阻塞性肺疾病,如肺气肿、支气管哮喘等。肺总量减少见于肺或胸廓的限制性疾患,如弥漫性肺间质纤维化、肺组织受压、神经肌肉疾患等。

2. 通气量　常用指标有最大通气量（MVV）和用力肺活量（FVC）。

（1）最大通气量：是指单位时间内以最大努力进行深快呼吸所得的通气量,通常以每分钟计算。正常人最大通气量应大于预计值的 80% 以上。它反映单位时间内充分发挥全部通气能力所能达到的通气量,是估计一个人能进行多大运动量的一个生理指标。

最大通气量减少见于:①胸廓活动障碍,如强直性脊椎炎;②呼吸肌力量减弱或丧失,如脊髓炎和重症肌无力等;③气道阻力增加,如支气管哮喘、阻塞性肺气肿等;④肺组织变硬或活动受限,如肺间质纤维化和大量胸腔积液等。

（2）用力肺活量：又称时间肺活量,是深吸气至肺总量后,用力、快速度呼出所能呼出的全部气量,主要测定气道阻塞及呼吸肌力和协调性。最常用的是第一秒的呼气量及其与呼气总量的百分比。正常人第 1、2、3 秒用力肺活量分别为 83%、96%、99%。若第 1 秒呼气量低于 70%（老年人低于 60%）说明有气道阻塞,常见于肺气肿、支气管哮喘等。

3. 有氧代谢能力的评定　反映有氧代谢能力的最常用的指标为最大吸氧量（VOmax）。最大吸氧量是指人体在运动时所能摄取的最大氧量,是临床上综合反映心肺功能状态和体力活动能力的最好生理指标。其数值的大小取决于心输出量、动静脉氧分压差、氧弥散能力和肺通气量。

最大吸氧量测定是在运动试验中用检测仪记录呼出气量及样本中的 O_2 含量,计算出每个不同的运动阶段每分钟的吸氧量,直到极量运动(患者主观感觉精疲力竭,不能继续进行运动)。

最大吸氧量是最大运动时氧输送和利用的最高值,正常人最大吸氧量随年龄不同而变化,20~30 岁以上的成年人,最大吸氧量随年龄的增长以(0.7%~1.0%)/年的速率减低,适当康复锻炼可以延缓其衰退。最大吸氧量可以用于指导运动康复:健康人采用 60%~80%最大吸氧量的运动强度进行锻炼效果最理想,超过 80%最大吸氧量的运动不仅效果不佳,而且对心脏储备能力差的人有一定的危险;老年人和心脏病患者应该用低于 50%最大吸氧量的运动强度进行康复训练较为安全。

4. 代谢当量的测定 代谢当量(MET)是以安静、坐位时的能量消耗为基础,表达各种活动时相对能量代谢水平的常用指标。lMET 相当于 $VO_2ma×3.5\ ml/(kg·min)$。其意义在于:

(1)判断体力活动能力和预后。关键的最高 METs 值为:

<5 METs,65 岁以下的患者预后不良;

5 METs,日常生活受限,相当于急性心肌梗死恢复期的功能储备;

10 METs,正常健康水平,药物治疗预后与其他手术或介入治疗效果相当;

13 METs,即使运动试验异常,预后仍然良好;

18 METs,有氧运动员水平;

22 METs,高水平运动员。

(2)判断心功能及相应的活动水平:见表 3-11。

表 3-11　各种心功能状态时的 METs 及可以进行的活动

心功能	METs	可以进行的活动
Ⅰ级	≥7	携带 10.90 kg(24 磅)重物连续上 8 级台阶 携带 36.32 kg(80 磅)重物进行铲雪、滑雪 打篮球、回力球、手球或踢足球 慢跑或走(速度为 8.045 km/h)
Ⅱ级	≥5,<7	携带 10.90 kg(24 磅)以下的重物上 8 级台阶 性生活 养花种草类型的工作 步行(速度为 6.436 km/h)
Ⅲ级	≥2,<5	徒手走下 8 级台阶 可以自己淋浴、换床单、拖地、擦窗 步行(速度为 4.023 km/h) 打保龄球、连续穿衣
Ⅳ级	<2	不能进行上述活动

(3)用于表示运动强度和制定运动处方:METs 的大小可以反映运动的强度,此外 METs 与能量消耗直接相关,所以在需要控制能量摄取与消耗比例的情况下(例如糖尿病和肥胖症的康复),采用 METs 是最佳选择。METs 是能量消耗的相对值,可以通过热能进行换算:

$$热能＝METs×3.5×kg\ 体重÷200$$

在计算上可以先确定每周的能耗总量(运动总量)以及运动训练次数,将每周总量分解为每天总量,然后确定运动强度,查表选择适当的活动方式,并将全天 METs 总量分解到各项活动中,形成运动处方。

第九节　认知功能评定

一、概述

认知是人们认识和知晓事物过程的总称,即知识的获得、组织和应用的过程,是大脑加工、处理和操作信息的能力。认知包括感知、学习、记忆、理解、思考等过程。引起认知障碍的常见原因为脑外伤、脑卒中等。

认知功能评定的目的:①了解脑损伤的部位、性质、范围和对心理功能的影响;②了解脑损伤后,有哪些行为改变和功能障碍;③为制定治疗和康复计划、评估疗效、评估脑功能状况和能力鉴定等提供帮助。

二、认知功能评定

1. **意识障碍评定**　意识状态反映了大脑的功能状态,常用格拉斯哥(Glasgow)昏迷评分法评价测试(表 3-12),该评分法从睁眼、言语和运动三个方面分别订出具体评分标准,以三者的积分表示意识障碍程度。最高为 15 分,表示意识清醒;8 分以下为昏迷,最低为 3 分。

表 3-12　格拉斯哥(Glasgow)昏迷评分法

项目	标准	评分
睁眼反应	能自动睁眼	4
	呼之能睁眼	3
	刺痛能睁眼	2
	不能睁眼	1
言语反应	回答正确	5
	回答错误	4
	胡言乱语,不能对答	3
	仅能发音,无语言	2
	不能发音	1
运动反应	能按吩咐完成动作	6
	刺痛时能指出部位	5
	刺痛时肢体能回缩	4
	刺痛时双上肢呈过度屈曲	3
	刺痛时四肢呈过度伸展	2
	对刺痛无任何运动反应	1

2. **认知功能筛查量表**　简明精神状态检查量表(MMSE)作为认知障碍的筛查量表,应

用范围较广,还可用于社区人群中痴呆的筛选(表3-13)。

表3-13　简明精神状态检查量表(MMSE)

项目	分数	
(1) 今年是哪个年份?	1	0
(2) 现在是什么季节?	1	0
(3) 今天是几号?	1	0
(4) 今天是星期几?	1	0
(5) 现在是几月份?	1	0
(6) 你现在在哪一省(市)?	1	0
(7) 你现在在哪一县(区)?	1	0
(8) 你现在在哪一乡(镇、街道)?	1	0
(9) 你现在在几楼?	1	0
(10) 这里是什么地方?	1	0
(11) 复述:皮球	1	0
(12) 复述:国旗	1	0
(13) 复述:树木	1	0
(14) 计算:100-7=	1	0
(15) 计算:93-7=	1	0
(16) 计算:86-7=	1	0
(17) 计算:79-7=	1	0
(18) 计算:72-7=	1	0
(15) 辨认:铅笔	1	0
(26) 回忆:皮球	1	0
(27) 回忆:树木	1	0
(28) 回忆:国旗	1	0
(29) 辨认:手表	1	0
(30) 按样画图	1	0

注:①计算方法:正确回答或完成一项计1分,错误为0分,30项的得分相加即为总分。

②分级标准:正常与异常的分界值与受教育程度有关:文盲(未受教育)组17分,小学(受教育年限≤6年)组20分,中学或以上(受教育年限>6年)组24分;分界值以下为有认知功能障碍,以上为正常。

三、记忆力评定

记忆是人脑对过去经历过的事物的一种反映,记忆的过程主要由编码、储存、提取三个部分组成。按提取内容的时间长短,可分为长时记忆、短时记忆和瞬时记忆三种。脑损伤、情绪及人格障碍患者常出现记忆功能障碍。记忆力评定主要是应用各种记忆量表。

1. 韦氏记忆量表　韦氏记忆量表(WMS)是应用较广的成套记忆测验,可用于7岁以上儿童及成人。由龚耀先等再次修订的中国的标准化量表,共计10项分测验。本量表是临床上实用的客观检查方法,有助于鉴别器质性和功能性记忆障碍(表 3-14)。

表 3-14 韦氏记忆量表测试内容和评分方法

测试项目	内容	评分方法
A. 经历	5 个与个人经历有关的问题	每回答正确一题记 1 分,最高得分为 5 分
B. 定向	5 个有关时间和空间的问题	同上
C. 数字顺序关系		
(A) 顺数从 1 到 100	限时记错、漏或退数次数	分别按记分公式算出原始分 同(A)
(B) 倒数从 100 到 1	同(A)	同(A)
(C) 累加从 1 起每次加 3,至 49 为止	同(A)	同(A)
D. 再认	每套识记卡片有 8 项内容,呈现给受试者 30 秒后,让受试者再认	根据受试者再认内容与呈现内容的相关性,分别记 2、1、0 分或−1 分,最高得分为 16 分
E. 图片回忆	每套图片有 20 项内容,呈现 1 分 30 秒后,要求受试者说出呈现内容	正确回忆得 1 分,错误扣 1 分,最高得分为 20 分
F. 视觉提取	每套图片有 3 张,每张有 1～2 个图形,呈现 10 秒后让受试者画出来	按所画图形的准确度计分,最高得分为 14 分
G. 联想学习	每套卡片各有 10 对词,读给受试者听,每组呈现 2 秒后停 5 秒,再读每对词的前一词,要求说出后一词	5 秒内正确回答一词记 1 分,联想中有困难和容易两种,三遍测试的内容联想分相加后除以 2,与困难联想分之和即为测验总分,最高得分为 20 分
H. 触觉记忆	使用一副槽板,上有 9 个图形,让受试者蒙眼,分别用利手、非利手和双手将 3 个木块放入相应的槽中,再睁眼,将各木块的图形及其位置 默画出来	计时并记录正确回忆和位置的数目,根据公式推算出测验原始分
I. 逻辑记忆	3 个故事分别包含 14 个、20 个和 30 个内容,将故事讲给受试者听,同时让其看着卡片上的故事,读完后要求其复述	回忆每一内容记 0.5 分,最高得分为 25 分和 17 分
J. 背诵数目	要求顺背 3～9 位数,倒背 2～8 位数	以能背诵的最高位数为准,最高得分分别为 9 分和 11 分,共计 20 分

注:评分将 10 个分测验的原始分数分别查原始分数等值量表分表转换为量表分,相加即为全量表分。将全量表分按年龄组查全量表分的等值 MQ 表,可得到受试者的记忆商数(MQ)。

以上量表中,测试 A～C 用于测长时记忆,测试 D～I 用于测短时记忆,J 用于测瞬时记忆。MQ 表示记忆的总水平。

2. Rivermead 行为记忆能力评定 用于评定每日生活中的记忆能力,实用的检查有 11 项(表 3-15)。

表 3－15　Rivermead 行为记忆能力评定表

检查项目	操作方法	评分标准
1. 记住姓和名	让患者看一张人像照片,告知他照片上人的姓和名。延迟一段时间后再让他回答照片上人的姓和名,延迟期间让他看一些其他东西,可先让患者跟着复述一遍人名,确认其注意力集中且记住了之后再开始	姓和名均答对得 2 分,仅答出姓或名得 1 分,姓或名均未答对为 0 分
2. 记住藏起的物品	向患者借一些属于他个人的梳子、铅笔等不贵重的物品,当着他的面藏在抽屉或柜橱内,然后让他做些与此无关的活动,结束前问患者上述物品放于何处	正确指出所藏的地点得 1 分,否则为 0 分
3. 记住预约的申请	告诉患者,医生将闹钟定于 20 分钟后闹响,让他听到闹钟响时提出一次预约的申请,如向医生问"您能告诉我什么时候再来就诊吗?"	钟响当时能正确提出问题得 1 分,否则得 0 分
4. 记住一段短的路线	让患者看着医生拿一信封在屋内走一条分 5 段的路线:椅子→门→窗前→书桌,并在书桌上放下信封→椅子→书桌,从书桌上拿信封放到患者前面。让患者照样做。提前告知患者需关注的重点,在做的过程中不再给予提示	5 段全记住得 1 分;否则得 0 分
5. 延迟后记住一段短路线	方法同 4,但不立刻让患者重复,而是延迟一段时间再让他重复,延迟期间和他谈一些其他的事	全记住得 1 分;否则得 0 分
6. 记住一项任务	观察 4 中放信封的地点是否正确	立即和延迟后得 1 分;否则得 0 分
7. 学一种新技能	找一个可设定时间、月、日的计算器或大一些的电子表,让患者学习确定月、日、时和分(操作顺序可依所用工具的要求而定)。让患者尝试 3 次	3 次内成功得 1 分;否则得 0 分
8. 定向	问患者以下问题:①今年是哪一年?②本月是几月?③今天是星期几?④今日是本月的几号?⑤我们现在哪里?⑥我们现在哪个城市?⑦您多大年纪?⑧您哪年出生?⑨谁是现任总理?⑩谁是现任国家主席?	①②③④⑤⑥⑦全对得 1 分;否则得 0 分
9. 日期	问 8 中的第④题时记下错、对	正确得 1 分;错误为 0 分
10. 辨认面孔	让患者看一些面部照片,每张看 5 秒,一共看 5 张。然后逐张问他照片中的人物是男性还是女性,是不到 40 岁还是 40 岁以上。然后给他 10 张面部照片,其中有 5 张是刚看过的,让他挑出来	全对得 1 分;否则得 0 分
11. 辨认图画	让患者看 10 张用线条绘制的物体画,每次一张,每张看 5 秒,让他说出每张图中的物体的名字。在延迟后让患者从 20 张图画中找出刚看过的 10 张	全对得 1 分;否则得 0 分

注:以上 11 题除第 1 题最高得分为 2 分外,其余最高得分均为 1 分,满分为 12 分。正常人总分为 9～12 分,平均 10.12 分,标准差为 1.16;脑损伤时至少有 3 项不能完成,总分 0～9 分,平均 3.76 分,标准差为 2.84。对脑损伤患者最难的题目是第 1、2、3、10 题,对第 2 题尤感困难。

四、注意力评定

常用的注意力评定包括数字顺背和倒背测验、Stroop 字色干扰任务测验、日常生活注意力测验等。

1. 数字顺背和倒背测验 这是一个非常简单的测试方法,内容分为顺背和倒背。评估者按测评表中的数字,以每秒读一个数字的速度读,然后嘱受试者重复说出来。成年人一般能顺背 6~8 位,倒背 4~5 位为正常。

2. Stroop 字色干扰任务测验 常用于评定选择性注意,分为 3 个部分,第一部分是单纯颜色字的阅读,第二部分是对颜色命名,第三部分是字与颜色的干扰测试,Stroop 效应就明显地出现在第三部分。

3. 日常生活注意力测验 这是唯一有正常参考值的注意力测验,该测试将日常活动作为测试项目,可以评定受试者选择注意、持续注意、分别注意、转移注意等四种不同类型的注意力。

五、知觉功能评定

知觉是人脑对直接作用于感觉器官的客观事物整体属性的综合反应。知觉障碍是指在感觉输入系统完整的情况下,大脑对感觉刺激的认识和鉴别障碍,常见的表现为失认症和失用症。

(一)失认症

是指因脑损伤致患者在没有感觉功能障碍、意识不清、智力障碍、注意力不集中的情况下,不能通过感觉辨认身体部位和熟悉物体的临床症状。在失认症中发病率最高的为单侧忽略、疾病失认和 Gerstman 综合征。

单侧忽略也称半侧空间失认,患者不能整合和利用来自身体或环境一侧的知觉,多见右脑损伤后,左侧忽略。常用的评定方法:①删除试验:在纸上印几行字母或数字,然后让患者删去某个特定字母或数字,若一侧有明显遗漏即为阳性。②绘画试验:让患者模仿画人、画花、画房子等,若绘画缺少一半或明显偏歪、扭曲等为阳性。③二等分试验:让患者将 20 cm 长的直线进行二等分,若中点向右偏 1 cm 以上可考虑为阳性。④拼板试验:让患者拼人形拼板,若一侧遗漏即为阳性。⑤阅读试验:让患者阅读一段文字,若遗漏一侧字即为阳性。

疾病失认和 Gerstman 综合征主要依据临床表现和医师检查发现做出评定。

(二)失用症

又称运用障碍,是脑损伤后,在运动、感觉和反射均无障碍的情况下,不能按命令完成原先学会的动作。在失用症中,发病率高的为结构性失用、运动性失用和穿衣失用。

1. 结构性失用症 是一种主要涉及空间关系的结构性活动障碍,如排列、建筑和绘画,患者对各个构成部分及其相互位置关系均有认识,但在构成完整体时失去空间综合分析能力。常用评定方法:①搭积木试验:检查者用积木搭成几种简单的图形,让患者仿制,不能完成者为阳性。②用火柴棒拼图:检查者用火柴棒拼成各种图形,让患者仿制,不能完成者为阳性。③画空心十字:给患者纸和笔,让其照着"十"字画一个空心的图形,不能完成者为阳性。

2. 运动性失用症 患者能理解某项活动的概念和目的,但不能付之行动,不能完成精细动作,有时能做一些粗大运动但动作笨拙。评定方法:①上肢失用:观察上肢活动,如让患者扣纽扣、穿针、用钥匙开门等,不能完成者为阳性。②口颜面失用:观察口腔器官活动,如让患者舔唇、伸舌、卷舌、洗脸刷牙等,不能完成者为阳性。

3. 穿衣失用症 患者不能正确穿脱衣裤。评定方法:观察患者自己穿衣,如对衣服的正反或左右不分,即为阳性。让患者给玩具娃娃穿衣,不正确者为阳性。

第十节　心理功能评定

一、概述

1. 定义　心理功能评定是指利用心理学理论和技术对人的各种心理特征进行量化概括,检查患者是否有心理功能障碍以及表现在哪些方面。

2. 心理功能评定目的　①了解患者心理功能有无异常,明确心理异常的范围、性质、程度,为制定心理康复计划提供依据。②对康复效果进行评价预测,为修改康复计划提供依据。③为重返社会做准备,通过心理评定了解患者的潜在能力,对患者重返社会提供指导依据。

3. 心理功能评定方法　心理功能评定可以通过观察法、心理学测验,还可根据患者及其家庭的生活经历来进行推断,获取患者目前的心理状况。常用的几种心理测验方法为:智力测验、人格测验、情绪测验。

二、常用的心理功能测验方法

(一)智力测验

智力也称智能,是指人认识和改造客观事物的各种能力,如观察力、注意力、记忆力、思维能力和想象能力等,其核心成分是抽象思维能力和创造性解决问题的能力。

智力测验是一种通过测验的方式来衡量个体智力水平高低的科学方法,是最常用的心理测验手段之一,通常用智力商数(简称智商,IQ)表示智力水平的高低。评定方法多用韦克斯勒智力量表(简称韦氏智力量表)。在我国,韦氏智力量表包括修订韦氏成人智力量表(WAIS-RC),适用于 16 岁以上的成人;修订韦氏儿童智力量表(WAIS-R),适用于 6 岁半～16 岁儿童;修订韦氏幼儿智力量表(C-WYCSI),适用于 4 岁～6 岁半儿童。

WAIS-RC 包括言语量表和操作量表两部分,共 11 个分测验,各分测验项目、内容和所测能力见表 3 - 16。

表 3 - 16　WAIS-RC 测验项目和内容

测验项目和内容	所测能力
言语测验	
知识测验:29 题,包括历史、天文、地理、文学、自然等	可测试知识、兴趣范围和长时记忆等能力
领悟测验:14 题,包括有关社会价值观念、社会习俗等	可测试对社会的适应程度,尤其是对伦理道德的判断能力
算术测验:14 道心算题	可测量对数的概念和操作(加、减、乘、除)能力,注意力及解决问题的能力
相似性测验:有 13 对词,念给患者听,要求其说出每对词的相似性	可测试抽象和概括能力

测验项目和内容	所测能力
背数测验：分顺序背数 3～12 位数，和倒背数 2～10 位数	可测试瞬时记忆和注意力
词汇测验：念 40 个词汇给患者听，要求其在词汇表上指出并	可测词语理解和表达词义的能力
操作测验	
数字符号：数字 1～9 各配一符号，要求患者给测验表上 90 无顺序的数字配上相应的符号,限时 90 秒	可测学习联想的能力、视觉—运动的精细动作、持久能力和操作速度
填图测验：21 个图画，每一幅都缺一个要点，有的显而易见，有的较难发现。要求指出所缺部位及其名称	可测视觉辨认能力、对组成物件要素的认识能力及扫视后迅速抓住缺点的能力
积木图案：用 9 块有色的立方体木块复制平面图案，共 7 个	可测试辨认空间关系的能力、视觉分析综合能力
图片排列：把说明一个故事的一组图片打乱顺序后给患者看，要求其摆成应有的顺序，共 8 组	测量逻辑联想、部分与整体关系的观念及思维灵活性
拼物测验：将一物的碎片复原，共 4 个	测试想象力、抓住事物线索的能力、手—眼协调能力

评定者可根据相应量表,将量表得分换成言语智商、操作智商和总智商。总智商反映总智力水平,可了解被试者总的智力实际值大约在什么范围；言语智商代表言语智力,基本代表言语理解能力；操作智商代表操作智力。智商与智力等级关系见表 3 - 17,但智商与文化教育程度相关,不等同于社会适应能力。

表 3 - 17　智商的理论分级和百分数

智商	智力分级	百分数
＞130	极超常	2.2
120～129	超常	6.7
100～119	高于平常	16.1
90～109	平常	50.0
80～89	低于平常	16.1
70～79	临界	6.7
＜69	智力缺损	2.2

（二）人格测验

人格又称个性,是一个人与其他人相区别的稳定的特质或特征。人格测验是对人格特点的揭示和描述,即测量个体在一定情境下经常表现出来的典型行为和情感反应,通常包括气质或性格类型的特点、情绪状态、人际关系、动机、兴趣和态度等内容。人格测验的方法有很多,最常用的为问卷法（也称自陈量表法）和投射法。问卷法有艾森克人格问卷（EPQ）、明尼苏达多相人格测验调查表和卡特尔人格问卷等,投射法有洛夏墨迹测验和文字联想测验等。

艾森克人格问卷（EPQ）是由英国心理学家 Eysenck 研究神经官能症时编成的，是临床上常用的人格测量工具，分为儿童版（适用于 7～15 岁儿童）和成人版（适用于 16 岁以上成人）。原量表有 101 题，我国修订为 88 题，分 4 个量表，要求受试者看到题目后按照最初的想法回答"是"或"否"，然后由评定者对其评分，再根据被试者年龄、性别，可诊断出被试者的人格倾向（表 3-18）。

表 3-18　EPQ 的 4 个量表及评定说明

量表名称	检测目的	结果说明
E 量表（共 21 条）	内向与外向	高分：性格外向，爱交际，易冲动，喜欢刺激和冒险
		低分：性格内向，安静离群，不易冲动，不喜欢冒险
N 量表（共 24 条）	神经质	高分：焦虑，紧张，抑郁，有强烈的情绪反应
		低分：情绪反应慢、弱、平静、不紧张，有节制
P 量表（共 23 条）	精神质	高分：倾向独身，不关心他人，难以适应环境，对人施敌意
		低分：对人友善、合作，适应环境
L 量表（共 20 条）	测谎分值	高分：有掩饰，或较老练成熟
		低分：掩饰倾向低，纯朴

（三）情绪测验

情绪是人对客观事物所持态度在内心产生的体验，有快乐、悲哀、焦虑、抑郁、恐惧等。最常见的不良情绪为焦虑和抑郁。

1. 焦虑　焦虑是对刺激产生不适当的、严重的、长时间的恐惧、焦急和忧虑反应的异常情绪。焦虑的症状包括对未来感到恐惧、易激动、不安、烦恼、注意力不集中等。常用的焦虑评定量表有汉密尔顿焦虑量表（HAMA）、Zung 焦虑自评量表等。

（1）汉密尔顿焦虑量表：由 Hamilton 于 1959 年编制，是目前应用最广泛的焦虑量表之一，该量表共有 14 个项目，可按轻重程度评为 0～4 分的 5 级（各级的标准为：0 分为无症状；1 分为症状轻；2 分为症状中等；3 分为症状重；4 分为症状极重），具体见表 3-19。

表 3-19　汉密尔顿焦虑量表（HAMA）

项目	分数	说明
1. 焦虑心境	0 1 2 3 4	担心、担忧，感到有最坏的事将要发生，容易激惹
2. 紧张	0 1 2 3 4	紧张感、易疲劳、不能放松，情绪反应，易哭、颤抖、感到不安
3. 恐怖	0 1 2 3 4	害怕黑暗、陌生人、一人独处、动物、乘车或旅行及人多的场合
4. 失眠	0 1 2 3 4	难以入睡、易醒、睡得不深、多梦、夜惊、醒后感疲倦
5. 认知障碍	0 1 2 3 4	或称记忆、注意障碍，注意力不能集中，记忆力差
6. 抑郁心境	0 1 2 3 4	丧失兴趣、对以往爱好缺乏快感、抑郁、早醒、昼重夜轻

(续表 3－19)

项目	分数	说明
7. 肌肉系统症状	0 1 2 3 4	肌肉酸痛、活动不灵活、肌肉抽动、肢体抽动、牙齿打战、声音发抖
8. 感觉系统症状	0 1 2 3 4	视物模糊、发冷发热、软弱无力感、浑身刺痛
9. 心血管系统症状	0 1 2 3 4	心动过速、心悸、胸痛、血管跳动感、昏倒感、心搏脱漏
10. 呼吸系统症状	0 1 2 3 4	胸闷、窒息感、叹息、呼吸困难
11. 胃肠道症状	0 1 2 3 4	吞咽困难、嗳气、消化不良(进食后腹痛、腹胀、恶心、胃部饱感)、肠动感、肠鸣、腹泻、体重减轻、便秘
12. 生殖泌尿系统症状	0 1 2 3 4	尿意频数、尿急、停经、性冷淡、早泄、阳痿
13. 自主神经症状	0 1 2 3 4	口干、潮红、苍白、易出汗、起鸡皮疙瘩、紧张性头痛、毛发竖起
14. 会谈时行为表现	0 1 2 3 4	①一般表现:紧张、不能松弛、忐忑不安、咬手指、紧紧握拳、摸弄手帕、面肌抽搐、不停顿足、手发抖、皱眉、表情僵硬、肌张力高、叹息样呼吸、面色苍白 ②生理表现:吞咽、打呃、安静时心率快、呼吸快(20 次/分以上)、腱反射亢进、震颤、瞳孔放大、眼睑跳动、易出汗、眼球突出

结果分析:①焦虑因子分析:HAMA 将焦虑因子分为躯体性和精神性两大类。躯体性焦虑:7～13 项的得分比较高。精神性焦虑:1～6 和 14 项得分比较高。②总分超过 29 分,可能为严重焦虑;超过 21 分,肯定有明显焦虑;超过 14 分,肯定有焦虑;超过 7 分,可能有焦虑;小于 6 分,没有焦虑。

(2) Zung 焦虑自评量表(SAS):由 Zung 于 1971 年编制,用于评定焦虑状态的严重程度和治疗过程的变化情况(表 3－20)。

表 3－20 Zung 焦虑自评量表(SAS)

	没有或很少时间	小部分时间	相当多时间	绝大部分或全部时间
1. 我觉得比平常容易紧张和着急	1	2	3	4
2. 我无缘无故地感到害怕	1	2	3	4
3. 我容易心里烦乱或觉得惊恐	1	2	3	4
4. 我觉得我可能将要发疯	1	2	3	4
5. 我觉得一切都很好,也不会发生什么不幸	4	3	2	1
6. 我手脚发抖打战	1	2	3	4
7. 我因为头痛、颈痛和背痛而苦恼	1	2	3	4

	没有或 很少时间	小部分 时间	相当多 时间	绝大部分或 全部时间
8. 我感觉容易衰弱和疲乏	1	2	3	4
9. 我觉得心平气和,并且容易安静坐着	4	3	2	1
10. 我觉得心跳得很快	1	2	3	4
11. 我因为一阵阵头晕而苦恼	1	2	3	4
12. 我有晕倒发作,或觉得要晕倒似的	1	2	3	4
13. 我吸气呼气都感到很容易	4	3	2	1
14. 我的手脚麻木和刺痛	1	2	3	4
15. 我因为胃痛和消化不良而苦恼	1	2	3	4
16. 我常常要小便	1	2	3	4
17. 我的手脚常常是干燥温暖的	4	3	2	1
18. 我脸红发热	1	2	3	4
19. 我容易入睡并且一夜睡得很好	4	3	2	1
20. 我做噩梦	1	2	3	4

将 20 个项目的各得分相加得 SAS 的粗分,粗分乘以 1.25 取整数,即得标准分。根据中国常模结果,标准分的分界值为 50 分。标准分小于 50 分为正常;50～59 分为轻度焦虑;60～69 分为中度焦虑;70 分以上分为重度焦虑。

2. 抑郁 抑郁是一种以显著而持久的心境低落为主要临床特征的情绪反应。通常伴有无助感、无用感甚至负罪感,伴有异常疲劳、哭闹等行为问题,或伴有食欲降低、体重减轻、失眠、易醒或睡眠过多、性欲减退等生理方面的问题,甚至反复出现想死的念头、或有自杀行为等,每次发作持续至少 2 周以上、长者甚或数年。常用的抑郁评定量表包括汉密尔顿抑郁评定量表、Zung 抑郁自评定量表等。

(1) 汉密尔顿抑郁评定量表(HAMD):由汉密尔顿于 1960 年编制,适应于有抑郁症状的成年人,是最标准的抑郁评定量表之一(表 3 - 21)。HAMD 是他评量表,由评定人员通过与患者交谈和观察的方式进行评定。评分 0～4 分 5 级评分法,0＝无症状,1＝轻度,2＝中度,3＝重度,4＝很重。总分是各项目得分总和,总分越高,病情越重,一般来说,总分大于 35 分可能为严重抑郁;大于 20 分可能为轻度或中度抑郁;小于 8 分为无抑郁症状。

表 3 - 21 汉密尔顿抑郁评定量表(HAMD)

圈出最适合患者情况的分数			
1. 抑郁心境	0 1 2 3 4	2. 有罪感	0 1 2 3 4
3. 自杀	0 1 2 3 4	4. 入睡困难	0 1 2
5. 睡眠不深	0 1 2	6. 早醒	0 1 2
7. 工作和兴趣	0 1 2 3 4	8. 迟缓	0 1 2 3 4

圈出最适合患者情况的分数			
9. 激越	0 1 2 3 4	10. 精神性焦虑	0 1 2 3 4
11. 躯体性焦虑	0 1 2 3 4	12. 胃肠道症状	0 1 2
13. 全身症状	0 1 2	14. 性症状	0 1 2
15. 疑病	0 1 2 3 4	16. 体重减轻	0 1 2
17. 自知力	0 1 2	18. 日夜变化 A. 早 B. 晚	0 1 2 0 1 2
19. 人格解体或现实解体	0 1 2 3 4	20. 偏执症状	0 1 2 3 4
21. 强迫症状	0 1 2	22. 能力减退感	0 1 2 3 4
23. 绝望感	0 1 2 3 4	24. 自卑感	0 1 2 3 4

(2) Zung 抑郁自评定量表(SDS):由 Zung 于 1965 年编制的,用于衡量抑郁状态的轻重程度及其在治疗中的变化(表 3-22)。被评者应根据过去一周内自身的情况作答,并按照表中分值计算出总分,将总分乘以 1.25 后为最后得分。最后得分在 50 分以下为正常,50~59分提示轻度抑郁,60~69 分为中度抑郁,70 分以上为重度抑郁。

表 3-22　Zung 抑郁自评定量表(SDS)

	从无或偶尔	有时	经常	总是
1. 我觉得闷闷不乐,情绪低沉	1	2	3	4
2. 我觉得一天中早晨最好	4	3	2	1
3. 我一阵阵哭出来或觉得想哭	1	2	3	4
4. 我晚上睡眠不好	1	2	3	4
5. 我吃得跟平常一样多	4	3	2	1
6. 我与异性密切接触时和以往一样感到愉快	4	3	2	1
7. 我发觉我的体重在下降	1	2	3	4
8. 我有便秘的苦恼	1	2	3	4
9. 我心跳比平常快	1	2	3	4
10. 我无缘无故地感到疲乏	1	2	3	4
11. 我的头脑跟平常一样清楚	4	3	2	1
12. 我觉得经常做的事情并没有困难	4	3	2	1
13. 我觉得不安而平静不下来	1	2	3	4
14. 我对将来抱有希望	4	3	2	1
15. 我比平常容易生气激动	1	2	3	4
16. 我觉得做出决定是容易的	4	3	2	1
17. 我觉得自己是个有用的人,有人需要我	4	3	2	1

（续表 3 - 22）

	从无或偶尔	有时	经常	总是
18. 我的生活过得很有意思	4	3	2	1
19. 我认为如果我死了,别人会生活得好些	1	2	3	4
20. 平常感兴趣的事我照样感兴趣	4	3	2	1

（王叙德）

第四章 康复护理基本技术

第一节 体位转换、转移技术

一、概述

体位即人的身体位置，在临床上通常指的是根据治疗、护理和康复的需要，所采取并能保持的身体姿势和位置，如仰卧位、侧卧位、半卧位、俯卧位、膝胸位、头高足低位、截石位等。康复护理治疗时，针对疾病的特点选取合适的体位，有助于患者功能的康复。

体位转换可促进血液循环，预防压疮、深静脉炎、坠积性肺炎、尿路感染、肌肉萎缩、关节变形和挛缩等并发症的发生。由于仰卧位强化伸肌优势，健侧卧位强化患侧屈肌优势，患侧卧位强化患侧伸肌优势，不断变换体位可使肢体的伸屈肌张力达到平衡，预防痉挛模式出现。一般 60～120 分钟变换体位一次。

在康复中，正确的体位是指防止或对抗痉挛姿势出现的体位，也叫良肢位。因此，在康复治疗护理中保持正确的体位，其目的是有助于预防或减轻痉挛的出现或加重，定时变换体位有助于并发症的预防。

人体体位转换、转移能力是进行各项活动的重要条件之一。在康复护理训练过程中，常需要有体位转换的配合，才能达到康复训练的目的，实现康复治疗及康复护理的预期效果。

转移技术是指人体从一种姿势转移为另一种姿势的过程，包括卧位—坐位—站立—行走等。转移训练目的是为了提高功能障碍者体位转移的能力而进行的训练，如床上转移技术、卧坐转移技术、坐站转移技术、轮椅与床（椅子、马桶等）之间的转移。转移训练是恢复障碍功能、ADL 自理、工作和（或）学习及休闲娱乐活动的前提。

二、良肢位的摆放

良肢位是从康复治疗的角度出发而设计的一种临时性体位。适当地安置患者，维持正确的姿势和体位，不仅患者舒适，还有助于保持肢体的良好功能，防止或对抗痉挛姿势的出现、保护关节及早期诱发分离活动，预防并发症。康复护理员要掌握偏瘫、脊髓损伤及小儿脑瘫患者的良肢位的摆放方法。

1. 偏瘫患者良肢位

（1）仰卧位：头部置于枕上，患侧肩胛部位垫一略高于躯体的枕头，使肩胛骨前倾肩关节外展与身体成 45°角,肘关节伸展,整个上肢置于枕头上,腕关节和手指伸展,掌心向上。患侧臀部和大腿外侧放一支撑枕,髋关节稍向内旋,防止患腿外旋。膝关节稍弯曲腘窝处可垫一小枕,足底避免接触任何支撑物。

(2)健侧卧位:健侧在下,患侧在上,枕头不宜过高,胸前垫一软枕。患侧肩前伸,肘、腕、指关节保持伸展,置于胸前枕头上,上肢向头顶方上举健侧上肢自然屈曲放置胸腹前。患侧髋、膝关节略屈曲置于另一枕上,稍稍被动背屈踝关节。健侧下肢自然平放床上,轻度伸髋屈膝。

(3)患侧卧位:患侧在下,健侧在上。患侧肩前伸,前臂后旋,肘、腕关节伸展,掌心向上,手指伸展。患侧下肢在后,髋关节伸展,膝关节微屈。健侧下肢屈曲向前,膝关节屈曲置支撑枕上,注意不要挤压患侧下肢。

2. 四肢瘫患者良肢位

(1)仰卧位:上肢:双肩下垫枕,确保不致后缩。双肢放于身体两侧枕上,肘关节伸展位,腕关节背伸约 45°以上功能位。手指可取功能位。下肢:双髋关节伸展,两腿间放 1~2 个软枕保持髋关节轻度外展,踝关节背屈,可用小枕垫足,足趾伸展。

(2)侧卧位:上肢:双肩向前伸呈屈曲位,一侧肩胛骨着床,肘关节屈曲,前臂后旋,上方的前臂放在胸前一枕上,腕关节伸展,手指自然屈曲,躯干后部置一枕支持。下肢:髋、膝关节伸展,踝关节自然背屈、足趾伸展;上方髋关节屈曲约 20°角,膝关节屈曲约 60°角放于软枕上,踝关节下可垫一软枕,以免踝关节跖屈内翻。

3. 截瘫患者良肢位

(1)仰卧位:头下垫一薄枕。肩胛、上肢、膝、踝下垫枕,肩放置内收位、中立位或前伸位,伸肘,腕关节保持 40°背伸位,指稍屈曲,拇指对掌。

(2)侧卧位:下方的上肢肩前伸,肘伸展,前臂旋后。上方的上肢肩前伸,稍屈肘,前臂旋前,胸前部和上肢间放一枕。双下肢稍屈髋,屈膝,踝背伸,双下肢间放两枕。背后用长枕靠住,保持侧卧位。

4. 脑性瘫痪患儿良肢位

(1)仰卧位:由于仰卧姿势容易诱发紧张性迷路反射,脑性瘫痪患儿一般不宜长期采用仰卧位,应经常变换卧姿。肌肉紧张亢进患儿,可采用悬吊式软床平卧位,以使躯干屈曲,双肩胛带与两侧骨盆带呈水平位,肩与上肢在身体前方,手放正中线,髋关节屈曲,以保持头部中位。

(2)俯卧位:可改善患儿头部的控制能力,如患儿以整体屈曲模式为主,可在其胸部放上枕头、毛巾卷、圆滚或楔形垫等,牵拉髋部屈肌群,以促进头颈和脊柱的伸展。中、重型屈髋痉挛患儿可用卷形物将僵硬的腿分开,并使下肢向下牵拉,以对抗屈曲模式。

(3)侧卧位:侧卧位是最佳的睡眠姿势,适合各类脑性瘫痪患儿。患儿双上肢向前伸直,双手放在一起,上侧髋、膝屈曲,支在枕头上,使全身放松,在胸部前放置毛巾卷,使患儿在较长时间内能保持这一姿势,有助于训练前臂及手部的控制,减轻不正常反射。

三、体位转换、转移技术

根据病情、康复治疗和护理的需要,选择适当的体位及转换的方式、方法和间隔时间,一般 2 小时体位转换一次。在患者进行体位转移、转换之前,要根据病情需要,配合治疗要求,详细评估,选择患者适当体位及其转移的方式、方法、范围和限度等。

操作前,应向患者说明要求和目的,以取得患者最大限度的配合。体位转移时,要避免碰伤、擦伤患者身体。体位转换后,一定要注意保持稳定、舒适和安全,必要时用软枕或海绵垫等软物支持或固定。体位转移时应充分发挥患者的残存能力,鼓励患者树立自护的信心,同时给予必要的协助和指导。

(一)翻身训练

1. 辅助翻身动作训练

(1)仰卧位到侧卧位:患者仰卧,两手放于腹上(或两手相握并上举),两腿屈曲,先将患者两下肢移向康复护理员一侧床缘,再移动肩和臀部,协助翻身时康复护理员将手扶于患者肩部、膝部,轻轻推患者转向对侧。此方法适用于体重较轻的患者。

(2)仰卧位到俯卧位:以偏瘫患者为例,患者仰卧,健手握住患手于腹部,健腿放置在患侧腿下,呈交叉状,康复护理员站在患者患侧,一手扶患侧肩部,另一只手托于下肢腘窝后,同时将患侧下肢稍抬起缓慢推患者转向健侧卧位,然后将上肢置于头的上方,转运身体到俯卧位,帮助患者将健侧手从腹下方取出,整理呈功能位。这种体位变换有利于改善患者脑血管功能状态,促进健侧、患侧协调功能的改善,帮助患者被动运动,防止关节挛缩。

(3)俯卧位到仰卧位:以偏瘫患者为例,患者俯卧,健手握住患手上举于头上方,康复护理员站于患者健侧,一手扶患侧肩部,另一只手扶于患者髋部,嘱患者抬头缓慢向健侧转运,并尽力举手。康复护理员缓慢移动患者肩和髋部,带动患者下肢转运至健侧卧位,再帮助患者转运身体成仰卧位,整理呈功能位。

2. 主动翻身动作训练

(1)促进主动翻身动作训练:让患者呈侧卧位,躯干后垫1～2个枕头,先被动地使躯干稍向后倾斜,然后恢复到原来的侧卧位。这样逐步扩大倾斜的角度,反复练习此动作,直至能从仰卧位转成侧卧位。

(2)主动向健侧翻身训练:以偏瘫患者为例,翻身前,首先双手十字交叉握手,以支持患侧上肢,注意将患手拇指置于健手拇指之上。健腿插入患腿下方。双上肢伸直举向上方做左右侧方摆动,借助摆动的惯性,让双上肢和躯干一起翻向健侧,康复护理人员可协助其旋转骨盆。

(3)主动向患侧翻身训练:以偏瘫患者为例,康复护理员在患侧肩部给予支持,一只手放在肩胛骨上,抓住肩胛骨内缘保持肩胛骨向前。另一手放在患侧膝部以促进患侧下肢外旋。嘱患者抬起健腿并向前摆放,健侧上肢也向前摆动,以完成翻身动作。注意不应让患者抓住床边缘把身体拉过去。

(二)床上移动

当病情允许时应进行床上撑起和左右、前后转移训练,以增强患者的肌力,提高平衡和协调能力。

1. 床上横向移动　患者仰卧,双腿屈曲,双脚平放在床上。康复护理员一手将患膝下压,并向床尾方向牵拉,另一手扶持患者髋部稍下处,嘱患者抬臀,并向一侧移动,然后患者移动肩部使身体成直线。患者向床头或床尾移动,也可采用此动作。

2. 床上纵向移动

(1)主动纵向移动:侧坐位,脸斜向前方,将健侧手放置于身体前方以支撑身体,健侧下肢屈曲向健侧手移动,以侧膝关节为支撑点,移动臀部,使身体往前方移动。向后方移动时可按同样方法进行。

（2）被动纵向移动：坐位，患者利用健手支撑、臀部重心的前后移动，使身体发生向前或向后的移动。治疗者可站在患侧，用手支撑患侧大腿根部，帮助患者转移身体重心。

3. 仰卧位与坐位转移法

（1）仰卧位到平坐位：①患者仰卧，双臂肘关节屈曲支撑于床面上；②康复护理员立于患者侧前方，双手扶托患者双肩并向上牵拉；③指导患者利用双肘支撑上部躯干后，逐渐改用双手掌撑住床面，支撑身体坐起；④调整坐姿，保持舒适。

（2）平坐位到仰卧位：动作与上述相反。

（三）坐位到站立位转移

1. 独立由坐位到立位转移　患者坐于床缘，双手 Bobath 握手，双上肢向前伸展，双足分开与肩同宽，两足跟位于双膝后（若患侧下肢功能较好，可将患足置于健足稍后，以利负重及防止健侧代偿；若患侧下肢功能差，可将患足与健足平放或患足置于健足前），身体前倾，使身体重心前移，当双肩向前超过双膝位置时，患者立即抬臀、伸膝、挺胸，完成站起。

2. 辅助由坐位到立位转移　患者坐于床缘，治疗者站于患侧，一手放在患者健侧臀部或抓住患者的腰带，辅助抬臀；另一手放在患者患侧膝关节上，重心转移时使其伸髋伸膝。起立后应注意使患者双下肢对称负重，治疗者可继续用膝顶住患侧膝以防患者膝关节无力导致的屈曲。

（四）床与轮椅之间的转移

1. 站立式转移　①轮椅与床呈 45°夹角，刹住车闸，翻起脚踏板；②帮助患者坐于床边，双脚着地，躯干前倾；③康复护理员直背屈髋面向患者站立，双下肢分开于患者双腿两侧，双膝夹紧患者双膝外侧并固定，双手抱住患者臀部或拉住腰部皮带，让患者双臂抱住护理人员的颈部，并将头放在康复护理员靠近轮椅侧的肩上，康复护理员挺直后背并后仰将患者拉起呈站立位；④患者站稳后，康复护理员以足为轴慢旋躯干，使患者背部转向轮椅，臀部正对轮椅正面，然后使患者慢慢弯腰，平放坐到轮椅上；⑤帮助患者坐好，翻下脚踏板，患者双脚放于踏板上。站立式转移适用于偏瘫及体位转移时能保持稳定站立的患者。

2. 床上垂直转移

（1）床到轮椅的转移：①轮椅正面垂直紧靠床边，刹住车闸；②康复护理员帮助患者取床上坐位，背对轮椅，躯干前屈，臀部靠近床沿，一手或双手向后伸抓住轮椅扶手；③康复护理员站在轮椅一边，一手扶住患者肩胛部，一手置于患者大腿根部；④患者和康复护理员同时用力，患者尽可能将躯体撑起并将臀部向后上方移动，护理人员将患者躯干向后托，使患者的臀部从床上移动到轮椅上；⑤打开车闸，挪动轮椅离床，使患者足跟移至床沿，刹住车闸，双脚放于脚踏板上。

（2）轮椅到床的转移：按床到轮椅转移步骤相反方向进行。

（五）步行转移技术

1. 独立行走　①步行前，患者扶持站位，患腿前后摆动，注意骨盆后缩和倾斜，伸髋屈膝，健腿前后摆动，训练患腿负重和平衡能力；②扶持步行时，康复护理员站在患者患侧，一手握住患侧的手，另一手放在患者腰部，按照正确步行动作与患者一起缓慢向前行走。患者也可在平行杠内练习行走。先在平行杠内练习健肢与患肢交替支持体重、矫正步态、改善行走姿势等，再做独立行走练习。

2. 架拐行走　①双拐站立：双拐置于足趾前外侧 15～20 cm，双肩下沉，双肘微屈，双手抓握拐杖横把，使上肢支撑力落于横把上。肌力不足者，可取三点位站立，即两拐杖置于足前外方 20～25 cm,此时患者的足、左拐杖、右拐杖三点支撑身体。②架拐行走:根据患者的残疾及肌力情况,分别指导练习不同的步态,如迈至步、迈越步、四点步、三点步、两点步。

3. 上下楼梯　患者能够熟练地在平地行走后,可试着在坡道上行走,再进行上下楼梯训练。

(1) 上楼梯:①偏瘫患者健手轻扶扶栏,康复护理员站在患者患侧后方,一手扶持健侧腰部,另一手控制患侧膝关节,协助重心转移至患侧,健足上第一个台阶;②康复护理员协助患者重心向前移动于健侧下肢,一手固定健侧骨盆,另一手从膝关节上方滑至小腿前面,协助患足抬起放在第二个台阶上;③患者健足再上台阶时,康复护理员一手不动,另一手上移至患侧大腿向下压,并向前拉膝部至足的前方。

(2) 下楼梯:①偏瘫患者健手轻扶扶栏,康复护理员站在患侧,患足先下第一层台阶,护理人员一手置于患膝上方,使其稍向外展,另一手置于健侧骨盆处,用前臂保护患侧腰部,并将其身体重心向前方移;②健足下第二个台阶时,康复护理员的手保持原位,另一手继续将骨盆向前。

(六) 被动转移

被动转移即搬运,是指患者因瘫痪程度较重而不能对抗重力完成独立转移及辅助转移时,完全由外力将患者整个抬起从一个地方转移到另一个地方。一般分为人工搬运和机械搬运。人工搬运至少需要两人,机械搬运即借助各种器械(如升降机)进行转移。

1. 人工搬运

(1) 标准式或椅式搬运法:此法在搬运的整个过程可观察到患者的表情和反应,适用于胸部和上肢疼痛的患者。

(2) 操作方法

1) 患者尽量坐直,双臂向前外侧伸展。

2) 两位治疗师面向患者背侧,面对面站立,尽量靠近患者,双脚前后分开,前脚向着预定方向移动,髋、膝微屈,头与腰背伸直,靠近患者侧的肩降低,抵住患者侧胸壁。

3) 患者上肢落在治疗师后背上或绕着治疗师的肩部,两治疗师的一手通过患者股后部互相握腕,承托着大腿靠近臀部部分。另一手置于患者背部,保持搬运时患者的躯干正直。

4) 根据一名治疗师的口令,两人同时用下肢的力量站起将患者抬起。循着预定的方向把患者的重量由后脚移至前脚,到达目的地后缓缓放下。

2. 机械搬运　机械搬运是指借助器械如升降机来提举并转运患者的一种搬运方法。有移动式、落地式固定、上方固定式之分。这种机械装置多用于严重残疾而无法用人力进行长期转移的患者,如高位截瘫、重度颅脑损伤患者。

(1) 利用上方固定式升降机由轮椅到坐厕的转移

1) 上方固定式升降机的轨道固定于卫生间坐厕上方。治疗师将轮椅从侧面接近坐厕,杀闸,移开脚踏板,卸下近浴盆侧轮椅扶手。治疗师帮助患者脱下裤子,将坐套套于患者大腿下方,将吊带固定于升降机。

2) 治疗师操纵升降机,升起患者,沿着轨道使患者从侧方滑向坐厕正上方。

3) 治疗师操纵升降机降低患者,使其正好坐于坐厕上。

(2) 利用移动式升降机由轮椅到浴盆的转移

1) 治疗师将轮椅从侧面平行接近浴盆,杀闸,移开脚踏板,卸下近坐厕侧轮椅扶手。然后将浴盆注满水,帮助患者脱下衣裤,将升降机坐套套于患者大腿下方,将吊带固定于升降机。

2）治疗师操纵升降机，升起患者，然后移动升降机直至患者到达浴盆正上方。

3）治疗师操纵升降机降低患者，使其进入浴盆内，当患者坐于盆底时注意头的支持。然后解下吊带。

第二节 日常生活能力训练

一、概述

日常生活活动（ADL）对于功能障碍者，是难以完成的复杂动作。通过康复训练及康复护理，使患者尽可能地获得日常生活活动能力。通过日常生活动作的一些代偿性训练，掌握一定的方法和技巧，可以最大限度地提高生活自理水平，改善心理状态，提高康复自信心。主要包括进食动作训练、洗漱动作训练、穿脱衣动作训练等。日常生活活动的训练对提高患者生活质量及实现回归社会的目标具有重要的意义。

日常生活活动能力训练原则包括：①根据日常生活活动能力评定结果，制订切实可行的训练计划；②设计的活动项目难度应比患者的能力稍高，并针对患者的生活习惯、活动表现及学习态度灵活应用；③训练应与实际生活相结合，指导和督促者将训练内容应用于日常生活活动中，如进食活动在中、晚餐训练，更衣活动在早晨或晚间训练；④鼓励患者尽量自己完成所有的训练步骤，必要时护理人员才给予协助；⑤吸收患者家庭成员参与训练，指导家属学会用恰当的方式帮助患者自理生活；⑥配合其他治疗性锻炼活动，促进体能与运动的协调性，增强活动的技巧性。考虑使用辅助器之前，应考虑其他实用方法，只有必须使用时，才提供辅助器及其使用技术。

二、进食动作训练

训练患者尽可能地独立完成进食是十分重要的，当被别人喂食时，不但失去进食的主动性，趣味性，而且也使其依赖性增加。进食活动包括：饮水、吃固体和（或）半固体食物。

（一）饮水活动

1. 活动成分

（1）从热水瓶里盛水到杯子里；

（2）从杯子里饮水；

（3）吞咽。

2. 活动步骤

（1）用防滑垫或患手稳定饮水杯；

（2）从热水瓶里往水杯里盛水；

（3）用健手或双手（如果可能）握住杯直接饮水或用吸管饮水；

（4）在吞咽期间任何漏水或呛咳提示有吞咽问题，需要更全面的评估和特别处理。

（二）吃固体和（或）半固体食物

1. 活动成分

（1）从容器里拿起食物；

（2）把食物放进嘴里；

（3）吞咽。

2. 活动步骤

（1）坐稳桌边，注意食物及食具；

（2）伸手拿起食具（筷子、匙）；

（3）把食具放入有食物处的碗和（或）碟中，夹住食物；

（4）将食物运送到口部，张开嘴巴，将食物送入口中，然后合上嘴，进行咀嚼和吞咽；

（5）放下食具。

单手用勺进餐时，用较深的碟子或在碟子上加一个蝶挡可防止饭菜被推出蝶外，且易于将饭菜盛入勺内。蝶挡可用旧罐头铁片剪制。用带叉的两用勺吃饭容易、方便。可用钢锯在勺的一侧锯几个口打磨光滑制成。为防止吃饭时碗或盘子在桌面上滑动，可在碗或盘子下面垫一块胶皮或一条湿毛巾。为了便于单手抓握进餐用具，可将餐具手柄加粗。加粗的方法可用毛巾缠绕或用泡沫材料等制成。

如果患者不能坐在桌边，应帮助患者在进食期间从床上坐起或坐在床边。用防滑垫或患手稳定碗或盘子等容器，把患侧上肢放在桌上可较好地稳定肘部，从而有助于患手握住碗，或借助身体使碗更加稳定。即使患者的患侧上肢和手没有恢复功能，在进食时也应放在桌上，接近碗或盘子旁防止异常模式。健手借助刀叉或调羹从碗里拿起食物。如果可能，患者可训练用患手使用已适应的饮食器皿。当患者完成吃饭训练时，康复护理员应注意让患者放松，以避免在进食期间呛咳。在吞咽时，口腔塞饭或呛咳提示可能有吞咽问题，需要更全面的评估和特别处理。

三、修饰动作训练

修饰最好坐在放于卫生间里凳子上的脸盆前完成，患者应有满意的静态和动态坐位平衡。修饰的工具应放在容易够到的地方。用一只手拿一条毛巾或一小块海绵将会比较容易完成。用具有标记按钮的小牙膏要比家庭普通尺寸的好。从安全考虑，鼓励男性患者使用电动剃须刀代替刀架剃须刀，建议患者用充电的电动剃须刀，因为患者用一只手换电池通常十分困难。如果需要，加粗把柄或用万能袖套帮助抓握。

（一）洗脸

建议患者靠近卫生间里或厨房里的脸盆。如果需要，为患者提供一个合适的椅子坐着洗脸。

1. 活动成分

（1）打开和关上水龙头；

（2）冲洗毛巾；

（3）拧干毛巾；

（4）擦脸。

2. 步骤

（1）靠近卫生间里的脸盆；

（2）将一个小毛巾放进脸盆，打开水龙头冲洗毛巾；

（3）紧握毛巾将其拧干或用一只手将其缠在水龙头上拧干；

（4）当毛巾足够干时，平拿在手掌上擦脸；

（5）重复（2）～（4）步几次，直到认为脸已洗净。

（二）梳头

1. 活动成分

（1）.拿起梳子；

（2）梳前面的头发；

（3）梳后面的头发。

2. 步骤

（1）靠近一个台子并安全坐下；

（2）照着放在面前的镜子，拿起放在台上的梳子；

（3）如果鼓励患者使用患侧手来梳头，建议加粗或加长梳柄；

（4）先梳前面的头发，然后再梳后面的头发。

（三）刷牙、漱口

像洗脸一样，教会患者用单手完成这一活动，患者同样要先靠近放在卫生间或厨房里的脸盆，坐下来完成这一活动。

1. 活动成分

（1）牙杯里装满水；

（2）将牙膏挤在牙刷上；

（3）刷牙；

（4）彻底地漱口。

2. 步骤

（1）靠近卫生间里的脸盆；

（2）打开水龙头将牙杯充满水后关上水龙头并将牙杯放在脸盆里或脸盆旁；

（3）将牙刷放在湿毛巾上或一小块防滑垫上稳定；

（4）用一只手打开牙膏的按钮，然后将牙膏挤到牙刷上；

（5）放下牙膏并拿起牙刷刷牙；

（6）放下牙刷并拿起漱口杯漱口；

（7）重复（5）和（6）步直到活动完成。

（四）穿脱前开襟衣服

原则是先穿患侧，再穿健侧。先将患手插入衣袖内，用健手将衣领向上拉至患肩；健手由颈后抓住衣领并向健侧肩拉，再将健手插入衣袖内；用健侧上肢系扣并整理。脱上衣时，先脱健侧，后脱患侧。

一般情况患者穿和（或）脱上衣基本要求是：①坐在有靠背的椅子或坐在床边靠自身的平衡能力完成穿上衣；②坐位下双足能平放于地上；③在穿衣训练前，治疗师应分析与评估患者的动态坐位平衡和认知功能。

建议选择宽松的开襟衫或套头衫 尽可能地利用患侧主动穿衣，不穿带拉链衣服，因为用一只手难以控制。可用魔术贴替代，如果患者不能用一只手系纽扣。用穿衣钩和扣钩可帮助穿衣和系纽扣，但要试着尽可能地不用辅助设备。在患者的后背和椅背之间要留有一定空间，否则会令穿后襟困难。

1. 穿和（或）脱开襟上衣活动成分

（1）放好"衫衣"；

（2）把患侧上肢和手穿进和（或）脱出正确袖管；

（3）把衣领拉到和(或)脱到健肩；

（4）穿上和(或)脱下健侧上肢；

（5）系上和(或)解开纽扣。

2. 穿和(或)脱开襟上衣步骤

（1）患者将"上衣"里面朝外，衣领向上置于其膝上；

（2）用健手帮助露出里面的袖口；

（3）把患手穿进相应的袖口；

（4）将上衣沿患侧上肢拉上并挎到健侧肩和颈部；

（5）把健侧手和上肢穿进衣袖；

（6）然后患者用健手抓住上衣的后襟将其拉开展平；

（7）最后整理上衣使其对称并使纽扣对准相应的扣眼；

（8）稳定纽扣边缘，用健侧拇指撑开扣眼套上纽扣。

脱衣与穿衣步骤基本相反。

3. 穿和(或)脱套头衫

（1）先解开套头衫的纽扣；

（2）将套头衫的背面向上衣领向下放于膝上；

（3）用健手将套头衫的后襟拉到一起直到里面的袖口露出；

（4）拉起患侧上肢并将其穿入相应的袖口；

（5）拉上衣袖直到它穿到患肘以上；

（6）然后将健侧上肢穿入相应袖口，并且一定穿到肘部以上；

（7）将套头衫从衣领到衣襟拉在一起，然后低头套过头；

（8）最后拉衣襟整理好套头衫。

脱套头衫的动作与穿衣步骤基本相反。

4. 穿、脱裤子　患者应有好的坐位平衡能力，能独立完成卧坐转移，但在没有支撑的情况下，不能独自站立。

在床上穿裤子时，取坐位，先将患腿插入裤腿中，再穿健腿；躺下用健腿支撑，将臀部抬起，再把裤子提至腰部；用健手系好腰带。脱法与穿法相反。坐在椅子上穿裤子时，患腿放在健腿上，穿上患侧裤腿；放下患腿再穿上健侧裤腿；用健手拉住裤腰站起，将裤子提至腰部；再坐下用健手系好腰带。脱法与穿法相反。

（五）其他 ADL 训练

1. 修剪指甲　用单手动作就能剪健手指甲。可将指甲刀按图改造，利用患手的粗大运动即用手掌或肘按压指甲刀给健手剪指甲。如厕动作当意识清楚却无排尿意识时，应每隔2~3小时让患者排尿一次。使用床上便器时，由旁人固定患侧下肢，让患者自己双手交叉抬高臀部（桥式运动），就可进行便器地插进和拉出。

2. 从轮椅转移到坐厕　患者驱动轮椅至坐厕旁，使椅与坐厕呈 30°~40°闸住车闸，向两侧旋开足托板，向前弯腰，用健手抓住对侧扶手或远侧的坐厕盖圈上。以健腿支撑起身体，并以此为轴转动身体，坐到坐厕上。返回轮椅时按相反的顺序进行。

第三节　排痰技术

一般情况下,由于患者意识障碍、痰液黏弹性、气道黏膜纤毛清除功能、无效咳嗽、惧怕疼痛,咳嗽无力、痰液黏稠、排痰方法欠规范或执行不到位等因素可以影响排痰效果。

排痰技术可以帮助患者保持呼吸道通畅,避免痰液淤积;提高药效,促进病情恢复;预防感染,减少术后并发症。指导有效咳嗽、湿化气道、胸部叩击与胸壁震荡、体位引流、机械吸痰及用药、心理护理可以有效促进排痰。

一、咳嗽训练

有效的咳嗽可以排出呼吸道阻塞物并保持肺部清洁,是呼吸功能训练的重要组成部分。坐位和立位时的咳嗽可产生较高的胸膜腔内压和气流速度,其效果更好。

无效的咳嗽只会增加患者痛苦和消耗体力,可使病人疲倦、胸痛、呼吸困难及支气管痉挛加重。而且胸内压力增高对低输出量患者及颅脑外伤患者是有害的。因此,应当教会患者正确的咳嗽方法,以促进分泌物排出,减少反复感染的机会。

（一）咳嗽机制

咳嗽的全过程可分解为 5 个阶段:

1. 进行深吸气,以达到必要的吸气容量。

2. 吸气后要有短暂的闭气,以使气体在肺内得到最大的分布。同时,气管至肺泡的驱动压尽可能保持持久。这样,一个最大的空气容量才有可能超过气流阻力,这是有效咳嗽的重要组成部分。

3. 关闭声门,当气体分布达到最大范围后,再紧闭声门,以进一步增加气道中的压力。

4. 增加胸膜腔内压,这是在呼气时产生高速气流的重要措施。肺泡内压和大气压之间的差值愈大,则在呼气时所产生气流速度愈快。

5. 声门开放,当肺泡内压力明显增高时,突然将声门打开,即可形成由肺内冲出的高速气流。这样高速的气流可使分泌物移动,分泌物越稀,纤毛移动程度越大,痰液越易于随咳嗽排出体外。

（二）有效的咳嗽训练

1. 患者处于放松舒适姿势,坐位或身体前倾,颈部稍微屈曲。

2. 掌握膈肌呼吸,强调深吸气。

3. 治疗师示范咳嗽及腹肌收缩。

4. 患者双手置于腹部且在呼气时做 3 次哈气以感觉腹肌的收缩(哈气是声门打开的咳嗽,在哈气过程中,胸膜腔内压的增加没有咳嗽那样高。在低及中等肺容量时,哈气可有效地推动远处支气管内的分泌物排出)。

5. 练习发"K"的声音以感觉声带绷紧、声门关闭及腹肌收缩。

6. 当患者将这些动作结合时,指导患者做深而放松的吸气,接着做急剧的双重咳嗽。

注意训练中不要让患者吸进过多的空气,因为这样使呼吸功(耗能)增加,患者更容易疲劳,有增加气道阻力及乱流的倾向,导致支气管痉挛;另外会将黏液或外来物向气道更深处推进。

(三)诱发咳嗽训练

1. 手法协助咳嗽适用于腹肌无力者(如脊髓损伤患者)。手法压迫腹部可协助产生较大的腹内压,进行强有力的咳嗽。手法可由治疗师或患者自己操作。

(1)治疗师协助方法

1)患者仰卧位,治疗师双手叠加置于患者上腹区,手指张开或交叉;患者尽可能深吸气后,治疗师在患者要咳嗽时向内、向上压迫腹部,将横膈往上推。

2)患者坐在椅子上,治疗师站在患者身后,在患者呼气时给予手法压迫。

(2)患者自我操作:手臂交叉放置于腹部或者手指交叉置于剑突下方。深吸气后,双手将腹部向内向上推,且在想要咳嗽时身体前倾。

2. 伤口固定　适用于手术后因伤口疼痛而咳嗽受限者。咳嗽时,患者将双手紧紧地压住伤口,以固定疼痛部位。如果患者不能触及伤口部位,则治疗师给予协助。

· 注意:避免阵发性咳嗽;有脑血管破裂、栓塞或血管瘤病史者应避免用力咳嗽,最好用多次哈气来排除分泌物。

二、体位引流

体位引流是指通过采取各种体位,应用重力使液体流向低处的原理,达到消耗较少的能量就能高效率地将痰液排出的目的。主要应用于痰量较多而排出困难的患者。适用于痰量每天多于 30 ml 或痰量中等但用其他方法不能排出痰液者,如由于身体虚弱(特别是老年患者)、高度疲乏、麻痹或有术后并发症而不能咳出肺内分泌物者;急性肺脓肿、支气管扩张、慢性阻塞性肺疾病急性期以及急性呼吸道感染者。

然而,如果患者出现疼痛明显或明显不合作、有明显呼吸困难及患有严重心脏病、年老体弱、肺栓塞、肺水肿、急性胸部外伤、出血性疾病等情况时禁用或者慎用体位引流。

引流前采用气雾剂吸入方法。体位引流中若患者出现发绀、呼吸困难加重时应立刻停止,并予以临床处理。双肺尖段引流中若遇咳嗽反射较差的患者,则需在俯伏坐位叩击后立即采取头低胸高位将痰液咳出。左肺引流采用右侧卧位,右肺引流采用左侧卧位。

(一)体位引流技术

病变部位摆于高处(图 4-1),以利于痰液从高处向低处引流。

1. 评估患者以决定肺部哪一段要引流　确定引流姿势,从要引流的肺段向主支气管垂直引流。

2. 治疗时机选择　不能在餐后直接进行体位引流,应和气雾剂吸入结合使用,选择一天中对患者最有利的时机。因为前一夜分泌物堆积,患者通常清晨咳出相当多的痰液。傍晚做体位引流使睡前肺较干净,有利于患者睡眠。

3. 治疗次数　引流频率视分泌物多少而定,分泌物少者,每天上、下午各引流 1 次,痰量多者宜每天引流 3～4 次,直至肺部干净;维持时每天 1～2 次,以防止分泌物进一步堆积。

4. 每次引流一个部位,不超过 30 分钟或直至分泌物排出为止。

5. 引流时让患者轻松地呼吸,不能过度换气或呼吸急促,并随时观察患者脸色及表情。

6. 体位引流过程中,可结合使用手法叩击等技巧。

7. 如有需要,应鼓励患者做深度、急剧的双重咳嗽。如患者自动咳嗽有困难,可指导患者在呼气时给予振动,诱发咳嗽。

8. 引流治疗结束后缓慢坐起并休息,防止直立性低血压。告知患者,即使引流时没咳出分泌物,治疗一段时间后可能会咳出一些分泌物。

9. 评估引流效果并作记录　记录内容包括:分泌物形态、颜色、质感及数量;对引流的忍受程度;血压、心率等情况;在引流过的肺叶(段)上听诊并注明呼吸音的改变;患者的呼吸模式;胸壁扩张的对称性。

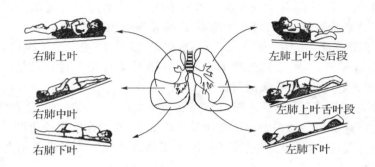

右肺上叶　　　　左肺上叶尖后段

右肺中叶　　　　左肺上叶舌叶段

右肺下叶　　　　左肺下叶

图 4-1　不同部位体位引流姿势

（二）手法技巧

利用机械原理移出肺内浓痰、黏液。

常用的体位引流手法有叩击、振动和摇法。

1. 叩击　手指并拢,掌心握成杯状,运用手腕力量有节奏地叩击患者胸壁。

2. 振动　直接用双手置于胸壁,在患者呼气时缓和地压迫并急速地振动胸壁。可与体位引流及叩击合并使用。

3. 摇法　治疗师两拇指互叩,张开的手直接置于胸壁,同时压迫并摇动胸壁,是一种较剧烈的振法。

注意如患者近期有不稳定型心绞痛、急性心肌梗死病史、胸腔手术史;近期脊柱损伤、脊柱不稳、肋骨骨折;严重骨质疏松;除支气管扩张造成急性感染引起的咯血等情况禁用手法排痰。

当患者胸部 X 线纹理清楚;患者的体温正常,并维持 24～48 小时;肺部听诊呼吸音正常或基本正常时可以终止体位引流。

三、湿化气道

湿化气道适用于分泌物浓稠者。可用手球气雾器或超声雾化器等,产生的微粒,大的沉着于喉及上呼吸道,小的沉着于远端呼吸性支气管肺泡。气雾剂有黏液溶解剂、支气管扩张剂,也可用抗生素类,使水分充分达到气道并减少痰的黏滞性,使痰易咳出。临床上使用乙酰半胱氨酸或 2‰碳酸氢钠 1～2 ml,沙丁胺醇或氯丙那林 0.2～0.5 ml,每天 2～4 次,至少在起床或入睡时吸入。气雾剂吸入后鼓励患者咳嗽。治疗后立即进行体位引流排痰效果更好。

湿化气道时应注意:①防止窒息:干结的分泌物湿化后膨胀易阻塞支气管,应帮助病人翻身、拍背,及时排痰,尤其是体弱,无力咳嗽者。②控制湿化温度:一般应控制在 35～37 ℃湿度过高可引起呼吸道灼伤;而温度过低则可能有诱发哮喘、寒战反应。③避免湿化过度:湿化时间不宜过长,一般以 10～20 分钟为宜。过度湿化可引起黏膜水肿、气道狭窄、气道阻力增加,甚至诱发支气管痉挛,也可导致体内水潴留,加重心脏负荷。④防止感染:定期进行湿化装置及病房环境的消毒,严格无菌操作,加强口腔护理。⑤用药注意:有严重肝脏疾病和凝血功能异常者禁用糜蛋白酶;严重呼吸功能不全的老年病人和哮喘病人慎用乙酰半胱氨酸(痰易净)。防止药物过量与中毒,某些药物过量与中毒,某些药物如异丙肾上腺素由病人自行吸入时极易过量而出现危险。雾化吸入的抗生素尽量与全身用药一致。

四、心理护理

适当的心理护理可以提高排痰效果。在护理过程中要帮助病人熟悉、适应医院环境,了解咳嗽、咳痰的有关知识,增强战胜疾病的信心,避免焦虑等不良情绪。掌握有效的应对技巧,如做一些力所能及的劳动,参加一定的娱乐活动。指导病人家属理解和满足病人的心理需求,给予病人精神、心理支持。

第四节 吞咽训练技术

一、概述

吞咽过程可分为:①认知期:又称先行期,是对食物的认识,如性状、颜色、气味、准备进食的方式、一口量等,此期以认知功能作为基础;②准备期:是食物自口腔摄入到完成咀嚼的过程;③口腔期:是咀嚼形成食团被运送至咽部的阶段,主要是食团的形成和输送到咽的过程;④咽期:食物由咽喉进入食管的过程;⑤食管期:食物在食管的输送过程,可因重力及食管的蠕动向下推送至胃部。口腔期、咽期和食管期属于吞咽阶段。吞咽过程中,5个时期任何环节的功能障碍都有可能导致吞咽障碍。

对于吞咽障碍的治疗主要是提高或恢复患者的吞咽功能,进而增加进食的安全性,减少或者避免食物误咽、误吸入肺;改善身体的营养状况;改善吞咽障碍导致的心理恐惧和抑郁。

吞咽训练可应用于脑卒中、颅脑外伤、帕金森和脑性瘫痪等神经系统疾病导致的吞咽障碍患者。吞咽训练必须获得患者的理解和配合。如患者伴有意识模糊者,可先采用鼻饲、静脉输液等方法补充营养,待患者意识清楚,生命体征稳定,可尽早进行摄食—吞咽功能康复训练。

二、吞咽训练方法

(一)口部运动训练

目的是加强唇、舌、下颌运动及面部肌群的力量及协调性,从而提高吞咽功能。包括感官刺激和吞咽器官的肌肉力量训练两个部分。

1. 感官刺激 ①触觉刺激:为了增加这些器官的敏感度,可以用手指、棉签、压舌板、电动牙刷等刺激唇周、面颊部内外、整个舌部等;②舌根及咽后壁冷刺激:可使用棉棒醮少许冷水,轻轻刺激腭、舌根及咽后壁,然后嘱患者做空吞咽动作;③味觉刺激:为了增强味觉敏感性及食欲,可以用棉棒醮不同味道的食物(酸、甜、苦、辣、咸等),从而刺激味蕾。

2. 吞咽器官的肌力训练 对患者的唇、舌、下颌、软腭等吞咽相关器官的肌肉进行训练。

(二)间接吞咽训练

1. 改善咽反射的训练 用冷冻的湿棉签反复刺激患者的软腭及咽后壁。

2. 声门闭锁练习 应用发声器练习发音,或让患者持续发"i"音。这项练习训练患者随意闭合声带的能力,强化吞咽时喉闭锁环节,可有效地防止误咽。练习声门闭锁时可结合声门上吞咽法等气道保护运动训练,让患者先充分吸气,憋住,然后慢慢咽口水,接着再呼气和咳嗽。这是利用在吞咽前及吞咽时暂停呼吸而声门闭锁进行吞咽,以保护气管,避免发生误吸,而咳嗽是为了清除喉头周围残存的食物。适用于吞咽前和吞咽过程中出现误咽的患者。

3. 准备期和口腔期的训练

(1) 口唇闭锁训练:口唇闭合运动训练有利于食物顺利摄入口中和触发吞咽动作,也能改善食物或水从口中溢出的现象。可以让患者面对镜子进行缩唇、展唇、撅嘴、抿嘴等动作的训练。

(2) 颊肌运动训练:可使患者做鼓腮练习,并在闭口鼓腮的同时使用适当阻力挤压两腮,随后轻呼气。让患者做吸吮动作,有助于增强颊部及口轮匝肌肌力。

(3) 下颌运动及咀嚼训练:让患者进行主动或被动的张口、闭口,然后松弛及下颌向两侧运动的练习。

(4) 舌体运动训练:舌体运动训练可以促进舌部对食团形成、控制和向咽部输送的能力。当舌体无任何运动时,康复护理员用压舌板或勺子的凸面轻压舌背,促进舌体前伸或用纱布包住患者舌尖轻轻向前牵拉及左右摆动等,有助于降低舌肌张力。如患者舌体有自主运动时,康复护理员可指导患者进行舌体的单个方向运动训练,以利于提高舌运动的灵活性。

(5) 口腔感知觉刺激:口腔感知觉刺激可以提高刺激部位对食物的反应性,促进吞咽功能的恢复。包括:①触觉刺激,可用手指、棉签、压舌板等刺激面颊部内外、口唇周围、舌部等;②温度刺激,指导患者用温水和冰水交替漱口进行冷热刺激等;③味觉刺激,用棉签蘸不同味道的液体刺激舌头的味觉。

4. 咽期的训练

(1) 冷刺激:冷刺激可以提高刺激部位的敏感度,改善吞咽过程中神经肌肉的活动,诱发和强化吞咽反射,促进吞咽动作的产生。

康复护理员用棉蘸冰水刺激软腭、腭弓、舌根及咽后壁,然后让患者做吞咽动作。同时可刺激患者的双颊部、甲状软骨与下颌之间的皮肤,促进吞咽动作的产生。

(2) 屏气吞咽训练:是嘱患者深吸气后呼出少量气体,再屏气和吞咽及吞咽后咳嗽;也可嘱患者深吸气后屏气,在屏气时进行吞咽,吞咽后立即咳嗽。该法可以使吞咽前和吞咽时食物不易侵入气道,咳嗽后滞留在咽喉部的食物残渣被清除。

(3) 超声门上吞咽训练:超声门上吞咽训练有助于吞咽过程中增加舌根后缩的力量,清除会厌谷内存留的食物。吸气后屏气,并加强屏气,然后进行吞咽及吞咽后咳嗽。

(4) 改良声门上吞咽训练:深吸气后屏气,向口腔中放入 5～10 ml 液体,仰头将液体流入咽部,同时吞咽 2～3 次或更多次数,尽可能将液体全部咽下,恢复呼气,再咳嗽数次以清除残留液体。该方法可用于口腔期和咽期都存在吞咽障碍的患者。

(5) 构音训练:通过针对性的发音器官、语音、语调等训练,有助于提高和改善吞咽器官的功能。可以嘱患者练习发元音、吹蜡烛等训练,从而改善声带运动、鼻咽腔闭锁和呼吸功能。

(6) 声带内收训练:通过声带内收训练,能达到屏气时声带闭锁,防止食物进入气管。嘱患者深吸气后,两手按住桌子或在胸前对掌,用力推压,闭唇、屏气 5 秒钟。

(7) 屏气-发声训练:为了训练声门的闭锁功能,强化软腭肌力,除去残留在咽部的食物。

康复护理员可以令患者坐在椅子上,双手支撑于椅面并用力推压,同时屏气,此时胸廓固定、声门紧闭;然后突然松手,呼气发声,例如发"a"音,此时声门大开。

(8)软腭训练:指导患者反复发"g""k"等音;或让患者深吸气后,屏气 10 秒钟,接着从口中将气体呼出,增强软腭的肌力。

5. 食管期的训练 为了提高患者食管上段括约肌开放的时间和宽度,促进吞咽后因食管上段括约肌开放差而引起的咽部残留食物的排除。康复护理员可以让患者去枕平卧,抬头到刚好能看见自己脚趾的高度,同时肩部不离开床面,尽量保持约 1 分钟。

6. 其他间接训练 可用于摄取食物前,也可用于吞咽食物的间歇进行,适用于所有摄食—吞咽障碍的患者。

(1)头颈控制训练:头颈控制训练有利于增强呼吸辅助肌的肌力,也有利于缓解颈部肌肉的过度紧张,以防妨碍舌部及口腔周围肌肉的自主运动,有利于提高吞咽控制能力和咳出误咽物的能力。吞咽功能障碍者在床旁就应进行头颈控制训练,训练时康复护理员令患者身体朝前坐正,头部从正中开始,分别向前后、左右各方向做旋转运动和提肩、沉肩运动,每个动作持续 5 秒再回至正中位。在训练过程中要循序渐进。

(2)呼吸训练:呼吸训练可提高摄食—吞咽时的呼吸控制能力,恢复吞咽与呼吸的协调配合,提高声门闭锁能力,强化有效咳嗽,预防误吸的发生。康复护理员要对患者进行早期的呼吸训练。训练内容主要是从腹式呼吸和缩唇呼吸两方面进行。

(3)咳嗽训练:有效咳嗽产生的呼气气流能将呼吸道内的分泌物或异物排出体外,维持呼吸道的畅通。吞咽障碍患者会出现咳嗽无力的现象。为了产生有效咳嗽,可站或坐在患者身后,双手从患者的两腋下向前交叉,轻置于患者的胸腹部,可令患者深吸气后屏气,然后猛然向外呼气,呼气的同时置于患者胸腹前的双手用力向内上方挤压,帮助患者增加胸腹部压力,完成咳嗽动作。

(4)吞咽医疗操:患者端坐在椅子或床上,双手放在腹前,鼻子吸气、口呼气各 3 次;鼓腮、缩腮各 3 次;舌外伸左右活动各 3 次;舌前伸及后退运动各 3 次;发"pa-pa"声;向两侧转颈及左右倾斜各 3 次;上提双肩、双肩下垂各 3 次;双上肢上举提升躯干及向两侧弯曲各 3 次。

(三)摄食训练

在进行吞咽障碍训练时务必注意训练的安全性,具体摄食训练要求如下。

1. 进食体位 辅助者位于患者健侧,可让患者取躯干 30°仰卧位,头前屈。如此训练食物不易从口中漏出,有利于食团向舌根运送,还可以减少向鼻腔逆流及误咽的危险。严禁在水平仰卧位及侧卧位进食。

2. 进食姿势 主要的吞咽姿势有以下几种:①空吞咽与交互吞咽。每次进食吞咽后,应反复做几次空吞咽,将食团全部咽下,然后再进食。②侧方吞咽:让患者分别左转、右转,做侧方吞咽,可除去梨状隐窝残留的食物。③点头样吞咽:当患者颈后伸时,会厌谷会变得狭小,会厌谷残留食物可被挤出,而后颈尽量前屈,形似点头,同时做吞咽动作,去除残留食物。④转头吞咽:头颈部向患侧旋转可以关闭患侧梨状隐窝,食团移向健侧,并且有利于关闭该侧气道。头前倾并向患侧旋转,是关闭气道最有效的方法,适用于单侧咽部麻痹的患者。⑤低头吞咽:采取颈部尽量前屈的姿势吞咽,可将前咽壁向后推挤,对延迟启动咽部期吞咽、舌根部后缩不足、呼吸道入口闭合不足的患者是比较好的选择。⑥头后仰吞咽:头后仰时,由于重力的作用,食物易通过口腔到达舌根根部,适用于食团在口内运送慢的患者。

3. 食物的性状和质地　应根据吞咽障碍的程度、先易后难的原则来选择。密度均一,有适当的黏性,松散且爽滑,通过咽及食管时容易变形、不在黏膜上残留的食物容易吞咽。

4. 口量和进食速度　最适于吞咽的每次摄食入一口量,正常人液体为1～20 ml,浓稠泥状食物为3～5 ml,布丁或糊状食物为5～7 ml,固体食物为2 ml。对患者进行摄食训练时,如果一口量过多,会导致食物从口中漏出或引起咽部残留引起误咽;吞咽的每次摄食入口量过少,则会因刺激强度不够,难以诱发吞咽反射。训练中患者的进食量要遵循从少到多的原则。确认前一口已吞完,方可进食下一口。如患者出现呛咳,应停止进食。进食稀流食时,应用力快速吞咽;进食糊状、半固体食物时,须慢速进食。

5. 吞咽辅助手法　吞咽过程中应用吞咽辅助手法,可以增加患者口、舌、咽等结构本身的运动范围,增加运动力度,增强患者对感觉和运动协调性的自主控制。此法需要一定的技巧和多次锻炼,应在吞咽治疗师的指导和密切观察下进行。

(四) 其他护理

1. 电刺激　利用低频电刺激咽部肌肉,可以改善脑损伤引起的吞咽障碍。治疗时,将治疗用的电极放在咽喉部表面,当电流刺激咽喉部肌肉时,迫使患者完成吞咽动作。

2. 球囊扩张术　经鼻腔或口腔自上而下插入不同型号的导管,通过环咽肌后注入适量的水,使球囊直径增大,通过增大的球囊对环咽肌进行扩张。该技术对环咽肌失弛缓症、术后吻合口狭窄、化学灼伤性狭窄、肿瘤放疗后单纯瘢痕性狭窄、消化性狭窄、贲门失弛缓症等的治疗效果比较理想。

3. 针灸治疗　常取腧穴有天突、廉泉、丰隆等。

4. 辅助器具口内矫治　口腔辅助器具适用于舌、下颌、软腭等器质性病变的手术治疗,以及口腔器官有缺损或双侧舌下神经麻痹导致软腭上抬无力、影响进食吞咽功能的患者。

5. 手术治疗　手术治疗也具有较好的效果。

在对患者进行吞咽障碍训练过程中,注意培养患者良好的进食习惯,遵循定时、定量原则,训练中要循序渐进。当患者出现:昏迷状态或意识不清;对外界的刺激反应迟钝,认知严重障碍;吞咽反射、咳嗽反射消失或明显减弱;处理唾液的能力低,不断流涎,口部功能严重受损等现象时,暂时不宜经口进食训练。

在训练过程中,如果患者出现物掉入口腔,应立即将一手放入患者的口腔中,使其不能闭口,以阻断患者将异物咽下,另一只手托住患者头部使之向前倾,使异物滑到口腔前部后取出。当患者出现呛咳现象,康复护理员可辅助患者立即弯腰低头,使下颌靠近前胸,在患者肩胛骨之间快速连续拍击,迫使食物残渣咳出。若出现异物阻塞气道,康复护理员可一手握拳,将拇指侧顶在患者腹部正中,肚脐略上和剑突以下,另一只手按住拳头,快速向上向内推挤腹部,增加胸腔压力,反复进行直到阻塞物排出体外。但是不可用力过猛,应避免挤压剑突、肋弓,以免损伤胸腹脏器。

对于吞咽障碍者的治疗,在积极治疗原发病的同时还要对患者及其家属进行康复指导和心理疏导,对患者进行物理治疗、作业治疗和言语治疗及合理选择辅助用具等综合的康复治疗方式。

第五节 皮肤的康复护理

一、概述

皮肤是人体最大的器官,是人体表面一层柔软、均匀且可以延伸的保护膜。皮肤康复护理有助于身心健康,促进舒适,预防感染及其他并发症。

二、压疮护理

由于局部组织长时间受压最终引起血流受阻,导致局部不同程度的缺血性溃疡和组织坏死,称为压疮。

1. 发生原因

(1)压力:长时间持续的机械压力由身体表面传至骨面,压力呈锥形分布,锥底为受压的身体表面,而骨上的组织承受最大的压力。因此最重的损伤常见于肌层而非皮肤。

(2)剪切力:当皮肤保持不动而其下的组织移动时会发生剪切情况。剪切力与骶部压疮发生率高有关。若床头抬高,则骶骨后部组织压力比床放平时更大,尽管骶尾部皮肤与床面附着在一起,但身体却滑向床尾,这就会使从下面的肌肉供应给皮肤的动脉受压,使皮肤缺血而引起基底面积广泛的剪切性溃疡。剪切的常见原因包括痉挛、坐姿不良、卧姿不良、转移时滑动而不是抬起等。

(3)摩擦力:若皮肤在其承重面上移动则会产生摩擦力。最轻的摩擦引起皮肤撕裂,但破损限于表皮和真皮层。在合并有压力和剪切力时,摩擦力会进一步加重损害。

2. 继发危险因素

(1)运动:控制身体姿势能力的丧失或减弱是压疮最常见的危险因素。引起运动能力减弱的主要疾病有中风、关节炎、多发性硬化、脊髓损伤、脑外伤、过度抑郁、无力和精神错乱,应协助患者达到和保持尽可能高的运动水平,采取有效措施增加身体运动。

(2)营养状况:饮食不良,血清白蛋白水平降低可成为形成压疮的原因。富含蛋白质和碳水化合物的高热量饮食可提供正氮平衡,满足代谢和营养需求,从而预防压疮。

(3)年龄:随着年龄增长,有效分配压力的能力被削弱,伴有胶原合成改变,导致组织机械力降低且僵硬程度增加,这些因素可使组织中的液体流动的耐受性降低。当年龄增长时,软组织弹性成分减少,则皮肤上的机械负荷增加。

(4)潮湿:潮湿是压疮形成的一个重要促进因素,若不能控制会使皮肤软化。随着表皮组织的软化,张力会减小,受压及给予摩擦力时易破损。过度潮湿由出汗、伤口引流及二便失禁引起。

3. 压疮的分度

根据其对组织破坏严重程度分为四度:

Ⅰ度:有红斑出现,但皮肤完整。

Ⅱ度:深层皮肤有破坏,累及表皮或真皮。

Ⅲ度:皮肤破坏深达皮肤全层,未穿透皮下组织,在筋膜之上。

Ⅳ度:深达肌肉或骨。

4. 康复护理

（1）缓解压力：减轻局部压力与剪切力。

1）建立翻身卡，定时翻身，落实执行。在患者运动或者固定姿势是应尽量减少对肢体摩擦，对于长期卧床的患者应及时采用正确的翻身，避免局部组织长期受压，常更换卧位，一般2小时翻身一次，必要时30分钟翻身一次。建立床头翻身卡，在各种卧位时，采用软枕、气垫，垫圈充气应1/2～2/3满，不可充气过多，还可采用翻身床、气垫床、水床等。

2）使用防压疮皮肤护理液：如赛肤润，改善皮肤微循环，营养状况，提高皮肤抵抗力对于高危人群（急重症、手术时间长、术后不能下地等患者）受压部位可粘贴水胶体敷料（如多爱肤、康惠尔等）。

（2）缓解或移除压力源。

1）卧位：患者可取30°侧卧（注意肋部皮肤受压情况）位；

2）对于患者久坐椅子或轮椅时：让患者15分钟换次体位，或由护士帮助1小时转换支撑点，同时可以使用减压器具如海绵垫、充气床垫、软枕、水床、水垫、气垫、啫喱垫、泡沫。

（3）皮肤护理：保持皮肤清洁、干爽，及时更换潮湿被服及尿垫；避免使用刺激性洗液，宜用温水及中性洗剂；避免局部刺激，减少摩擦力和潮湿；用烤灯使皮肤干燥会导致组织细胞代谢及需氧量增加进而造成细胞缺血甚至坏死，因此不可使用。涂抹凡士林、氧化锌膏等油性剂由于无透气性，无呼吸功能，其水分蒸发量维持较低水平，远低于正常皮肤蒸发量，导致皮肤浸渍，也不可使用。

同时增加营养，对患者进行积极的健康教育也有利于预防压疮及改善压疮的症状。

三、伤口换药护理

换药是治疗压疮的基本措施。创面的愈合要求适当的温度、湿度、氧分压及 pH 等。局部不用或少用外用药，重要的是保持创面清洁。可用普通盐水在一定压力下冲洗以清洁创面，促进健康组织生长而且不会引起创面损害。每次清洗创面时要更换敷料，并清除掉创口表面的物质如异物、局部残留的药物、残留的敷料、创面渗出物和代谢废物。如有坏死组织，则易发生感染且阻碍创面愈合，可用剪除、化学腐蚀或纤维酶溶液等方法来清除坏死组织，但应避免损伤正常肉芽组织影响上皮组织生长或引起感染扩散。

根据情况可用过氧化氢和生理盐水冲洗伤口。渗出物多的创面换药应每日两次，无分泌物且已有肉芽组织生成时，换药次数宜逐渐减少，可由每日1次减少至每3日1次。压疮创面需覆盖，这有助于其内环境和维持生理完整性，较理想的敷料应能保护创面，与机体相适应，并提供理想的水合作用，尽管在潮湿的环境中创面愈合更快，但过多渗出物能浸泡周围组织，因而应该从创面上吸去这些渗出物。

四、抗感染护理

控制感染的主要方法是加强局部换药，伤口引流要好；必要时可用 2% 硼酸溶液、3% 过氧化氢溶液冲洗创面。同时，根据全身症状和细菌培养结果，可考虑全身使用敏感抗生素控制感染。

五、创口的物理疗法护理

紫外线可有效地杀灭细菌及促进上皮再生促进压疮创口愈合，但紫外线不应用于极易受损伤的皮肤或创口周围组织严重水肿的患者。治疗性超声可通过增强炎性反应期,从而更早进行增生期来加速创口的愈合。用于组织修复的电刺激通过刺激内源性生物电系统,促进电活动,改善皮氧分压,增加钙吸收和三磷酸腺苷、蛋白合成及其杀菌作用刺激慢性创伤愈合。可应用低强度直流电、高压脉冲电流和单相脉冲电流进行电刺激。电刺激可用于常规治疗无效的Ⅲ和Ⅳ级压疮以及难以治疗的Ⅱ级压疮。

第六节 肠道的康复护理

一、概述

对于各种原因引起的肠道功能障碍的患者,有效的肠道康复护理可以帮助患者消除或减少大便失禁;建立一个定时定期排便的模式,解除或减轻便秘患者的痛苦。大大减少由于肠道功能障碍引起对患者的日常生活活动、工作/学习及休闲娱乐活动,从而可以提高患者的生活质量。

二、肠道的护理方法

(一)大便失禁患者的康复护理

1. 心理护理 对于老年人,及时处置患者大便失禁的困窘,告知患者可穿收腹裤或紧身衣裤以增加肛门的节制能力,从而增加病人的生活信心,帮助他们回归社会。对于患儿,协助家长做好生活护理,帮助勤换衣裤、清洗会阴部;对于年长患儿,护理人员要耐心讲解病情,同时做好家长的思想工作,逐渐使患儿由替代护理变为自我护理。

2. 观察排便反应 如患者因进食刺激肠蠕动而引起排便,则应在饭后及时给予便盆。如排便不规律则酌情定时给予患者使用便盆以试行排便,可适当为患者使用导泻剂或灌肠,以帮助患者建立排便反射。

3. 皮肤护理 保持肛门周围皮肤清洁,一旦发现有粪便污染,用柔软卫生纸擦净后再用温水清洗局部皮肤,用毛巾擦干,并涂油膏于肛门周围皮肤,防止发生皮疹或压疮。

4. 改善饮食结构 宜进高蛋白、高热量、易消化、含纤维素多的食物,以利于排便通畅。增加膳食中膳食纤维的含量,膳食纤维不会被机体吸收,但可增加粪便的体积,刺激肠蠕动,有助于恢复肠道功能。

5. 肛门括约肌训练 嘱患者每天坚持收缩肛门(提肛),每次坚持数秒钟,从而提高患者肛门括约肌的紧张度。同时可采用电刺激疗法和针灸疗法等方法刺激肛门括约肌收缩。

(二)便秘患者的康复护理

1. 心理护理 稳定病人情绪,消除其紧张因素。

2. 养成定时排便的习惯 康复护理员指导患者选择适当的排便时间,形成排便规律。有便意时需及时排便,患者抑制排便可导致便秘现象。

3. 饮食指导 指导患者注意均衡饮食、适量增加膳食纤维、多饮水,具体方法如下:①补充水分:使肠道保持足够的水分,有利粪便排出;②高纤维饮食:膳食纤维可刺激结肠,增强肠蠕动,如糙米、蔬菜、香蕉等;③B族维生素及叶酸:进食含B族维生素丰富的食物,可促进消化液分泌,维持和促进肠蠕动,有利于排便,如粗粮、酵母、豆类及其制品等。在蔬菜中,叶酸具有良好的通便作用,如菠菜、包心菜等;④多食易产气食物:多食易产气食物,促进肠蠕动加快,有利排便,如洋葱、萝卜等;⑤增加脂肪摄入:适当增加高脂肪食物,植物油能直接润肠,且分解产物脂肪酸有刺激肠蠕动作用,如干果的种仁(杏仁、松子仁、核桃仁、桃仁等)。

4. 促进胃肠蠕动的运动指导　指导患者进行适量的运动,如中国传统功法、步行、慢跑和腹部的自我按摩等。

5. 药物软化粪便　根据病情可遵医嘱给患者口服软便剂,如液体石蜡 10～15 ml,每晚睡前服用 1 次。还可遵医嘱使用肛门栓剂如开塞露、甘油栓、肥皂栓等。

6. 灌肠法　可遵医嘱给予小量不保留灌肠。

7. 其他　如指间刺激法、选择合适的姿势和便器等。

第七节　膀胱的康复护理

一、概述

神经性膀胱功能失调是控制膀胱的中枢或周围神经发生病变而引起的排尿功能障碍,尿潴留和尿失禁的症状会给患者增加痛苦,加重心理压力,而且会延缓康复进程,降低生存质量,甚至造成严重并发症。

膀胱功能训练是针对膀胱尿道功能失调而实施的重要功能训练,膀胱护理的目标是恢复膀胱排尿功能,改善排尿症状,减少残余尿量,预防泌尿系统并发症的发生。

二、膀胱的护理方法

(一)尿失禁

排尿失去控制而尿液不自主地流出,称为尿失禁。对于尿失禁的患者康复护理的目标是帮助患者恢复膀胱功能,促使膀胱贮尿。

1. 心理护理　尿失禁患者因尿液刺激和尿液异味等问题常感到自卑和忧郁,心理压力大。因此应尊重、关心患者,给予理解和安慰,随时做好帮助和护理。

2. 盆底肌肉锻炼　康复护理员可指导患者收缩耻骨、尾骨周围肌肉(会阴及肛门括约肌),每次持续 10 秒,重复 10 次,每日 5～10 次。

3. 排便习惯训练　康复护理员可帮助患者建立规律性排尿习惯,每天规定特定的排尿时间。

4. 留置导尿　康复护理员根据病情可给予留置导尿管持续导尿或定时放尿,一般每3～4 小时放尿 1 次。

5. 皮肤护理　保持皮肤清洁干燥,及时用温水清洗会阴部,被服应勤洗勤换,以避免尿液刺激皮肤,去除不良异味,防止感染和压疮的发生。

(二)尿潴留

尿潴留是指患者膀胱内潴留大量尿液而不能自主排出的现象。患者主要症状为下腹胀痛、排尿困难。护理与训练的目的是促使膀胱排空。

1. 调整体位和姿势　康复护理员协助患者以习惯姿势排尿;只能卧位者,可摇起床头或助其略抬高上身。

2. 激发诱导排尿　可采用患者自我心理暗示、听流水声、温水冲洗会阴、轻敲患者耻骨上区,摩擦患者大腿内侧、捏掐腹股沟等方式,从而诱导排尿。

3. 屏气法 病情允许时,让患者取坐位,身体前倾,快速呼吸 3～4 次,做 1 次深吸气,然后屏住呼吸,向下用力做排尿动作,促使尿液排出。

4. 手压法 先用指尖对膀胱区进行深部按摩,以增加膀胱张力。再用双手或者单手握拳,由脐部向耻骨方向推压,并改变加压方向,直至尿流停止。

5. 间歇性清洁导尿及留置导尿 间歇性清洁导尿能使膀胱周期性地扩张与排空,维持近似正常的生理状态,降低感染率,促使膀胱功能恢复。

对无法接受间歇性清洁导尿的患者,如昏迷、泌尿系统疾病手术后、会阴部有损伤时,可留置导尿管持续导尿,但极易引起泌尿系感染,要注意加强对留置导尿管的管理,如严格遵守无菌操作原则,尿道口每日消毒 2 次,贮尿袋每日更换 1 次,尿管每周更换 1 次,并及时清倒尿液,保持引流管通畅,防止尿液逆流。

第八节 心理护理技术

一、概述

心理障碍是个体的心理偏离了常规标准或准则,并伴有个体痛苦体验或心理损害,从而影响其正常的生活、工作/学习及休闲娱乐活动的心理异常状态。

心理护理技术是解决患者各种心理困扰,包括情绪、认知与行为等问题。目的在于解决患者所面对的心理障碍,减少焦虑、抑郁、恐慌等精神症状,改善患者不适应社会的行为,建立良好的人际关系,促进人格的正常发展,较好地面对生活和较好地适应社会。

康复护理通过对患者的支持与辅助、了解与领悟、训练与学习、促进自然痊愈与成长的康复机制帮助患者把心理压力与挫折尽量减少,让来访者能发挥自己的长处,慢慢去克服心理障碍。

二、心理护理方法

1. 精神分析疗法 精神分析强调把无意识的心理冲突提升到意识当中,揭露防御机制的伪装,使患者了解到症状的真正原因和真实意义,使其摆脱自身症状,重塑健康人格。

(1)自由联想:让患者把陆续积满心头的一切想法毫无压抑、毫无批判地都说出来。然后分析者把患者报告的材料加以分析和解释,直到找到病根时为止。

(2)阻抗分析:阻抗是指来访者有意或无意地回避某些敏感话题或采取其他不合作的态度或行为。患者拒绝(无意识)暴露带有创伤或焦虑的事件,这可能正是来访者问题的症结所在。阻抗分析技术为了消除来访者不愿触及创伤经验或无意识冲突的抵抗心理。

(3)移情分析:移情即是来访者把自己早年生活中对某个人(通常是父母)的情感或态度,移渡到治疗者身上。帮助来访者了解自己。

2. 行为治疗法 行为治疗基本原则即是采用经典条件反射、操作条件反射和社会学习理论,通过某些特殊设计的治疗程序,逐步纠正或消除来访者的病态及不良行为,建立新的行为反应。

(1)系统脱敏疗法:只是用于来访者在某一特定情景下产生的超出一般紧张的焦虑或恐

怖状态。

（2）厌恶疗法：是将某些不愉快的刺激，使其欲实施一定行为时，便立刻产生厌恶体验而最终终止或放弃原有的不良行为。常见的厌恶刺激有物理刺激、化学刺激和想象中的厌恶刺激。

（3）强化的方法：系统应用强化的手段去增进某些适应性行为，减弱或消除某些不适应行为的方法。强化的类型有正强化（如代币奖励方法）和负强化（如消退法——对不适应行为不予注意）。强化物应适当、及时，意义表达要明确，强化目标要逐渐提高。

（4）冲击疗法：治疗者使用能引起来访者更强烈焦虑情绪的刺激，使其受到更大的冲击。此方法在治疗恐惧症、强迫症方面疗效较好，但要注意病例选择。

（5）生物反馈法：采用由特殊设备与训练来训练个人按自身生理变化的信息，学习间接控制体内原本不能自由支配的活动，达到强化生理功能的目的。这种治疗适用于有强烈欲望的、患睡眠障碍、神经症和一些心身疾病的来访者。

3．人本治疗法　是以接受治疗的当事人为中心的一种治疗方法，治疗要点是以患者为中心，重视其人格尊严，将心理治疗的过程视为治疗者为来访者设置的一种自我成长的教育机会。治疗程序如下：①掌握真实的经验；②找回失去的信心；③培养独立的人格；④培养应变能力。

4．认知疗法　认知是一个人对事物或自己和（或）别人的认识、看法和见解等。认知疗法是通过改变他们的认知或认知过程来达到减弱或消除情绪障碍和其他不良行为。

（1）合理情绪疗法：合理的、有理性的思维产生愉快的情绪，不合理的、非理性的思维产生情绪困扰。合理情绪疗法就是以理性治疗非理性，帮助来访者以合理的思维方式代替不合理的思维方式，以合理的信念代替不合理的信念，最大限度减少不合理信念给他们带来的不良影响。在整个治疗过程中，与不合理的信念辩论的方法是主要方法。治疗的 3 个阶段：心理诊断阶段；领悟和修通阶段；再教育阶段。

（2）贝克的认知疗法：贝克认为有机体在谋求生存的过程中，需要有一种适应性的信息加工过程，这个过程如出现偏差即会出现认知过程中的推理错误，如任意的推断、选择性提取、过分夸大或缩小、个人化、两极式思维等。认知疗法的目标就是要改变错误信息加工过程，矫正那些使情绪和行为失调的信念或假设。

5．系统式家庭治疗　家庭治疗对于心理障碍的患者的康复有着重要的意义，是以家庭为单位来进行心理干预的方式。它所依据的理论吸收了不同理论观点和概念，如精神分析的心理动力学观点、系统理论等。

第九节　放松训练技术

放松训练是一种重要的康复护理方法。如患者肌肉过度紧张，会导致其运动功能减弱，甚至出现疼痛或原有疼痛加重；患者精神过度紧张，可能使其机体出现应激，过强的应激反应则会破坏机体内在的平衡，出现相应的病理状态或疾病。实际上肌肉的紧张和精神上的紧张往往又相互联系、相互影响。通过放松训练可以化解由于患者紧张所带来的不利影响。

一、概述

我国的导引、气功疗法、印度的瑜伽术等都属于放松治疗。在传统的放松训练基础上，逐步发展成了现在的肌肉松弛法和意念松弛法，结合肌电生物反馈仪，又形成了肌电生物反馈松弛法，从而有效地提高了放松效果。这些治疗方法在康复医学和心理学中得到了广泛的应用。

放松是指对事物的注意或控制由紧变松，医学上主要指化解躯体上与精神上的紧张感，具有松弛、松散、不紧张的意思。放松训练也叫放松疗法或松弛疗法，是通过各种固定程式的反复训练，使患者的思想、情绪及全身肌肉处于完全松弛、宁静状态的一种行为治疗方法。主要有肌肉松弛法、意念松弛法和肌电生物反馈松弛法。

实践证明，松弛训练可以使机体产生生理、生化和心理方面的变化，不但对于一般的精神紧张、神经症有显著的疗效，而且对运动障碍和某些与应激有关的身心疾患也有一定的疗效。

（一）放松训练具有提高运动能力的作用

1. 增大肌肉收缩的力量。
2. 提高关节的灵活性和柔韧性。
3. 加快能量合成。
4. 减少能量消耗，提高速度耐力。
5. 有利于全身的协调运动，加速运动技能形成，提高动作完成质量。

（二）放松训练具有良好的抗应激作用

放松后，机体趋向于保持能量，提高副交感神经活动包括心率减慢、血压下降、皮肤温度升高、增强胃肠运动和分泌功能等，促进合成代谢及有关激素诸如胰岛素和性激素的分泌。因此，肌肉放松练习可用于自主神经功能失调、神经官能症的治疗，也可用于因精神、躯体的过度应激所致的病症，如强迫症。

（三）放松训练具有缓解疼痛的作用

当肌肉松弛时，其刺激也被传导至脊髓，但作用于突触的抑制区，即使原来可以引起疼痛的刺激也不引起疼痛。另一方面，如果疼痛持续存在，可因继发性肌紧张，导致局部血液循环障碍，使疼痛进一步加重，进而形成恶性循环。

肌肉放松后，可阻断恶性循环，以缓解疼痛，进一步消除不安，改善睡眠，调整全身状态，使病情向治愈方向发展。

二、放松训练的方法

放松训练分为3类：肌肉松弛法、意念松弛法和肌电生物反馈松弛法。肌肉松弛法和意念松弛法的区别在于，前者是从生理上的放松出发，而后者是从心理上的放松出发。

（一）肌肉松弛法

肌肉松弛的方法很多，如对比法、交替法、下垂摆动和放松体操。

1. **对比法** 对比法是通过反复练习肌肉的收缩和松弛，以提高肌肉的感觉，促使肌肉真正得到松弛的训练方法。训练时遵循从脚趾肌肉放松开始到面部肌肉放松结束。这种方法也称渐进性松弛法。

（1）训练前的准备：①找个安静又无他人干扰的环境来进行，松解所有束缚在身上的物品。②可取坐或卧位，双上肢掌心向下前旋位置于两侧，与躯干稍分开，双下肢稍分开，手足不要交叉。③闭眼安静休息 3～4 分钟。

（2）各部位肌肉放松的动作要领

1）脚趾肌肉放松：将双脚脚趾慢慢向上用力弯曲。与此同时，两脚与腿部不要移动，持续约 10 秒，然后渐渐放松。放松时，注意体验与肌肉紧张时的不同感觉。20 秒后，做相反的动作，将双脚脚趾缓缓向下，用力弯曲，保持 10 秒，然后放松。

2）小腿肌肉放松：将双脚向上，朝膝盖方向用力弯曲，使小腿肌肉紧张。保持该姿势运动治疗技术 10 秒后，慢慢放松。20 秒后，做相反的动作。将双腿向前下方用力弯曲，保持 10 秒，然后放松。

3）大腿肌肉放松：绷紧双腿，使双脚后跟离开地面，持续 10 秒，然后放松。20 秒后，将双腿伸直、绷紧，双膝相并，就像双膝正紧紧夹住一枚硬币那样，保持 10 秒后，放松。

4）臀部肌肉放松：将双腿伸直，平放于地，用力向下压两只小腿和脚后跟，使臀部肌肉紧张，保持此姿势 10 秒，然后放松。20 秒后，将两臀部用力夹紧，努力提高骨盆的位置，持续 10 秒，随后放松。

5）腹部肌肉放松：高抬双腿，以紧张腹部四周的肌肉，与此同时，胸部压低，保持该动作 10 秒，然后放松。注意感觉由紧张到放松过程腹部的变化和感觉。

6）胸部肌肉放松：双肩向前并拢，紧张胸部四周肌肉，体验紧张感，保持该姿势 10 秒，然后放松。

7）背部肌肉放松：向后用力弯曲背部，努力使胸部和腹部突出，使之呈桥状，保持 10 秒，然后放松。20 秒后，往背后扩展双肩，使双肩尽量合拢，以紧张其上背肌肉群，保持 10 秒后，放松。放松时，应注意该部位的感觉。

8）肩部肌肉放松：将双臂外伸，悬浮于沙发两侧扶手上方，耸肩，尽力使双肩向耳朵上方提起，保持该动作约 10 秒，然后放松。注意体验发热和沉重的放松感觉。

9）双前臂肌肉放松：双手平放于沙发扶手上，掌心向上，握紧拳头，腕关节屈曲，使双手和双前臂屈肌紧张，保持 10 秒，然后放松。20 秒后，掌心向下，五指伸展，腕关节背屈，使双手和双前臂伸肌紧张，保持 10 秒，然后放松。

10）双上臂肌肉放松：双前臂用力向上臂弯曲，使双臂的二头肌紧张，10 秒后，放松。20 秒后，双臂向外伸直，用力收紧，以紧张上臂三角肌，持续 10 秒，然后放松。

11）颈部肌肉放松：把头用力向下弯，尽力使下颌抵住胸部，保持 10 秒，然后放松。

12）头部肌肉放松

第一步，紧皱额头，就像生气时的动作一样，保持这种姿势 10 秒，然后放松。

第二步，闭上双眼，做眼球转动动作。先使两只眼球向左边转，尽量向左，保持 10 秒后，还原，放松。再使两眼球尽量向右边转动，保持 10 秒后，还原，放松。随后，使眼球沿顺时针方向，转动 1 周，然后放松。接着，再使眼球按逆时针方向，转动 1 周后放松。

第三步，皱起鼻子和脸颊部肌肉，保持 10 秒，然后放松。

第四步，紧闭双唇，使唇部肌肉紧张，保持此姿势 10 秒后，放松。

第五步，收紧下颌部肌肉，保持该姿势 10 秒，然后放松。

第六步，用舌头顶住上腭，使舌头前部紧张，10 秒后放松。

第七步，做咽食动作，以紧张喉部和舌头的背部，但注意不要完全完成咽食这个动作，持续 10 秒，然后放松。

在做放松训练时与自己的呼吸相协调，且应注意肌肉由紧张到放松要保持适当的节奏。每一组肌肉的练习之间应有一个短暂的停顿，每次练习应从头至尾完整地练习。一般可以每天练习 1～2 次，每次 10～20 分钟。放松时要注意体验放松的感觉。

经过渐进性肌肉放松训练法训练之后，一般都会感到头脑清醒、心情平静、全身舒适、精力充沛。

2. 交替法　交替法是以收缩拮抗肌来促使原先紧张肌群松弛的训练方法。其原理是通过拮肌的收缩紧张，对原动肌产生相应的负诱导，使处于紧张状态的原动肌出现抑制和松弛。要求患者感知他在某一体位下紧张的感觉和在不改变原有主要做功位置时如何消除它。具体方法如下：

（1）准备：在安静、无干扰的环境中，取有利于紧张部位的拮抗肌收缩的体位，坐或卧位均可。

（2）基本动作：缓慢且稍稍用力地收缩拮抗肌，尽可能放松紧缩的部位，体会新体位并保持 30 秒，然后放松。20 秒后做下一个动作。不可过度用力，否则会出现拮抗肌和原动肌都同时收缩和紧张的情况，达不到放松紧张部位的目的。训练按照从近端至远端的操作程序进行，身体部位收缩的动作如下：

1）肩部：沉肩，手下伸。

2）手臂：抬起上臂，伸直肘部。

3）手：伸展手掌和手指。

4）髋：外展髋关节。

5）膝：伸膝。

6）脚：足趾屈曲。

7）头：头后伸。

8）背部：背向后压。

9）腰部：腰向后压。

10）下颌：闭口，将下颌向下牵拉。

11）呼吸：做"叹气"动作。

3. 下垂摆动　康复护理员将上肢或下肢均置于下垂位，作前后放松摆动，直至肢端出现明显麻胀感为止。此类摆动适宜于缓解强直性震颤麻痹。也可加 0.5～1 kg 重量于肢体，再作摆动。下垂摆动适用于肩、髋、膝部的放松。

对颈、肩、胸、背部的肌群有明显紧张而又无法放松者还可做放松操。

（二）意念松弛法

意念松弛法是以意念调整为主的放松方法。常用的方法有气功里的放松功，西方的静思冥想法放松训练、自律训练和意象训练。

1. 放松功　练习放松功，在卧、坐或站位下均可进行。

（1）体位

1）卧位：可就地仰卧于草地上，两眼微闭或凝视鼻尖，四肢稍伸展放松。

2）坐位：可取自由倚靠坐位或端坐位，后者要求头正、肩松、腰直、髋松，两足平分与肩同宽,足踏实地。眼同卧位。

3)站位:常取直立位或三圆式站立。直立位要求和端坐位同。三圆式则要求两臂稍前屈、外展、内旋,肘微屈,两手相对作抱球状(一个圆),两臂相对呈环抱状(两个圆),两膝微蹲略呈圆形(三个圆)。

(2)方法:意念与呼吸相配合进行训练,做到以意领气。呼吸要求自然呼吸,舌抵上腭,呼吸节律慢,呼吸幅度大。吸气时默念"紧",同时意念身体从头至足的某一部位先收缩使之变紧,呼气时默念"松",同时意念相应意念部位突然放松。由于意念集中于身体各部,可排除杂念而达到入静的境界,因而能收到心理和肌肉均放松的效果。训练过后要注意有收功,收功时做几次深呼吸,活动四肢即可。

2. 静思冥想法放松训练　静思冥想是通过闭目守静,把意念集中到一点上,在大脑里形成一个优势兴奋中心,从而抑制其他部位的活动的放松训练方法。这是解除心理疲劳的一种有效的方法。静思冥想法可分为放松、静思、冥想、收式四个步骤。

(1)放松:坐在环境安静、温度适宜、光线柔和的房间里,双脚放在地面上,双目微闭,深吸一口气后,慢慢呼出,反复默念几次"放松",让放松感传遍全身各个部位,并将这种状态保持5分钟左右。

(2)静思:要求是充分地运用想象,把自己置身于某一情境之中。

(3)静思冥想的要点:是把心理疲劳所导致的生理上的不适想象为某种实体,以自己所能接受的核心,这一步大约需要15分钟。

(4)收式:静思冥想结束之前,先做好思想准备,再慢慢地睁开双眼,把注意力转移到室内,功法结束。

静思冥想法简单易行,一天可以做2～3次,如患者能坚持习练会取得显著的心理治疗效果。

3. 自我催眠疗法　自我催眠疗法是通过患者本人进行主观意念诱导和有序练习来达到自我催眠效果的方法。这种状态有利于患者主动地调整和恢复心身平衡,具有调整人体心身功能和自主性神经系统功能的作用。

(1)具体操作步骤

1)训练者取舒适的体位。采用坐姿时,两手放在两边的扶手上,头部稍微前倾;采用仰卧时,两手放在身体两侧,两脚稍分开,双目微闭,全身肌肉放松,心情平静、安定,注意力高度集中,排除一切杂念。

2)训练者按一定的顺序进行默念形式的自我意念性练习。

(2)默念的基本指导语

1)我的双手、双脚感到沉重。

2)我的双手、双脚有温暖感。

3)我的呼吸平稳而有节奏感。

4)我的心脏有缓慢的跳动感。

5)我的胃部有温暖的感觉。

6)我的额部有凉爽的感觉。

7)我的面部有凉爽感。

默念时,在缓慢地默念语句的同时,想到默念内容在自己身上得到应验。此种方法简单易行,每日至少一次,每次 15～20 分钟,20 次为 1 个疗程。

4. 意象训练法　意象训练法是指通过想象轻松愉快的情境,从而达到身心放松、舒畅情绪的方法。

在整个放松过程中始终保持深、缓而均匀的呼吸。进行逼真、生动形象的想象。头脑中的意象越清晰、生动,放松的效果就越明显。

治疗前可选择安静的环境,患者可仰卧在舒适的床上,将四肢伸展、放平,闭上眼睛并配合深、缓而均匀的呼吸。意象训练能消除身心疲劳,也可减轻或解除心理紧张和烦恼,而且还可以恢复精力。

另外,肌电生物反馈松弛法把无法感觉到的肌电活动转变成各种能看到或听到的信号,从而让患者能客观地了解到肌肉松弛和紧张时的各种肌电活动,通过训练可以达到肌肉松弛的目的。

（许明高）

第五章 康复治疗护理技术

第一节 运动疗法

运动疗法又称治疗性运动，是根据患者的病情和身体各部分功能状况，选择合适的运动训练方式，利用生物力学的原理如躯体运动、牵引、按摩或借助康复器械运动等，通过患者自身的力量或康复治疗师的辅助操作所进行的主动运动或被动运动方式，来改善患者局部或整体功能的一种治疗方法。运动疗法是康复治疗方法中应用最多的手段，促进患者各种功能的恢复，最大限度地恢复患者生活自理和劳动能力，在康复治疗学中占有重要的地位。

运动疗法以"运动"为手段，着眼于"功能"。即采用"运动"这一物理现象对患者进行治疗，重点解决患者运动功能障碍问题，达到改善关节活动度，增强肌力、耐力，改善平衡协调能力，提高整体运动功能的目的。在治疗过程中，患者自身积极参与，使局部功能与整体功能、身体功能与心理功能均得到全面的改善与提高。

一、运动疗法的特点

1. 简便易行　运动疗法可以不受时间、地点、设备、器材等条件限制，简单、经济实用。

2. 主动积极治疗　运动疗法要求患者主动、自愿地参加治疗过程，通过主动积极治疗，促进患者心理障碍和躯体功能障碍的恢复。

3. 局部治疗与全身治疗相结合　运动疗法虽是通过肌肉、关节活动达到局部器官的锻炼，但也可通过神经反射和体液调节机制来改善患者全身的功能状态，达到增强体质，促进功能康复的目的。

4. 防病与治病相结合　运动疗法不仅能促使疾病的临床治愈和功能恢复，而且能防止一些疾病可能发生的并发症或不良后果。还具有增强体力和免疫功能、预防疾病、健身延年等作用。利用运动练习作为治疗手段，还可加强患者意志力的锻炼。

二、运动疗法的基本原则

1. 针对性　严格按照患者疾病特点、病程、评定的结果等制定康复治疗方案，根据患者功能状况的改变及时调整治疗方案。

2. 渐进性　运动强度由小到大，运动时间由短到长，动作的复杂性由易到难，休息次数和时间由多到少、从长到短，重复次数由少到多，动作组合从简到繁。

3. 持久性 运动疗法特别是主动运动具有良好的效应积累以及远期作用,时间越久,效果越佳,因此需要患者长期坚持。

4. 综合性 在被动运动及功能训练中,常常只重视局部的治疗和训练,而忽略了身体的全面训练,应该局部和全身兼顾。在许多情况下,当全身健康状况改善后,局部的功能改善更加容易。

5. 安全性 不论采取什么方式的运动疗法,都应以保证患者安全为前提。由治疗师执行的运动疗法,如被动运动、关节松动等手法,必须强度适当,治疗中要密切观察患者反应。由患者自我完成的运动疗法,如恢复肌力、耐力训练等,应指导患者正确的训练方法及正确调控运动量,避免因方法或运动量不当造成损伤或加重病情。

三、运动疗法在康复治疗中的作用

临床上,康复治疗是康复治疗与护理技术的结合,其中运动疗法可作为康复及治疗护理技术的主要内容,以下主要叙述运动疗法的基本生理功能及临床适应证。

(一)运动疗法的基本生理作用

运动疗法对所进行的肌肉活动和功能锻炼,主要是通过神经反射、神经体液和生物学作用等途径,对人体的局部功能和全身功能产生相应的影响和改变,以改善机体失调的状态。

1. 提高神经系统的调节能力 运动和锻炼是重要的生理性刺激,它可保持中枢神经系统的紧张性和兴奋性,维持其正常功能,从而发挥对全身脏器的调节作用。长期坚持运动锻炼,具有锻炼和加强大脑皮质活动能力的作用,使神经系统的兴奋性、灵活性和反应性大大改善,以达到强化中枢神经系统对全身各脏器功能的调整和协调作用。长期锻炼还可使迷走神经的兴奋性增强,提高对脏器活动的自控能力。

运动疗法还可提高患者的积极情绪,组织患者参加适当的运动,可使其在认知、情绪等心理活动方面得以调节及改善,达到重塑自我形象,扭转精神抑郁及悲观失望等负性情绪的功效,从而使患者对治疗疾病充满希望,对克服困难、战胜疾病充满信心。

2. 提高新陈代谢能力 运动可使人体能量消耗增加,适应运动的需要,将大量消耗体内能源底物,使新陈代谢水平急剧升高,可达到安静状态时的几倍甚至十几倍。循环系统和呼吸系统功能也会出现相应变化:如心跳加快,心肌收缩增强,收缩末期容量减少,每搏量增多,心排血量增多等。血流重新分布,骨骼肌的血液供应量从安静时的 $15\% \sim 20\%$ 增加至占总血液供应量的 80%,保证了骨骼肌及心肌的血供。

运动时,机体为了摄取更多的氧并及时排出二氧化碳,呼吸系统表现为呼吸加深加快,胸廓和横膈活动幅度明显增大,潮气量增多,每分通气量和耗氧量可增加数倍至十几、二十倍,以满足机体运动的需要。

3. 维持运动器官的形态与功能 运动器官的形态和功能是相互作用、相互依存的,形态破坏会限制功能,而功能丧失又会使形态进一步受损,如肌肉废用性萎缩和关节挛缩僵硬等。合理的功能训练是维持和恢复运动器官形态和功能的重要因素。疾病破坏了运动器官的形态,必然使其功能受限制,如不及时进行恢复训练,可致骨质疏松、肌肉萎缩、关节挛缩、软骨面纤维化等退行性改变。

运动可改善骨骼及肌肉的血液循环,促使液体的分泌与吸收,增加软骨营养,保证软骨代谢的需要;牵拉各种软组织,使挛缩的组织延伸,改善关节的活动范围;使肌蛋白增多,肌纤维增粗,萎缩的肌肉逐渐恢复,增强肌力和耐力,改善主动运动能力;运动还可维持骨代谢平衡,使骨皮质增厚,增强骨骼的支撑能力,从而使运动器官的形态和功能得以恢复。

4. 促进新的代偿功能形成 疾病可损害人体部分器官的功能,但机体可发挥健全组织和器官的作用来代偿缺损部位的功能。有计划组织患者进行运动训练,会促进患者代偿功能的发挥,如运动系统的代偿可分为两个部分:一是中枢性代偿,即中枢神经功能发生改变后,运动功能产生代偿性改变,使原来与这种运动无关的肌肉重新建立新的反射,以补充协助完成动作;二是周围性代偿,即经过有计划的运动训练,使正常的肌纤维增粗,以代偿损伤部分的功能,恢复机体的活动能力。

(二) 运动疗法的适应性疾病

1. 高血压、动脉硬化、冠心病、肺结核、慢性支气管炎、肺气肿、哮喘、溃疡病、内脏下垂、习惯性便秘等。

2. 糖尿病、肥胖症、高脂血症等。

3. 偏瘫、截瘫、周围神经损伤、脊髓灰质炎、神经衰弱等。

4. 四肢骨折、脊柱骨折、腰腿痛、颈椎病、肩周炎、脊柱畸形、类风湿关节炎、关节置换术后、截肢术后等。

四、运动疗法的分类及临床应用

运动疗法的分类有多种,现介绍常用的分类方法有:按用力程度分为被动运动、助力运动、主动运动、抗阻运动;按肌肉收缩类型分为等长运动、等张运动和等速运动;以及按治疗作用分类等等。分类不同,运动疗法的临床应用也各异。

(一) 按用力程度分类

1. 被动运动 被动运动是指运动时患者完全不用力,肌肉不收缩,肢体处于放松状态,由外力完成整个运动过程。例如,关节手术后早期持续被动运动,各种手法治疗等。其作用是预防挛缩和粘连的形成,保持肌肉休息状态时的长度,刺激伸屈反射,增强本体感,为主动运动作准备。

2. 助力运动 助力运动是指部分借助于外力的辅助,部分由患者主动收缩肌肉来完成整个运动的过程。外力可以来自机械,也可以来自于健侧肢体或他人的帮助。例如,四肢骨折患者利用悬吊带将骨折肢体托起,以去除重力的作用来完成肢体的活动,周围神经损伤患者利用滑轮进行关节活动或肌肉力量训练。这种运动的作用是增强肌力和改善功能。适用于肌肉已能开始收缩,但力量尚不足以移动肢体的自重或对抗地心引力的情况。

3. 主动运动 主动运动是指既不需加辅助力也不给予任何阻力的情况下全部由患者主动独立完成的运动。其作用是增强肌力和改善功能,并且能通过这种运动改善心肺功能和全身状况。适用于肌肉能移动肢体自身的自重或抗地心引力进行运动。

4. 抗阻运动 抗阻运动是指在有阻力情况下由患者主动地进行对抗阻力的运动。阻力可以是器械也可是徒手的。多用于肌肉的力量训练和耐力训练,例如,骨折或周围神经损伤后的肌肉力量训练。

(二) 按肌肉收缩类型分类

1. 等长运动 等长运动是指肌肉收缩时,肌纤维的长度不变,张力增加,关节不产生肉眼可见的运动,又称为静力性收缩。多用于骨科疾患早期康复治疗及发展肌力,如肢体被固定后或手术后的患侧肢体的肌肉收缩,腰背痛患者的肌肉力量训练。

2. 等张运动 等张运动是指肌肉收缩时,肌纤维长度缩短或延长,张力基本保持不变,关节产生肉眼可见的运动。

根据肌肉收缩时肌纤维长度变化的方向，等张运动又分为：向心性等张运动：肌肉收缩时肌纤维的长度变短，又称为向心性缩短，如屈肘时的肱二头肌收缩；离心性等张运动：肌肉收缩时肌纤维的长度被拉长，又称为离心性延伸，如下蹲时的股四头肌收缩等。

3. 等速运动　等速运动是指利用专门设备根据运动过程的肌力大小变化调节外加阻力，使关节依照预先设定的速度运动。与等长运动和等张运动相比，等速运动的最大特点是运动过程中速度恒定，阻力变化，其变化与肌力呈正比，即肌肉在运动过程中的任何一点都能产生最大的力量。这种运动突出的优点是肌肉能得到充分的锻炼而又不易受到损伤，可较有效地发展肌力。

（三）按治疗作用分类

1. 增强肌力训练　增强肌力的训练常用于训练肌肉萎缩无力的患者，如因伤病肢体被固定或长期卧床少活动引起的肌肉废用性萎缩和骨、关节及周围神经病变引起的肌肉软弱或无力的情况。增强肌力的训练方法有很多，应用时应根据肌肉现有肌力水平及患者病情的具体情况来选择不同的方法。肌力训练应遵循以下原则：

（1）阻力原则：为使肌力增强，肌肉活动训练时必须有一定的阻力，这种阻力来自肌肉本身的重量、肌肉移动途径中遇到的障碍或为外加的阻力。

（2）超负荷原则：又称过度负荷原则，即在训练中，肌肉的负荷超过日常的活动。

（3）训练次数原则：为达到增强肌力目的，一次收缩训练是不够的，若无关节疾病或肌腱炎，训练的次数宜多不宜少。

（4）训练强度：疲劳是指由于以前的活动结果而引起无力或不愿再进行原有的或新的活动。这一原则认为，如训练有充分时间，且出于高度自愿，训练应一直进行到出现疲劳感为止，如训练中途没有休息而直接进入疲劳则更有效，但不能出现过度疲劳，因过度疲劳对虚弱肌是有害的，因此应密切注意出现疲劳时即停止。疲劳的表现常为运动速度减慢，运动幅度下降，显著的不协调，或主诉疲乏劳累。出现这些表现即应停止训练。如在下次训练中，肌力不增加反而减退，也往往意味着前次训练过度疲劳。

2. 关节活动功能训练　关节活动功能训练主要用于改善和维持关节的活动范围。根据是否借助外力分为主动运动、助力运动和被动运动三种以及是否使用器械分为徒手运动和器械运动两种。

（1）主动运动：一般根据患者关节活动受限的方向和程度，设计一些有针对性的动作，如关节操。可以个人练习，也可以与有相同疾病的患者分组集体练习。徒手体操有促进血液循环、松解组织粘连、牵拉挛缩韧带的作用，可保持和增加关节活动范围。主动运动适应面广，不受场地限制，但在重度粘连和挛缩时，治疗作用不太明显。

（2）助力运动：常用的助力运动有以下几种：

1）人力导引：由治疗人员根据患者的具体情况，沿着关节活动的方向帮助患者活动，如治疗师在偏瘫患者的早期利用 PNF 技术中导引手的作用帮助患侧肢体进行对角线运动。

2）器械训练：是利用杠杆原理，以器械为助力，带动活动受限的关节进行活动，如肩关节练习器、肘关节练习器、踝关节练习器等。

3）悬吊训练：利用挂钩、绳索和吊带组合将拟活动的肢体悬吊起来，使其在去除肢体重力的前提下进行类似于钟摆样主动活动。

4）滑轮训练：利用滑轮装置和绳索，通过健侧肢体帮助患侧肢体运动，其优点是活动幅度易掌握,患者乐意接受。

5)水中运动:水中运动是助力活动中增加关节活动范围的较好的练习方法,利用水的浮力,使严重无力的肌群无需使用多大的力即可进行活动。

(3)被动运动:治疗者根据关节运动学原理完成的关节各个方向的被动活动,操作要在关节活动的各个方向进行,范围尽可能大些,动作宜缓慢,忌暴力,具有维持关节现有的活动范围,预防关节挛缩的作用。常用的被动运动有:

1)推拿术:用推、揉、滚等手法使关节周围软组织放松,也可用拔、刮等手法缓解肌肉的痉挛和松解粘连。

2)关节松动术:利用关节的生理运动和附属运动被动活动患者关节,以达到维持或改善关节活动范围,缓解疼痛的目的,常用手法包括关节的牵引、滑动、滚动、挤压、旋转等。

3)关节牵引术:应用力学原理,通过机械装置,使关节和软组织得到持续的牵伸,从而解除肌肉痉挛和改善关节挛缩。

持续性被动活动:用机械或电动活动装置,使手术肢体在术后能进行早期、持续性、无疼痛范围内的被动活动,可以缓解疼痛,改善关节活动范围,防止粘连和关节僵硬,消除手术和制动带来的并发症。

3. 增强耐力训练　增强耐力的训练是全身大肌群参加的、以发展体力为主的一种持续性的周期性运动。耐力指肌肉持续运动的能力,因其能量代谢以有氧代谢为主,又称有氧训练。

(1)训练特点:训练需持续一定时间,保持一定强度,多属周期性、节律性的运动项目;对增强心血管和呼吸功能以及改善新陈代谢有良好的作用,常用于一般健体、强身,以及心血管、呼吸、代谢等系统疾患的康复。

(2)常用方法

1)散步:一般速度缓慢,全身放松,每次持续时间 10～30 分钟,运动强度小,目的在于精神和躯体的放松以及对心脏进行温和的锻炼。常用于高血压、溃疡病、神经衰弱和体力较弱的其他慢性病患者。

2)医疗步行:在平地或适当的坡道上进行定距离、定速度的步行,中途作必要的休息。按计划逐渐延长距离。中间可加爬坡或登台阶,每日或隔日一次。根据环境条件设计不同运动量的路线并根据患者的功能情况选用。运动强度一般属中等,适于冠心病、慢性心功能不全、糖尿病、肥胖症、慢性支气管炎、肺气肿等疾病患者。

3)慢跑:又称健身跑,跑时要求放松肌肉,全脚掌着地,掌握跑速使心率增快至需要的速度,然后维持一定时间。开始练习健身跑的患者可进行间歇跑或短程健身跑,以后可改为常规健身跑。慢跑的运动强度较大,适于年龄不大,心血管功能较好,有一定锻炼基础的患者。

4)蹬自行车:主要指蹬固定自行车。可根据需要调节蹬车速度、阻力及时间,使用方便。其他,如游泳、登山、跳绳、上下楼梯、活动平板、划船器等。

(3)训练原则

1)注意安全:耐力训练对心血管等内脏系统影响较大,有些训练项目如健身跑、骑自行车、跳绳等运动强度比较大,因此,训练前应认真进行必要的体格检查,特别是心血管系统和运动器官的检查,以免在训练中发生意外或运动损伤;对潜在意外危险的患者,尤其是心血管疾病患者,应有一定的监护措施。

2)循序渐进:按患者病情及体质情况制订训练计划,并严格按照进度中规定的运动量

(速度、距离、运动频度)训练,切忌急于求成,超量训练。

3)准备与整理活动:在每次训练前要有 5～10 分钟的准备活动,训练后要有 5 分钟左右的整理活动,避免突然开始训练或突然停止。

4. 平衡和协调功能训练

(1)平衡练习:平衡功能障碍主要是由于缺少视觉信息输入,前庭功能紊乱,缺乏本体感觉,肢体缺失,瘫痪(如截瘫),小脑功能失调等引起。平衡练习不仅适用于有神经疾患的患者,而且也适用于下肢骨折、软组织损伤或手术后的患者。按一般规律,平衡是逐步发展的,如从稳定的体位转变至稍不稳定、甚至最不稳定的体位。如从前臂支撑的俯卧位至用手杖支撑的站立位,要经过若干阶段的平衡练习才能逐步达到。

1)练习的原则:是从最稳定的体位开始训练逐步进展到最不稳定的体位,从静态平衡进展到动态平衡,以逐步加大平衡难度。方法要领是逐渐缩减人体支撑面积和提高身体重心;在保持稳定的前提下逐步增加头颈、躯干和四肢运动;从睁眼下活动逐步过渡到闭眼下活动。在平衡练习前,首先要求患者学会放松,减少紧张或恐惧心理。平衡练习中,必须保持头部于稳定的位置。

2)练习的方法:有静态平衡练习和动态平衡练习两种。

静态平衡练习方法:是基于本体促进技术。静态平衡主要依靠肌肉相互协调的等长收缩,用以维持身体的平衡。在静态平衡训练中先从比较稳定的体位开始,然后转至较不稳定体位,如前臂支撑俯卧位,前臂支撑俯卧跪位,前倾跪位,跪坐位,半跪位,坐位,站立位。站立位时可先睁眼以后闭眼进行。

动态平衡练习方法:人体除了仰卧位或俯卧位外,其他任何体位都必须在不断地进行肌肉或肌群的协调收缩下维持。此时为了保持平衡,一方面需调整肌张力,另一方面需要改变姿势或体位。在做动态平衡练习中,可以在各种体位下施加外力,造成失衡,引导患者重新维持平衡。即从支撑面由大到小、重心由低到高的过程中,逐步施加外力来提高维持动态平衡能力。这种外力可由他人施加,也可采用各种设施,如平衡板、Bobath 球等。在他人施加外力时注意不应给予过强的力,只要能诱发姿势反射即可。任何动态平衡练习过程中均应注意保护,在动态平衡练习可参考下列方法:

①在床边帮助患者重心在小范围内转移,如从左臀部转移到右臀部,从支撑着的一侧上肢转移到另一侧,旋转躯干,逐渐减少支撑,先活动单侧上肢,然后活动双侧上肢,逐步增加躯干运动的范围、速度和难度。上述训练可让患者采用舒适的不同体位,如站立位、四点跪位、二点跪位等。在训练过程中,应鼓励患者头部运动。

②当患者能保持支撑点稳定时,施加一定的外力,在保证患者安全的前提下,可从不同的方向轻轻拍打肩胛骨。也可把患者放在一种不平衡的体位,然后让其自己纠正。

③在活动的支撑点上训练平衡,如平衡板、抛接球等。

④在安全的环境里训练前进性活动,如从左向右跑"8"字形,跳上阶梯,在平行杠内跳动等。

⑤在多种功能活动中应用已学会的平衡,如掌握了坐位平衡后,可在坐位进行穿衣、进食、娱乐等活动。

(2)协调练习:协调性练习广泛用于深部感觉障碍、小脑性、前庭迷路性和大脑性运动失调以及一系列因不随意运动所致的协调运动障碍。协调性训练主要是为了改善对主动运动的控制能力,恢复动作的协调性和精确性,提高动作质量。其基础是利用残存部分的感觉系统以及利用视觉、听觉和触觉来管理随意运动。其训练的种类大体上分为:对上肢的训练,对躯干和下肢的训练,包括卧位的训练、坐位的训练、立位的训练、步行时的训练和附加重量的步行训练。

协调性训练要考虑患者的现有功能水平,从个别原动肌或肌群的控制训练开始,逐步发展到多组肌群的协调训练,要掌握以下原则:系统地有顺序地进行,如卧位训练熟练后再到坐位训练;从容易做的动作开始,从单纯的动作到复杂的动作;最初睁眼做动作,熟练之后交替睁眼和闭眼,最后闭眼做动作;先从残疾轻的一侧开始,以重的一侧结束。若两侧残疾程度相似,则先从右侧开始;一个运动连续做3~4次,一个运动完成后,休息时间应不少于完成运动花费的时间。

5. 关节松动术

(1)基本概念:关节松动术是治疗师在患者关节活动范围内为恢复关节活动障碍或缓解疼痛而采用的被动治疗手法,又称"澳式手法",主要有生理运动、附属运动、摆动、滚动、滑动、旋转、分离和牵引、凸-凹规则等。

1)生理运动:指关节在其自身生理允许范围内发生的运动。

2)附属运动:指关节在生理范围之外,解剖范围之内完成的一种被动运动,是关节发挥正常功能不可缺少的运动,自己不能主动完成,由他人或健侧肢体帮助完成。

3)摆动:指固定关节近端,关节远端做往返运动,如关节的屈、伸、收、展、旋转,属关节的生理运动。摆动必须在关节活动度达到正常的60%时才可应用,如果未达到这一范围,应先用附属运动的手法来改善。

4)滚动:指当构成关节的两块骨表面形成凹凸面时,其中一块骨在另一块骨上所发生的位移运动即为滚动。关节功能正常时,滚动一般都伴关节的滑动和旋转。不论关节表面凹凸程度如何,滚动的方向总是朝向成角骨运动的方向。

5)滑动:指构成关节的两骨表面形状一致,为平面或曲面,此时若两骨发生侧方移动,即出现滑动。滑动方向取决于运动骨关节面的凹凸形状,若运动骨关节面凸出,则滑动方向与成角骨运动方向相反;若运动骨关节面凹陷,滑动方向与成角骨的运动方向相同。关节表面形状越接近,运动时出现的滑动越多;形状越不一致,滚动就越多。

6)旋转:指移动骨围绕旋转轴在静止骨表面转动即为旋转。旋转时,移动骨表面的同一点做圆周运动。旋转常与滚动、滑动同时发生。

7)分离和牵引:分离是指外力作用使构成关节两骨表面呈垂直分开,牵引是指外力作用使构成关节两骨表面呈水平移位。

8)凸-凹规则:主要适用于活动度较小的关节。最有效的松动治疗应是将关节朝向最受限制的滑行方向牵张。若凸面在一固定的凹面上运动,松动时滑行方向与凸面骨的运动方向相反,若凹面在一固定的凸面上运动,松动时滑行方向与凹面骨的运动方向相反。

(2)关节松动术的分级:目前比较常用 Maitland 的四级分法和 Kaltenborn 的三级分法。Maitland 根据关节活动范围和治疗师手法的幅度将关节松动分为以下四级:

Ⅰ级:在关节活动的起始端,小范围、有节律地来回松动关节,每次均回到关节活动的起始端。

Ⅱ级:在关节允许范围内大范围、节律性地松动,但不触及关节活动的终末端,也不返回到起始端。

Ⅲ级:在关节活动的允许范围内,大范围、节律性地来回松动,每次均接触到关节活动的终末端,并能感觉到关节周围软组织的紧张。

Ⅳ级:在关节活动的终末端作小范围、节律性地来回松动,每次接触到关节活动的终末端,并能感觉到关节周围软组织的抵抗。

Maitland 的四级分法的应用原则为Ⅰ、Ⅱ级有关节润滑作用,缓解疼痛;Ⅲ级用于治疗关节疼痛并伴僵硬;Ⅳ级用于治疗关节周围软组织挛缩、粘连而引起的关节活动受限。

Kaltenborn 根据关节受到外力牵引矢状关节面的分离及其关节周围软组织受到牵拉的程度将关节松动分以下三级:

Ⅰ级:牵引力小,虽然两关节面分开,但关节囊及关节周围的软组织没有受到牵伸,仍保持原有的状态。

Ⅱ级:牵引力稍大,两关节面分开,关节囊也受到牵张,但关节周围的软组织仍保持原状态。

Ⅲ级:牵引力很大,两关节面分开,关节囊及关节周围的软组织受到牵伸而紧张,有抵抗或阻力感。

Kaltenborn 三级分法的应用原则为Ⅰ级用于一般性放松,缓解疼痛,Ⅱ级用于增加关节的附属运动,Ⅲ级用于恢复关节的活动度。

6. 神经肌肉促进技术 神经肌肉促进技术也称促通技术,是根据神经生理与神经发育的规律,应用促进正常运动形式,抑制异常的姿势和动作模式,以提高运动控制能力,改善中枢神经功能障碍的康复训练技术。主要适用于各种类型的神经性瘫痪,如偏瘫、脑瘫、精神发育迟滞等疾患的治疗。

(1) 基本方法:Brunnstrom 的神经生理学技术、Bobath 的神经发育学技术(NDT)、Kabat 的神经肌肉本体促进技术(PNF)和 Rood 的多感觉刺激法。

(2) 共同特点:以中枢神经系统病损作为主要治疗对象;治疗中重视与日常生活的实用功能相结合;基本动作的练习按照运动发育顺序进行;肢体的训练由近端向远端进行;应用多种感觉刺激,包括躯体、语言、视觉等,强调运用人体正常运动模式反复强化训练;强调早期治疗、综合治疗以及各相关专业的全力配合。

(3) 常用方法

1) Brunnstrom 技术:包括精细的手法和特定的徒手技术,稳定的姿势及诱发主动的运动;采取发育学、生理学的运动模式;强化训练及充分利用各种有利条件。其治疗原则是在疾病恢复早期,随意运动尚未出现时,利用对侧的联合运动与其他的反射活动,诱导产生某种动作。充分利用这种动作并进行有意义的组合,使之最终达到随意完成这一动作的目的;一旦某种程度的共同性运动确立后,再通过各种方法去训练完成这一共同动作的分离和独立动作;应用某些经验性手法,如抑制手指屈肌紧张的促进手法等。

2) Bobath 技术:Bobath 将偏瘫的恢复阶段划分为弛缓期、痉挛期、恢复期三个不同时期。各期治疗技术不尽相同;脑损伤所致的肌肉痉挛、共同运动、姿势反射等常妨碍正常运动模式的形成;患者应置于抑制异常反应发生的姿势与条件之下;尽可能诱发与促进平衡反应以及附属正常运动形式的姿势反应。抑制异常运动模式促进正常反应是 Bobath 理论的核心。其方法除了用肢位、姿势及控制关键点(肩、胸骨、髋)来抑制痉挛外,还通过利用指导性技术、挤压、牵引、拍打、放置并维持某一位置来促进正常运动。

3) PNF 技术:PNF 技术是一种通过以对角线和螺旋形的方式运动肢体和脊柱,刺激本体感受器和其他感受器以达到改善运动控制、肌力、协调性和关节活动度,最终改善功能的方法。

4)Rood方法:又称多感觉刺激法。可用于运动控制能力差的任何患者。它通过对表皮的机械性刺激、温度刺激和对关节面的刺激使r传出神经兴奋,从而诱发所需要的肌肉收缩。

①机械性刺激:经典的机械性刺激是利用电动旋转式毛刷在皮肤表面沿逆毛发生长的方向旋转,另一种形式是拍打,对欲收缩肌肉进行轻拍,可产生类似牵张反射的作用;

②温度刺激:用冰块沿肌肉走行轻划数次,可提高肌肉的兴奋性,用冰敷、温热敷可降低肌肉的兴奋性,缓解肌张力;

③对关节面的刺激:两关节面的分离可刺激该关节的屈曲;两关节面相互加压可刺激该关节的伸展;

④有节律的运动:关节向两个方向的、缓慢的有节律的运动可起到放松的作用。如仰卧双下肢屈曲,双脚平放在床面上,双膝均匀地向两侧摆动或侧卧,治疗师扶住患者的肩和腿部做相反的交替进行的屈伸动作等。

7. 牵伸技术　牵伸技术是指在肢体或局部软组织施行牵引、拉伸的治疗技术,目的是改善或恢复关节周围软组织的伸展性,降低肌张力,增加或恢复关节的活动范围,防止发生不可逆的组织挛缩,预防或减少运动时出现的软组织损伤。牵伸方法有徒手牵伸、机械装置牵拉和自我牵拉等。

(1)徒手牵伸:患者取合适体位,治疗者对紧张、挛缩的组织或活动受限的关节施加手力牵拉。牵拉力量应达患者有明显的牵扯酸胀感,但不能产生过分的疼痛,牵拉方向与肌肉紧张或挛缩的方向相反,速度缓慢平稳,持续 20~30 秒钟,重复操作 3~5 次。关节的被动牵伸,每次操作时关节的活动范围均稍超过其原有可动范围。与机械被动牵拉相比,手法被动牵拉是一种短时间的牵拉,这种牵拉不容易引起肌肉的牵拉反射和增加肌肉的张力。

(2)机械装置牵拉:利用牵引装置、滑轮系统或系列夹板对患部进行小强度、较长时间牵拉,一般牵拉时间要较长,至少要 20 分钟,甚至数小时才能产生治疗效果。

(3)自我牵拉:利用自身重量作为牵拉力量,或利用某特定动作对肢体所产生的牵拉作用,由患者自己完成的一种软组织伸展性训练。

牵伸技术适用于由肌痉挛、软组织挛缩、粘连或瘢痕形成,引起肌肉、结缔组织和皮肤缩短、关节活动范围降低等均可采用牵伸治疗。

牵伸技术禁忌:关节内或关节周围组织有特异性炎症,如结核、感染;骨折未愈,严重的骨质疏松;肌肉、韧带等软组织急性损伤,神经损伤或神经吻合术后早期;组织内有血肿或有出血倾向;关节活动或肌肉稍被牵拉即产生剧痛者;当挛缩或缩短的组织具有维持关节的稳定性或使肌肉保持一定力量、增加功能活动的作用时,牵拉应慎重,特别是截瘫或肌肉严重无力的患者。当肌无力和拮抗肌紧张同时存在时,先牵拉紧张的拮抗肌,再增强无力肌肉的力量。

五、运动处方

在患者进行运动治疗前,专科医生对患者的功能状况进行检查评估后,根据评估结果,以处方的形式为患者安排合适的运动治疗项目,规定适宜的运动量并注明在运动疗法中的注意事项,称之为运动治疗处方,简称为运动处方。

（一）制定运动处方的原则

1. 个别对待　运动治疗应根据患者不同的病种，不同的性别、年龄、体能、文化水平、生活习惯，制定针对性的治疗方案，即因人、因病而异。

2. 循序渐进　在实施运动处方时，内容应由少到多，程度由易到难，运动量由小到大，使患者逐渐适应。

3. 持之以恒　大部分的运动疗法项目需要坚持一定时间的训练后才能显示出疗效，另一方面，运动训练后产生的治疗效果在停止训练一段时间后效应会逐渐减退，因此，在确定了运动治疗方案后，要坚持长期训练的原则。

4. 及时调整　患者坚持一段时间的运动训练后，要根据患者的实施情况，定时评定，了解运动处方是否合适。根据评定结果，及时调整治疗方案。

5. 安全监护　在安排运动训练时，应特别注意是否存在不安全或危险因素，做好必要的安全防护措施，如对心血管疾病患者的监护，以防止意外。

（二）运动处方的内容

完整的运动处方应包括运动治疗项目、治疗剂量及注意事项三方面的内容。

1. 治疗项目　包括耐力性项目、力量性项目、放松性项目和矫正性项目。

2. 运动剂量　是运动治疗中的总负荷量，运动剂量的大小取决于运动治疗的强度、持续时间和频度三个要素。

（1）强度：是确定运动治疗量的重要因素，直接影响运动治疗的效果和治疗中的安全性。

对以骨关节或神经肌肉疾患为主的患者常以要求达到最大的活动范围、最强的肌力程度为目标，其运动强度一般偏大，往往通过运动后肢体有无疼痛、酸胀、关节活动度是否有改善、局部反应等情况来调整强度。

对内脏或代谢系统疾病为主的患者，常用活动控制法和心率控制法。活动控制法适用于非心血管疾患的患者，例如糖尿病、肥胖等患者。根据已知运动项目的能量消耗大小，让患者在规定的能量消耗范围内进行活动。患者合适的能量消耗范围可以通过运动试验测试，如利用活动平板或功率自行车进行运动试验，也可以查阅各种运动的能量消耗量；心率控制法适用于心脏病患者。心率同运动强度之间呈线性关系，是确定运动治疗强度的可靠指标。

在制订运动治疗处方时，常用靶心率作为指标。靶心率的确定方法：用自行车功量仪或活动平板，在测试中如出现以下任何一种情况，其心率即为最高心率：运动中出现呼吸急促、胸闷、冷汗、苍白、头晕等不适症状；心电图出现 ST 段缺血性下移（2 mm 以上），血压下降达10 mmHg；心率达到该年龄允许的最高值。

（2）持续时间：指每一次运动的总时间，在很大程度上取决于运动治疗的强度。运动强度低，则持续时间较长，运动强度大，则持续时间应较短。除准备运动和放松运动外，一般运动持续时间开始可在 15～30 分钟，以后可逐步增加至 30～60 分钟或更多。

（3）治疗频度：指两次运动之间的间隔时间或每周接受运动治疗的次数。一般小运动治疗量为每日一次；大运动治疗量可隔日一次，如果间隔的时间太长，运动治疗效果的蓄积作用就会减弱或消失。

每次运动治疗一般可分为准备阶段、训练阶段和结束阶段三部分。准备阶段通常采用小强度的活动，使心肺功能、肌肉韧带以及血压逐渐适应练习部分的运动治疗，避免在突然强大的运动后，发生内脏器官的不适应和肌肉韧带的损伤。训练阶段是治疗的主要部分。

结束阶段主要做一些放松性活动,防止在运动治疗完成后,由于血液聚集于肢体,回心血量减少而出现的一些心血管症状。

3. 注意事项　患者在运动治疗过程应注意运动的具体方法、运动量控制的补充说明,以及安全防护事项等,可参考制定运动处方原则部分。

（陈　芬）

第二节　物理疗法

现代康复医学中,物理疗法包括物理因子治疗和一般运动治疗,为讨论方便,本节按传统习惯仅介绍物理因子治疗。

物理疗法又称物理因子治疗,简称理疗,是指应用天然或人工物理因子作用于人体,通过人体的神经、体液、内分泌等生理调节机制,达到治疗、康复和预防疾病的一种方法。包括电疗、超声波疗、光疗、磁疗、生物反馈疗法、传导热疗、水疗法、低温冷疗等方法。

一、概述

（一）物理疗法的基本生理作用

物理因子作用于人体基本上可分为全身和局部两种形式。物理因子作用于人体后,能量被吸收并发生能量形式的改变,引起一系列物理、化学变化,产生局部或全身性的生理效应,最终影响病理过程从而起到治疗作用。物理因子对机体的作用机制概括起来有以下三个方面:

1. 神经反射作用　轴突反射作用,指各种物理因子作用于人体皮肤,引起皮肤充血反应,神经冲动从同一个神经纤维的轴突分支传到另一分支,主要引起局部性反应。节段反射,皮肤与内脏在神经上有一定联系,刺激某一区域的皮肤可引起某些内脏反应,某些内脏受刺激后也可引起某些皮肤区域的反应。因此,可利用物理因子刺激特定的皮肤区域,通过皮肤内脏的神经联系,使内脏发生预期反应从而达到治疗目的。全身反射,指全身大面积受到作用或某些局部刺激都可能引起全身反射。

2. 体液作用　许多物理因子作用于人体后引起一系列的物理和化学改变,其产物可通过体液系统发生局部或全身作用。这些作用包括激素水平变化、能量代谢变化、血液循环变化、炎症介质的变化等等。

3. 直接作用　各种物理因子对人体组织器官和致病因子都有一定的直接作用,如紫外线刺激皮肤表皮细胞,使细胞化学状态改变,蛋白质分解产生类组织胺类化学物质,从而形成有治疗意义的红斑反应;直流电离子导入,除了作用于感受器外,经血液循环也可直接作用于神经系统,引起大脑神经细胞的抑制;低频脉冲电流刺激运动神经,可引起其所支配的肌肉发生收缩;超短波、微波、紫外线、超声波等物理因子有杀菌、抑菌以及将某些毒素破坏或减弱的作用。

（二）物理疗法的临床应用

物理治疗方法对机体的作用多种多样,其临床应用非常广泛,具体治疗方法的适应证和禁忌证将在各节中逐一叙述,这里,仅对物理治疗一般的适应证和禁忌证作简要的介绍。

1. 适应证

（1）疼痛：多种理疗法均有明显的镇痛作用，常用于神经性疼痛，肌肉痉挛所致疼痛，局部炎症性疼痛，软骨病、骨质疏松、致密性骨炎、骨缺血性坏死等骨骼病产生的疼痛及软组织原因不明的疼痛。

（2）血液循环不良：如脉管炎、雷诺氏病等。

（3）组织炎症：包括感染性和非特异性炎症，理疗可促进炎症的吸收和消散，适用于各组织器官的急性、亚急性和慢性炎症。

（4）运动系统中骨关节的畸形、功能障碍、肌肉萎缩等。

（5）自主神经功能紊乱：许多物理因子可通过对神经系统的作用，起到镇静、安眠作用，用于失眠、多汗、血管舒缩障碍等。

（6）组织粘连和瘢痕：物理疗法可起到松解粘连和软化瘢痕的作用。

（7）兴奋神经及肌肉：可用于治疗失神经支配的肌萎缩，亦可提高平滑肌的张力，用于治疗胃下垂、习惯性便秘、膀胱和肛门括约肌松弛等。

（8）某些抗风湿病药物应用后反应：如头痛、胃部不适、骨质疏松等。

（9）预防作用：合理而适量物理疗法可促进各种生理活动，增强机体的调节功能，提高对外界各种刺激因素的适应能力。其预防作用表现在：预防因气候急剧变化或新的气候条件带来的不良反应；预防某些职业病，如矿井、坑道、地铁及潜艇等作业人员的紫外线缺乏症；预防和减轻手术并发症和后遗症，如污染手术或术后伤口有炎症反应，应及时采用紫外线、超短波疗法可预防感染；预防术后粘连及关节功能障碍可用音频电、超声波疗法等。

（10）运动功能障碍者：如脑损伤、周围神经损伤等。

2. 禁忌证

（1）某些恶性肿瘤患者、出血体质、活动性肺结核、肝肾功能严重障碍及全身衰弱者，禁忌常规物理治疗。

（2）年老体弱、婴儿、孕妇、感觉障碍者，慎用物理治疗。

（3）脑、心、眼睛、睾丸等部位病变者，慎用或禁忌某些物理治疗。

二、电疗法

（一）直流电疗法

利用低电压（50～80 V）平稳的直流电流作用于机体以治疗疾病的方法称为直流电疗法。

1. 治疗特点

（1）扩张局部血管，改善组织营养和代谢，具有消炎、消肿的作用，并可加速组织的再生。

（2）直流电阳极能降低神经或组织的兴奋性，阴极提高神经或组织的兴奋性，故有止痛、镇静和缓解肌肉痉挛的作用。

（3）小剂量直流电使阴极下组织产生低氧、偏碱和高钙的环境，有促进骨折愈合的作用；大剂量直流电对静脉血栓有溶解作用，可使血管重新开放；微弱直流电可改善心肌缺血、促进心肌兴奋性和传导正常化，消除心律不齐和恢复心室收缩功能。

（4）直流电的电解、电泳、电渗现象，可造成组织高酸、高碱，不利于肿瘤细胞生存条件，导致肿瘤组织变性、坏死。

2. 适应证　临床应用于深浅静脉血栓、营养不良性溃疡、冠心病、癌症、骨折延迟愈合等。

3. 禁忌证 湿疹、心力衰竭、有出血倾向的患者禁忌。

(二)直流电药物离子导入疗法

借助直流电将药物离子经皮肤、黏膜或伤口导入组织内以治疗疾病的方法称为直流电药物离子导入疗法。

1. 治疗特点

(1)具有直流电和导入药物离子的药理及神经反射的复合作用；药物离子导入体内后，直接作用到病变局部，形成高浓度的离子堆，适用于浅表病灶的治疗。由于在体内保持时间长、发挥作用持久。

(2)部分药物离子可随血流或淋巴流分布全身或选择性地停留于某些组织器官内，缓慢发挥作用；导入药物只是所需要的离子，不损伤皮肤、黏膜，无胃肠道刺激作用。但导入药量少，剂量不易控制，只适用于能电离的药物。

2. 适应证 神经炎、神经损伤、神经麻痹、神经痛、肌无力、高血压、溃疡病、骨关节炎、术后粘连、慢性结肠炎、慢性前列腺炎、慢性盆腔炎、过敏性鼻炎、鼻窦炎、角膜炎、视神经炎、慢性咽喉炎、骨折、血栓性静脉炎等患者。

3. 禁忌证 禁忌证同直流电疗法。

(三)低频脉冲电疗法

频率1 000 Hz以下的脉冲电流治疗疾病的方法，称为低频脉冲电疗法。包括有：感应电疗法、电兴奋疗法、神经肌肉电刺激疗法、功能性电刺激疗法、经皮神经电刺激疗法等。

治疗作用：①兴奋运动神经和肌肉组织，促进神经再生，增强肌力、防止肌肉萎缩，松解软组织粘连。②扩张血管改善血液循环和淋巴回流，增加组织营养和代谢，有消炎消肿的作用。③降低感觉神经的兴奋性、消除肌肉痉挛，对肌源性疼痛有明显止痛作用；镇静、催眠及暗示治疗作用。

适应证：临床应用于周围神经麻痹、废用性肌萎缩、肌张力低下、肌痉挛、周围神经损伤、神经炎、肌肉劳损、肠胀气、癔症性瘫痪、失语、失听等。

禁忌证：治疗部位出血、急性化脓性感染患者禁忌。

1. 感应电疗法 感应电流又名法拉第电流，是一种低电压(100～150 V)、低频率(60～80 Hz)双相、不对称的脉冲电流。应用感应电流治疗疾病的方法称为感应电疗法。若产生的电流类似感应电流中的高尖部分而无低平部分的尖波，称为新感应电流，能引起肌肉的强直性收缩。

(1)治疗作用：有感应电可兴奋正常神经和肌肉，引起肌肉的强直收缩。在治疗时常在感应电路中加入断续器，使肌肉呈节律性的收缩与舒张，局部血管亦随之被压缩及扩张，从而使局部血液循环和营养得到改善，肌力增强。感应电肌肉强直收缩的力量是单收缩的4倍，所以对肌肉废用性萎缩具有预防和治疗作用。

(2)临床应用：防止神经失用时的肌萎缩、反射性抑制引起的肌萎缩、制动术后的肌萎缩。此外，感应电可用于肌腱移植术后训练肌肉做新的动作，并可防止肌腱与周围组织的粘连。

促进感觉神经的恢复。感应电作用于机体，引起皮肤感觉神经末梢兴奋，有助于术后切口皮肤知觉缺失的恢复。

大剂量电流可引起明显的疼痛感，用于癔症的治疗，如癔症性失语用感应电刺激时可在皮层产生新的兴奋灶,解除原有的抑制灶。提高平滑肌的张力。感应电可使胃蠕动增强,胃张力提高,用于治疗胃下垂。由于感应电可增加肠蠕动,对习惯性便秘有治疗作用。促进肢体静脉和淋巴回流,改善循环。感应电刺激使肌肉收缩,从而产生泵的作用,收缩时静脉和淋巴管被挤空,松弛时被充盈。

(3)适应证:皮肤知觉障碍、废用性肌萎缩、产后尿潴留、妊娠后腹壁肌松弛、胃下垂、胃肠功能低下、癔症性失语、失听、瘫痪等。

(4)禁忌证:有急性化脓性炎症、痉挛性麻痹、出血性疾病患者禁用此法。

2. 电兴奋疗法 应用感应电或直流电以超强剂量作用于病区或穴位,短时间内断续刺激引起组织强烈兴奋续发抑制效应来治疗疾病的方法,称为电兴奋疗法。仪器是直流感应电疗机或电兴奋治疗机,输出电流 80~100 mA,手动开关,调节通断频率。

临床应用于神经衰弱、急性扭挫伤、落枕、胆道结石、股外侧皮神经炎、肌纤维组织炎、脑外伤后神经反应征和神经痛等。禁忌证同感应电疗法。

3. 神经肌肉电刺激疗法 用低频脉冲电流刺激运动神经或引起肌肉收缩,以恢复其功能的方法称为神经肌肉电刺激疗法。

(1)作用机制:当周围神经损伤后,肌肉失去神经的营养作用,运动功能受限,出现失神经性和废用性肌萎缩。神经支配的肌肉,由于神经再生速度较慢,因此肌肉萎缩不可避免。应用神经肌肉电刺激可使肌肉产生节律性收缩,改善血液循环,从而延缓肌肉萎缩,利于再生神经纤维对肌肉的重新支配,恢复肌肉的收缩功能。另外,电刺激引起的肌肉被动运动,能保留肌肉中的结缔组织,减轻肌肉的纤维化,增加神经的传导功能,促进神经再生。

(2)作用方法:对于正常肌肉、神经失用肌肉和废用性肌萎缩,可选用脉冲宽度 1 毫秒,频率 50~100 Hz 的三角波、方波或感应电做单块肌肉或肌群刺激;对于部分失神经支配的肌肉可用脉冲前沿 10~150 毫秒,后沿 1~100 毫秒,间歇时间 50~1 000 毫秒的电流刺激;对于完全失神经支配的肌肉可用脉冲前沿 100~600 毫秒,后沿 100~300 毫秒,间歇时间 1~5 秒的电流刺激。四肢大肌肉一般用运动点刺激或双点刺激法刺激;对于面部表情肌一般用单点刺激法。治疗时间 5~15 分钟,每日 1~2 次。

(3)临床应用:临床应用于下运动神经元损伤所致的肌肉萎缩和肌麻痹,如面神经麻痹,尺、桡、正中神经损伤,坐骨神经痛所致的下肢无力,胫、腓神经麻痹等。病程在 3 个月内者可延缓肌肉萎缩;病程在 3 个月到 1 年者可预防肌肉纤维化。此外,还可适用于内脏平滑肌功能失调所致的胃下垂、习惯性便秘、尿潴留等。

(4)禁忌证:上运动神经元伤病引起的痉挛性瘫痪,装有心脏起搏器患者禁忌。

4. 功能性电刺激疗法 应用低频脉冲电流,按编定的程序以一定强度作用于已丧失功能或功能异常的器官或肢体,用产生的即时效应代替矫正这些器官或肢体功能的方法,称为功能性电刺激疗法。

(1)作用机制:中枢性瘫痪患者的下运动神经元结构完整,用按正确运动形式编定程序的人工信息刺激运动神经和肌肉,此种刺激重复出现,冲动传入中枢神经系统,有助于皮层中兴奋痕迹的建立。功能性电刺激对瘫痪患者的步态、姿势和对运动的随意控制有较持续的效应。该疗法是功能再学习和重组的过程,也是一种主动的矫形措施。

(2)治疗方法:功能性电刺激疗法有大型多通道仪器和便携式仪器两种,电极为皮肤表面电极或植入电极,电流参数:波宽 0.3~0.6 ms,频率 3~100 Hz。目前国内应用较多的有足下垂矫正器和痉挛肌电刺激治疗机,该疗法多与运动疗法相结合运用。

（3）临床应用：中枢性瘫痪，如偏瘫、脑瘫、截瘫、多发性脊髓侧索硬化症所致的瘫痪等疾病引起的步态异常，也可治疗呼吸、排尿功能障碍、脊柱侧弯、帕金森病、小脑病变引起的运动功能失调等。

（4）禁忌证：肌萎缩性侧索硬化症、多发性硬化症病情恶化者，对刺激反应不灵敏患者应慎用。

5. 经皮神经电刺激疗法　应用电池供电的小型仪器和低频脉冲电流刺激而达到镇痛目的的方法称经皮神经电刺激疗法。

（1）作用机制：一是闸门控制学说，该学说认为在周围神经中有直径粗细不同、传导速度不一、功能也不同的神经纤维。直径较粗的纤维司非痛觉，兴奋阈低、传导速度快、易兴奋，其神经冲动能较快地传入中枢。脊髓后角中的胶质细胞类似于"闸门"，粗纤维兴奋时，"闸门"关闭，使痛觉不能传入大脑，因而产生镇痛效应。二是内源性啡肽理论，该学说认为低频脉冲电刺激了周围神经的粗纤维，冲动传入大脑后释放脑啡肽物质，脑啡肽有明显的镇痛作用。

（2）治疗方法：采用一般低频脉冲电疗用的电极（面积不宜小于 4 cm²），放置于疼痛触发点、痛区的两侧或穴位上，调节电流强度到患者有明显的震颤感，频率可调，波宽 50～500 ms，波形有方波、双相脉冲波，治疗时间 20～30 分钟。

（3）临床应用：各种急慢性疼痛，如头痛、偏头痛、颈肩背腰腿痛、神经痛、关节痛、术后伤口痛、癌痛、幻肢痛等。

（4）禁忌证：安装有人工心脏起搏器者、颈动脉窦部位、妊娠妇女下腹部、局部皮肤破损者禁用。

（5）应用低频脉冲电疗法的注意事项：

1）对电流形式、频率、各种低频脉冲电流的特点、治疗作用、适应证、禁忌证、操作方法、治疗时间等要全面掌握，根据疾病的性质、疾病的不同阶段恰当地选择低频脉冲电疗类；

2）治疗时衬垫可薄些，但要浸湿，和皮肤紧密接触，以防增加皮肤电阻，影响治疗效果；

3）严禁治疗时电流直接通过心脏，心脏病患者采用电刺激疗法时应慎重；

4）瘫痪肌肉进行电刺激治疗时，应同时积极配合主动、被动训练及按摩治疗，以提高疗效。

（四）中频电疗法

应用频率为 1～100 kHz 的电流治疗疾病的方法称中频电疗法。常用的有音频电疗法和正弦调制中频电疗法和干扰电疗法。

1. 音频电疗法　应用频率 1 000～5 000 Hz 的中频电流治疗疾病的方法为音频电疗法，常用频率为 2 000 Hz。音频电流具有交流电性质，比低频电容易克服皮肤电阻而作用较深部位；无极性区别，无电解作用，不会因电解产物损伤皮肤；一次刺激不引起运动神经和肌肉的兴奋，必须综合多个刺激才能引起兴奋，治疗时可产生麻木及震颤感。

（1）治疗作用：有较明显的镇痛作用，适用于腰背痛、神经痛、血肿、带状疱疹、神经损伤所引起的疼痛；有明显的消肿作用，对外伤后血肿、瘢痕疙瘩引起的肢端水肿均有良好的效果；有松解粘连和软化瘢痕的作用。另外，音频电疗可改善局部血液循环，促进组织再生及神经功能的恢复。

（2）临床应用：瘢痕疙瘩、粘连、挛缩，肌肉、韧带、关节劳损，颈肩腰腿痛，风湿性肌炎、关节炎，周围神经损伤、神经痛。

（3）禁忌证：感染性疾病、肿瘤、出血性疾病患者禁用。

2. **正弦调制中频电疗法** 正弦调制中频电疗法使用的是一种低频调制的中频电流,具有低、中频电流的特点,频率为 2～5 Hz,调制频率 10～150 Hz,调制深度 0～100%,通常有连调、断调、间调和变调 4 种波型。主要作用有连调波,止痛和调整神经功能,适用于刺激自主神经节;间调波,适用于刺激神经肌肉;断调与变调波,有明显的止痛、促进血液循环和炎症吸收的作用。

（1）治疗作用：镇痛、促进血液循环及淋巴回流、锻炼骨骼肌、提高骨骼肌及平滑肌张力的作用;有神经节段反射及调节自主神经功能的作用;消炎作用,对非化脓性、非特异性炎症有效;还有松解粘连、软化瘢痕的作用。

（2）临床应用：颈椎病、肩周炎、关节炎、肌肉劳损、扭挫伤、肌纤维组织炎、腱鞘炎、滑囊炎、血肿机化、注射后硬结、瘢痕增生、缺血性肌挛缩等;脑卒中引起的中枢性瘫痪、小儿脑性瘫痪、血管神经性头痛、神经炎、神经痛;胃十二指肠溃疡、输尿管结石。急性炎症、出血性疾患、局部有金属固定物和有心脏起搏器禁忌者。

3. **干扰电疗法** 同时用两路频率相差 0～100 Hz 的中频正弦电流,交叉地输入人体,在交叉处发生干扰而"内生"0～100 Hz 的低频调制的脉冲中频电流,用于治疗疾病的一种电疗方法称为干扰电疗法。该电疗兼有低、中频电流的作用。

（1）治疗作用：因干扰电疗法对感觉神经有抑制作用,治疗后痛阈上升,故具有良好的镇痛作用;促进局部血液循环且持续时间较长,促进渗出、水肿和血肿的吸收;对运动神经和骨骼肌有兴奋作用,可引起肌肉收缩;能在组织内产生"内生电流",增加内脏平滑肌的张力、促进血液循环,调整支配内脏的自主神经功能。

（2）临床应用：周围神经损伤或炎症引起的神经麻痹和肌肉萎缩、神经痛、关节疾患、缺血性肌痉挛、闭塞性动脉内膜炎、肢端发绀症、胃下垂、儿童遗尿症、尿潴留及妇科的慢性炎症。

（3）禁忌证：同音频电疗法。

（4）应用中频电疗法时的注意事项：

1）选择适合治疗部位的电极、衬垫放置治疗部位上,尽量使病灶位于两电极中间。

2）电极和夹子不可接触皮肤,以免电击灼伤。

3）电极不能在心前区并置和对置;有心脏病患者,电流不宜过强,并注意观察病人反应,如有不良反应即停止治疗,孕妇忌用于下腹部、腰骶部及邻近部位治疗。

4）治疗时不要接触机器,不可随便活动;患处有金属物的不宜治疗。

5）治疗期间注意观察有无副作用,如有头晕、头痛、胸闷、嗜睡等症状发生,应及时调节电流强度或停止治疗。

（五）高频电疗法

应用频率高于 100 kHz 的电磁振荡电流治疗疾病的方法称高频电疗法。医疗用高频电流频率为 100 kHz～30 000 MHz。根据波长的不同,高频电分为长波、中波、短波、超短波、微波等几种。常用的有超短波疗法和微波疗法。

1. **超短波疗法** 波长为 10～1 m,频率为 30～300 MHz 的电流称为超短波电流,应用超短波电流治疗疾病的方法称超短波疗法。超短波的频率高,容易通过介质,治疗时电极可以离开皮肤,其生理作用有热效应和非热效应。

（1）热效应的治疗作用：高频电可降低感觉神经的兴奋性,有良好的镇痛作用,如神经痛、肌肉痉挛性疼痛、肿胀引起的张力性疼痛、缺血性疼痛、炎症性疼痛等;改善周围血液循环,用于周围循环不良但动脉无阻塞的疾病;消炎作用,对感染性、非感染性炎症,急性、亚急性、慢性炎症均有效,尤其是对急性化脓性炎症有显著的疗效;降低肌张力,可降低骨骼肌、胃肠平滑肌及纤维结缔组织的张力,增强机体免疫功能。

(2)非热效应的治疗作用:非热效应指在治疗时人体无热感的条件下所出现的治疗作用。无热量的超短波疗法治疗可使神经纤维再生加速、白细胞吞噬作用加强、急性化脓性炎症发展受阻、细胞膜离子通道发生改变,影响细胞的功能。

(3)临床应用:一切感染性疾病。急性、亚急性炎症,如急性乳腺炎、支气管炎、肺炎、疖、痈、蜂窝织炎、前列腺炎、盆腔炎、静脉炎、鼻窦炎、中耳炎等;运动系统疾病,腰背肌筋膜炎、肌肉韧带扭伤、骨折后关节功能障碍、滑囊炎、肩周炎、髌骨软化症、各种关节炎、训练后肌肉疲劳等;急性肾衰竭、高血压、缺血性心脏病;各种神经炎、神经痛、神经损伤;术后静脉血栓形成、肌痉挛、雷诺病、冻伤。

(4)禁忌证:禁用于恶性肿瘤、高热、妊娠、活动性肺结核、出血倾向、心肺功能衰竭、治疗局部有金属异物及带有心脏起搏器患者。

2. 微波疗法 应用波长 1~1 000 mm,频率为 3~30 000 MHz 的微波治疗疾病的方法称为微波疗法。医用微波波长为 100~300 mm,常用波长 125 mm,频率 2 450 MHz 的电流。

(1)微波的治疗作用:微波的作用与短波和超短波相似,微波容易穿透肌层,波长 125 mm 的微波穿透组织的深度可达 4~5 cm,生理治疗作用是热及非热作用,作用区边界分明。

微波对心血管系统的作用:可使心率变慢、心电图 T 波变低、房室传导时间延长、血压下降,说明微波有兴奋迷走神经的作用。微波的热作用可增加局部血液循环,改善营养、提高组织再生能力,降低肌肉组织兴奋性,解除血管痉挛,并能促进侧支循环的建立,有消炎、消肿、镇痛的作用。

微波对神经系统的作用:小剂量的微波能改变脑电图及条件反射的活动,短时间的微波照射能兴奋神经系统,长时间或大剂量的照射则有抑制作用。

微波对内分泌系统的影响:小剂量微波可增加肾上腺皮质激素的合成,对垂体也有一定影响;卵巢及睾丸对微波均较敏感,大剂量可使精子发育受抑制。

在眼组织中,晶体对微波最敏感,由于晶体缺乏血管,不易散热,过热后迅速引起变性混浊,所以最容易出现损害,但在治疗中使用小于 150 mW/cm² 的剂量,对眼组织无损害。

大功率微波能使癌组织温度上升到 45 ℃ 以上,因癌细胞不能耐受高温,所以对其产生破坏作用。

(2)临床应用:感染和非感染性炎症,如疖、痈、乳腺炎、淋巴结炎、肺炎、胆道炎症、膀胱炎、盆腔炎、外耳道炎、中耳炎、副鼻窦炎、睑缘炎、齿槽周围脓肿等,对炎症的不同阶段选用不同剂量,一般急性期选用无热量;神经炎、神经痛;肌肉、肌腱、筋膜、关节、韧带等损伤及炎症。

(3)禁忌证:高热、结核、出血性疾患、心功能不全、重症高血压、带心脏起搏器者、治疗部位感觉障碍患者等禁用微波疗法。

(4)应用高频电疗时的注意事项:

1)治疗时必须用木制床、椅,取下患者身上的金属物包括手表;

2)患者在治疗时不可触及其他导体;

3)患者在治疗前要检查皮肤有无破损,皮肤感觉有无障碍,有感觉障碍者不宜用温热量

治疗;治疗时两电缆不能交叉也不能打圈,以免引起短路;治疗中不能随便移动体位,如有过热或灼痛,应立即断电寻找原因;

4)电极下有汗水时应擦干,敷料上分泌物较多时,应换敷料;

5)术前1～2日和局部穿刺部位当日,不用温热量治疗;

6)作X线造影时,患者当日不宜作高频电疗。

三、超声波疗法

频率在20 000 Hz以上,不能引起正常人听觉反应的声波属于超声波,应用超声波治疗疾病的方法称为超声波疗法。超声波疗法所采用的超声频率一般为800～1 000 kHz。

（一）治疗作用

1. 机械作用　机械作用是超声波的一种最基本的作用,是超声传播过程中介质质点交替压缩与伸张所致压力变化的结果,超声波作用于人体时,其机械作用可看作对细胞内物质及微小的细胞结构的"微细按摩",这种按摩作用可引起细胞质运动,使细胞内结构改变,细胞膜通透性增强,使结缔组织延长、变软等,因此对软化组织、提高代谢率、增强细胞功能等有重要意义。

2. 温热作用　超声产热的过程是机械能在介质中转变为热能的能量转变过程,在人体中的热作用是由于超声通过介质时的消耗、压力变化、离子间摩擦等方式而产热。超声热作用的独特之处在于它可选择性地作用于不同组织的界面上,特别是在骨膜上产生局部高温。

3. 化学作用　超声作用于人体,可诱发许多化学变化,能促使复杂蛋白质较快解聚,活化许多酶的作用,加速细胞的新陈代谢等。

（二）临床应用

超声波在治疗时采用的方法有:直接接触法,如移动法和固定法;非直接接触法,如水下法和辅助器法;超声药物导入疗法和超声雾化吸入疗法。

超声波疗法适应于各种软组织扭挫伤及运动损伤、瘢痕粘连,硬结、腱鞘炎、关节炎、脑血管意外、慢性盆腔炎、颞下颌关节功能紊乱等。

（三）禁忌证

禁用于活动性肺结核、恶性肿瘤、出血倾向、孕妇腹部及安装心脏起搏器等患者。

（四）操作时的注意事项

1. 声头与皮肤紧密接触并开始缓慢移动后,调节剂量至所需水平。声头空载时不能调解输出。

2. 声头不可撞击或震动。

3. 治疗时超声声头密切接触皮肤,声头与治疗部位垂直。治疗脑、心、肾脏时,剂量要严格控制。

4. 为保证声能有效传递,减少能量丧失,所选耦合剂的声阻应与皮肤接近(如液体石蜡、水、凝胶等)。

四、光疗法

利用各种光辐射能作用于人体以治疗疾病的方法称为光疗法。常用的光线疗法有红外线、紫外线、激光等。

（一）红外线疗法

应用电磁波谱中的红外线部分治疗疾病的方法称为红外线疗法。红外线为一种不可见光线，波长为760 nm～400 μm，因在电磁波谱中的位置介于无线电波与可见光的红色光线之间而得名，其主要生物学作用基础为热效应，故有热射线之称。

根据波长可将红外线分为：短波红外线波长为760 nm～1.5 μm，又称近红外线，可由伴发可见光线的红外线辐射器获得，穿透力较强，可穿透真皮和皮下组织，长波红外线波长＞1.5 μm，又称远红外线，可由不伴发可见光线的红外线辐射器获得，穿透力较弱，只能穿透表皮。

1. 治疗作用　红外线作用于人体组织，使细胞分子运动加速，局部组织温度升高，从而产生一系列生理及治疗作用。

（1）改善局部血液循环，促进消散吸收：皮肤吸收红外线后，血管反射性扩张充血，血管活性物质增加，血流加速，局部循环得以改善，组织营养及代谢相应好转，加速组织中异常产物的吸收和清除。

（2）减低肌张力，缓解痉挛：红外线的热作用可使骨骼肌肌梭的 r 传出神经纤维兴奋性降低，牵张反射减弱，致使肌张力减弱，肌肉松弛。同时，红外线加热于腹壁浅层时，亦可使胃肠平滑肌松弛，胃肠蠕动减弱。

（3）镇痛：红外线疗法对多种原因所致疼痛均有一定的止痛作用，其作用机制是多方面的，如对于组织张力增加所致肿胀性痛，红外线可通过促进局部渗出物吸收、减轻肿胀而镇痛，对于缺血性或肌痉挛性痛，可通过缓解肌肉痉挛，改善局部血液循环，降低肌张力而止痛；对于神经痛，可通过降低感觉神经兴奋性而镇痛。

（4）消炎作用：基于上述各种作用的综合结果，加之红外线可增加人体免疫功能，故对浅层组织的慢性炎症有效。对于急性炎症而言，由于红外线可促使局部渗出增加，炎症扩散，故属禁忌。

（5）加速组织修复和再生：红外线照射损伤局部，可促使纤维细胞再生，加速组织愈合。

2. 临床应用　进行红外线治疗时多采用红外线灯或白炽灯。白炽灯为伴发可见光线的红外线辐射器，主要辐射短波红外线；红外线灯为不伴发可见光线的红外线辐射器，主要辐射长波红外线。常用治疗方法有局部照射、全身照射、红外线温针疗法等。

适应于各种亚急性及慢性损伤和炎症、浸润块、硬结、肠粘连、肌纤维组织炎、关节炎、肌痉挛、电刺激及按摩前准备、主被动功能训练前准备等。

3. 禁忌证　禁用于急性损伤、化脓性炎症、血栓性深静脉炎、认知功能障碍、恶性肿瘤、水肿及出血倾向，循环障碍、局部皮肤感觉障碍患者，老弱年幼患者应慎用。

4. 注意事项　治疗时应经常询问患者，观察其反应，以免烫伤。治疗过程中患者不能随意移动患部，以免触及辐射器而烫伤；头面部治疗时，患者应戴防护眼镜或以浸水的纱布等遮盖眼睑，以防止红外线对眼睛的伤害。

（二）紫外线疗法

利用电磁波谱中的紫外光部分治疗疾病的方法称为紫外线疗法。紫外线具有较高的量子能量，可引起显著的光化学效应以及一系列生物学作用，用于医疗的紫外线波长在400～180 nm之间，常分为三段：长波紫外线，亦称 A 段紫外线，波长范围为 400～320 nm；中波紫外线，亦称 B 段紫外线，波长范围为 320～280 nm；短波紫外线，亦称 C 段紫外线，波长范围为280～180 nm。

1. 生物学效应

（1）红斑反应：红斑反应是紫外线作用后引起的重要反应之一，它与紫外线的止痛、消炎、增加机体免疫功能等多种治疗作用有密切的关系。用一定量的紫外线照射皮肤，一般经过 2～6 小时后，照射局部皮肤逐渐潮红，出现红斑，至 12～24 小时红斑反应达高峰，以后逐渐消退。红斑实质上是一种光化性皮炎，其组织学变化是红斑区血管扩张、充血、渗透性增加、白细胞增多等，反应不限于表面，也可向深部扩展。

紫外线红斑的产生机制较复杂，多被认为是由于紫外线照射时组织中的组氨酸变为组胺；血管内皮细胞发生变性反应，形成血管活性肽或抑制血管活性肽的灭活；减弱溶酶体膜的稳定性，释放溶酶体酶引起蛋白分解，血管扩张；皮肤中前列腺素合成增多，活性增强等原因所致，而且与复杂的神经反射有关。

（2）紫外线对细胞的影响：一定强度的紫外线照射组织，细胞吸收紫外线后可影响细胞的丝状分裂，引起细胞核肿胀，核破裂、蛋白变性等，造成细胞损伤，使之功能丧失或死亡。细菌是单细胞生物，其 DNA 强烈吸收 260 nm 左右波长的紫外线，故一定强度的紫外线具有杀菌作用。

（3）色素沉着：色素沉着是紫外线照射皮肤引起的另一重要反应，分为直接色素沉着型和延迟色素沉着型。紫外线有激活黑色素细胞作用，可使黑色素细胞增殖，黑色素小体增多，合成酪氨酸酶并加强其活性。

（4）致癌作用：紫外线的致癌作用与照射剂量和波长有着密切关系，只有当长期的、过大剂量的照射，并且达到一定的累积剂量时才有可能引起癌变。在理疗应用中，紫外线的照射剂量远远低于可能致癌的剂量，因此不必担心，常规理疗应用紫外线，并无引起癌变的危险。

2. 治疗作用

（1）消炎作用：紫外线红斑量照射是强力的抗炎症因子，尤其对皮肤浅层组织的急性感染性炎症效果显著。紫外线抗炎症作用的机制是其一系列作用，如杀菌、改善病灶血液循环、促进代谢产物和病理产物排除、网状内皮细胞吞噬作用增强、补体、靛集素增加等的综合表现。

（2）镇痛作用：紫外线红斑量照射可降低感觉神经兴奋性，使局部痛阈升高，感觉时值延长，从而缓解疼痛。是由于紫外线照射区血液循环加速，致痛物质清除加快，同时紫外线可使感觉神经末梢发生可逆的变性，抑制痛觉的传入。

（3）杀菌作用：紫外线可通过抑制细菌细胞的 DNA 和 RNA 合成而起到杀灭细菌的作用。260～253 nm 的紫外线的杀菌作用最强，因细菌、病毒中的核酸和核蛋白对紫外线的吸收峰值分别为 260 nm 和 254 nm。

（4）抗佝偻病作用：婴幼儿由于维生素 D 类缺乏，可造成体内钙磷代谢障碍而致佝偻病，成人可致软骨病。参与人体钙磷代谢的维生素 D_3 可由皮肤中的 7-脱氢胆固醇经紫外线照射转化而来。用波长在 272～297 nm 的紫外线以亚红斑量照射皮肤，可使 7-脱氢胆固醇变为胆钙化醇，再经肝和肾的羟化作用而成为维生素 D_3，维生素 D_3 可促进肠道对钙磷的吸收及肾小管对钙磷的重吸收，保持血液中钙磷比例的平衡，促进骨盐沉着，从而达到抗佝偻病的作用。

（5）脱敏作用：组胺在过敏反应中具有重要作用，紫外线照射亦可使体内产生组胺，但形成的组胺又刺激机体产生大量组胺酶致组胺降解而起到脱敏的作用。此外紫外线照射后维生素 D 增多，钙的吸收亦增多，钙离子可降低神经系统兴奋性和血管通透性，减轻过敏反应。

（6）促进组织再生：小剂量紫外线照射可促进肉芽组织及上皮的生长，加速伤口愈合。大剂量紫外线有控制感染、促使坏死组织分离脱落的作用。

（7）其他作用：紫外线还有调节机体免疫功能及光致敏作用等。

3. 临床应用

（1）治疗剂量：紫外线照射剂量以"生物剂量"表示。一个生物剂量指紫外线在一定距离内垂直照射皮肤引起最弱红斑（阈红斑）所需照射时间。

（2）亚红斑量：皮肤无红斑反应。

（3）阈红斑量：皮肤出现最弱红斑，一般在24小时内消退。

（4）弱红斑量：皮肤出现弱红斑，红斑反应可持续48小时。

（5）中红斑量：红斑清晰可见，伴轻度肿痛。

（6）强红斑量：红斑反应较重，皮肤肿胀、脱屑。

（7）超红斑量：红斑反应重，局部皮肤出现水疱、渗出，脱屑较重。

4. 适应证和禁忌证　适应于疖、痈、淋巴结炎、肺炎、支气管炎、带状疱疹、佝偻病、压疮、皮肤溃疡、伤口感染、银屑病等。急性湿疹、全身性皮肤炎症、单纯疱疹、系统性红斑狼疮、着色性干皮病（对紫外线过敏）、日光性皮炎、皮肤癌变患者禁忌。

5. 注意事项　紫外线照射有全身照射法、局部照射法、体腔窦道照射法等。照射前了解患者近期是否服用过光敏剂，如碘剂、磺胺药等。因此类药物可增强皮肤对紫外线的敏感性；照射部位皮肤清洁，伤口应先换药；治疗师与患者均应佩带护目镜；患者初次照射时应先测定其生物剂量，亦可用平均生物剂量；照射时灯管中心应与治疗部位皮肤垂直；照射后24小时内，局部不做热敷。

（三）激光疗法

激光疗法是利用激光器发射的光治疗疾病的方法。激光是受激辐射而发的光，它既具有一般光的反射、折射、干涉等物理特性，又具有相干性好、高单色性、高方向性、高亮度等特性。

1. 治疗作用

（1）低能量激光：如氦氖激光器发射低能量激光。低能量激光对生物机体具有刺激作用，能刺激皮肤蛋白合成，增强机体各种酶的活性，加速血管生长，促进植皮愈合，对皮肤及黏膜的再生修复、骨折愈合、周围神经的生长及毛发再生均有一定促进作用。一定剂量的激光照射机体，可起到镇痛、消炎、促进烧伤及溃疡面愈合、调节神经功能及穴位刺激等作用。

（2）中、高能量激光：中、强激光聚焦照射时焦点上的温度很高，多引起损伤性的热效应，使蛋白质变性凝固，可作为激光刀用以分离、切割组织；进行散焦或离焦照射时，主要产生非损伤性的类似红外线的温热作用，可在照射局部起到镇痛、止痒、消炎、消肿及促进伤口愈合的作用。

2. 临床应用

（1）低能量激光：常用低能量激光为氦氖激光，多采用聚焦或散焦进行穴位或局部照射，用以治疗身体各部位表浅炎症、溃疡、硬结、过敏性鼻炎、婴儿腹泻等。治疗时患者取舒适体位，暴露治疗部位，清洁创面或局部皮肤，垂直照射，与皮肤距离30～100 cm，照射时间为3～15分钟。

（2）中、高能量激光：常用中、高能量激光为二氧化碳激光、氩离子激光等。进行聚焦烧灼时，适用于皮肤的各种良、恶性肿瘤如色素痣、黑色素瘤、鳞癌等，以及宫颈糜烂、宫颈原位癌、息肉、痔核等，治疗时，应选择相应治疗功率，确定好治疗部位，防止误伤正常组织。进行散焦和离焦照射时,可用于治疗各种慢性炎症,扭挫伤、肌肉劳损、肌痉挛及外阴瘙痒、白斑等妇科疾病。

治疗过程中应随时询问患者感觉,以舒适温度为宜,根据患者感觉随时调整照射距离。

3. 注意事项 操作者及患者均应佩戴护目镜;中高能量激光散焦照射时防止局部烫伤;中高能量激光聚焦照射时防止误伤正常组织;经常测定激光管功率及通过光导纤维后的功率;治疗时他人不能进入光路内,以防烧伤。

五、磁疗法

利用磁场治疗疾病的方法称为磁疗法。磁场作用于机体,可影响机体内生物电流的分布及电荷的运动状态,使组织中产生感应电流,加速离子活动度,促进细胞内外离子交换,增强细胞膜的通透性,加速物质的合成与分解,促进生物体的生长。同时可阻滞感觉神经的传导,降低神经兴奋性,并反射性作用于全身。按磁场形式不同,将磁疗分为恒定磁场法、交变磁场法、脉冲及脉动磁场法、磁处理水疗法。

(一)治疗作用

1. 镇痛作用 一方面,磁场可阻滞感觉神经的传导,降低神经兴奋性,提高痛阈;另一方面,磁场作用下,局部血液循环加速,减轻缺氧、水肿,促进了致痛物质及其他病理产物的清除,从而起到镇痛作用。

2. 消炎、消肿作用 磁场可加速血液循环,增强细胞膜的通透性,改善毛细血管淤滞现象,加速炎性物质的清除,增强白细胞吞噬能力,从而发挥其消炎、消肿作用。

3. 镇静解痉作用 磁场对中枢神经功能有抑制作用,具有改善睡眠状态、延长睡眠时间、缓解肌肉痉挛、降低血压等效果。

4. 其他作用 据报道,磁场可抑制良性肿瘤的生长并促其脱落;高强度磁场有抑制癌细胞生长的作用。另外,磁场可用于治疗婴幼儿腹泻、软化瘢痕等。

(二)临床应用

适用于各种软组织扭挫伤、血肿、关节痛、高血压、神经痛、支气管炎、静脉炎、肋软骨炎、神经衰弱、颞颌关节功能紊乱等。高热、出血倾向、孕妇、重度心肺功能障碍、极度虚弱、皮肤破溃者禁忌。

六、生物反馈疗法

生物反馈疗法是应用现代电子仪器,将人体组织器官的生物电、血管运动及温度变动等信息转变为视听信号,经感官传回大脑,患者根据这些信号自主地训练控制上述生物电等信息的活动,以此治疗疾病的方法。

(一)治疗作用

生物反馈疗法是在现代生物控制论指导下兴起的新疗法,它与人体已建立的条件反射密切相关,要完成这一疗法必须经过以下阶段:第一,运用现代化仪器引出机体反应的各种变化,并给予强化刺激;第二,反复训练患者,使之对刺激产生条件反射;第三,使患者脱离仪器独立进行训练和控制,以期能随时进行自主控制及巩固疗效。

生物反馈疗法最早应用于训练松弛肌肉的张力,肌张力越高,引出的肌电图波幅越高,转化的视听信号越大,肌痛亦越重,如患者能自主降低肌张力,则肌电波幅随之降低,视听信号变小,肌痛随之减轻,多次训练后,即可建立条件反射。

（二）临床应用

生物反馈疗法分为肌电、脑电、心电等反馈疗法，以肌电生物反馈疗法为例，介绍其基本的治疗方法。

肌电生物反馈疗法从作用上分为两大类，一类用于使肌肉松弛，一类用于训练肌肉的功能。再训练性肌电生物反馈疗法：以增强肌肉功能运动为目的。

用于治疗肌力较差的肌肉或肌肉运动功能受限时；松弛性肌电生物反馈疗法：以松弛痉挛肌肉为目的。在张力高的肌肉处皮肤表面安放记录电极，记下起始肌肉电位，并转化为视听信号，然后让患者设法减少电极读数，以松弛肌肉。适应于紧张性头痛、痉挛性斜颈、痉挛性瘫痪、睑痉挛、痛经、溃疡病、失眠、哮喘、脑血管意外后遗症、肺气肿、周围神经麻痹、肌移位手术后的再训练等。

运用肌电生物反馈疗法时，应具备患者的视力、听力以及交流能力良好；对治疗师提出的要求的理解力好，能集中注意力；运动技巧好；无感觉或本体觉缺失者禁忌。

七、传导热疗法

传导是指两种物体互相接触时，热量以分子运动的方式从温度高的物体向温度低的物体传递的方法。利用各种热源作为介质接触体表，将热直接传输于人体以治疗疾病的方法称为传导热疗法，简称热疗。常用热疗法有热袋、蜡疗、泥疗、砂疗等。

（一）治疗作用

各种热疗法的共同的治疗作用为温热效应，可改善局部血液循环，促进炎症吸收及消散，从而起到镇痛、消炎、解痉、加速组织修复生长、松解粘连等作用。治疗时最常用的是蜡疗。蜡疗是用加热熔化的石蜡作为温热介质接触体表，将热量传至机体以治疗疾病的方法。石蜡热容量大，有很好的蓄热性能，加热时可吸收大量熔解热，同时由于其导热性小，因此保温时间较长，散热过程慢。由于石蜡贴敷于治疗部位时无对流现象，皮肤可耐受较高温度（60～70 ℃）的石蜡而不会烫伤。这里主要介绍蜡疗的治疗作用。

1. 温热作用　加热的石蜡导热性好，具有较强较持久的温热作用，可促进局部血液循环，增加组织营养，加速组织修复，缓解肌肉痉挛，减轻疼痛，软化瘢痕等。

2. 机械压迫作用　石蜡具有良好的可塑性与黏滞性，可与体表紧密接触，石蜡冷却过程中体积缩小，对组织产生压迫作用，有利于减少渗出，消散水肿。

3. 润滑作用　石蜡含有油质，可增强纤维组织弹性，软化瘢痕。

（二）临床应用

适应于关节强直、骨性关节炎、肌肉痛、肌痉挛、电刺激及按摩前准备、主被动功能训练前准备、亚急性及慢性损伤和炎症，瘢痕粘连、硬结、血肿机化等。

（三）禁忌证

禁用于急性损伤和炎症、循环衰竭、局部感觉减退、血栓性深静脉炎、认知功能障碍、恶性肿瘤、水肿及出血倾向患者。老弱年幼患者慎用等。

（四）注意事项

患者取舒适体位。充分暴露治疗部位，适当遮挡。治疗前检查局部皮肤有无破损及皮肤温度觉、感知觉。治疗过程中随时观察患者反应及病情变化。治疗结束，拭干并检查治疗部位皮肤。

八、水疗法

应用一定压力、温度或溶有一定化学物质的水治疗疾病的方法称为水疗法。液体状态的水可与身体密切接触,传递各种刺激。水的比热大,热容量大,具有静压力及浮力,可溶解多种物质,能在治疗部位发挥温热作用、机械刺激及化学刺激作用。常用水疗法有漩涡浴、气泡浴、哈伯特槽浴、药物浸浴、淋浴、水中运动疗法等。

(一)治疗作用

1. 漩涡浴 漩涡浴的治疗作用:加压的涡流喷射于人体,可产生较强的机械刺激、按摩作用,改善局部血液循环,促进炎症吸收、消散,改善组织营养及代谢、消除水肿等;加压的水流和空气混杂形成气泡,可对人体体表起到微细按摩作用,改善血液循环,消除炎症,缓解疼痛。

2. 哈伯特槽浴 需在特制的哈伯特浴槽(蝶形槽)中进行,槽内设水搅动器,并安装有升降装置以便于运动障碍的患者出入浴槽。可对患者进行涡流浴、喷射浴、水中运动、水中按摩等多种治疗。

3. 水中运动 利用水的浮力,可以较轻松地做水中平面运动及向上运动(主动助力训练),体弱患者可借助于水中的漂浮物或其他装置活动;反浮力方向的运动比较困难,可借助于漂浮物或桨等以增加阻力;抗阻训练的强度可由运动速度来控制,运动速度增加时,由于湍流和内聚力的存在,运动阻力增大;反之,速度越慢,阻力越小。借助于桨叶来进行抗阻运动时可使水的阻力进一步加大,而翻转桨叶使之与水平行滑动时,阻力下降;直立状态时,水的深度决定下肢的承重量。水位越深,下肢的承重越小。

(二)临床应用

适应于压疮、烧伤、髋骨骨折及全髋关节置换术后、亚急性及慢性颈肩腰腿痛、肌肉骨骼损伤、风湿性关节炎及类风湿关节炎、大面积瘢痕挛缩、周围神经麻痹、皮肤瘙痒、神经衰弱等。

(三)禁忌证

禁用于急性损伤和炎症、循环衰竭、局部感觉减退、认知功能障碍、恶性肿瘤、水肿及出血倾向、皮肤化脓性炎症患者。老弱年幼患者应慎重。

(四)注意事项

任何物理治疗设备存在由于电器连接不当引起的潜在性危险时,必须实施安全预防措施。

所有涡流池和哈伯特槽的插座开关处均应安装漏电保护器。当电流不是通过接地设备而是转向患者时(宏电击),电路将被切断。所有的涡轮机、哈伯特槽及用于提升患者的升降机均需做漏电检查(尤其是被折或磨损的接头)。治疗温度为33～37℃。治疗时间视运动类型与患者反应而定。

九、低温冷疗法

应用寒冷刺激作用于人体治疗疾病的方法称为冷疗法,应用寒冷刺激的目的使局部组织温度下降,不引起组织损伤,因此冷疗法有别于冰冻疗法。冷疗时通过神经反射途径及体液反射途径可引起机体的一系列反应,从而达到治疗作用。常用致冷原有冷水、冰块、化学致冷剂等。

（一）治疗作用

冷疗的全身性生理作用是身体大部接受冷疗时，产生全身性生理作用，表现为新陈代谢率下降，脉率、呼吸频率降低，动脉血压升高，内脏器官血流量增多等。冷疗的局部生理作用有：

1. 机体各组织对冷刺激的反应　温度迅速下降，温差变化大；皮下组织温度下降较慢，温差变化较小；肌肉、关节温度变化最小，引起变化所需时间最长。

2. 对血管的影响　冷疗致局部皮肤毛细血管收缩，皮肤苍白；而长时间的冷疗则可引起反射性的血管扩张。寒冷刺激所引起的血管反应与代谢抑制，可使血肿、创伤性或炎症性水肿消退，但冷疗法仅适用于急性期。

3. 对肌肉的影响　短时间的寒冷刺激可促进随意肌收缩，长时间的寒冷刺激使肌梭传入纤维、a-运动神经元和 r-运动神经元活性降低，从而使肌张力下降，缓解肌肉痉挛。

4. 对人体各系统功能的影响　冷疗致各系统血流量下降，毛细血管渗透性降低，组织弹性减小，可抑制平滑肌痉挛，缓解疼痛。对于神经系统，冷疗可使运动神经及感觉神经受抑制，神经传导速度减慢，因而有解痉、镇痛、麻醉等作用。

5. 冷刺激致使机体敏感性升高引起的副作用　冷性荨麻疹，表现为组胺反应所致皮肤风团形成、皮肤痒感及红斑；由于组胺释放，可致面部潮红、眼睑水肿及呼吸障碍等。严重病例可出现过敏反应（脉搏增快，血压下降），有时可伴休克及晕厥。

（二）临床应用

用冷疗法有冷敷法、冰袋法、冰块按摩法、致冷剂喷雾法等，适用于急慢性损伤及炎症、水肿、肌痉挛、肌肉关节痛、热灼伤等。血液循环不良、感觉障碍、周围血管疾病、浅表神经功能性麻痹、雷诺病及对冷刺激过敏者禁忌。

（陈　芬）

第三节　作业疗法

作业疗法是指在对患者伤残情况进行全面评价以后，有目的、有针对性地从日常生活活动、职业劳动、认知活动中选择一些作业，指导患者进行训练，以达到最大限度地恢复患者躯体、心理和社会方面的功能、增进健康、预防劳动能力的丧失、预防残疾的发生和发展为目的的一种治疗技术。它是一项重要的康复医疗手段，不同于职业康复，属于康复医疗的范畴。作业疗法是康复治疗中重要的组成部分。

一、作业疗法的分类

（一）按作业性质与对象分类

1. 功能性作业疗法　为改善和预防躯体功能障碍或残疾，提高肢体的活动能力而进行的治疗活动。根据障碍的程度、残存的功能和兴趣爱好等采用适当的作业活动，如手工艺、木工、雕刻、计算机、编织、绘画、游戏等，从而改善关节的活动度，提高肌力与耐力，提高运动的协调性和灵活性，达到治疗的目的。

2. 心理性作业疗法　为改善患者精神状态和情绪而进行的治疗活动。患者在身体出现功能障碍时，会继发心理障碍，如否认、愤怒、沮丧、抑郁、焦虑等，应根据患者心理异常的不同阶段,设计相应的作业活动,帮助患者摆脱心理障碍。对沮丧、抑郁的患者,可设计轻松的消遣性活动;对愤怒、不满情绪者,可以设计木工等活动,通过敲打进行宣泄。

3. 精神疾患性作业疗法　为使精神病患者出院后能够适应家庭生活及社会环境而进行的治疗活动。精神病患者在生活技能、心理和行为、社交和职业上存在一定困难,使其能适应出院后在家庭和社会生活、学习、劳动和社会环境,可采用日常生活行为训练、文艺娱乐训练、社交技巧训练、职业能力训练等。

4. 就业前作业疗法　包括就业前评价和就业前训练。当患者经过康复治疗后可以回归社会,重返工作岗位之前,必须进行身体和精神方面的能力测定和评价,进行针对性的训练,以便选择更合适的工作岗位。即使不能达到这一要求,也应争取患者将来能够独立生活,或减少对他人的辅助生活依赖。

5. 老年病作业疗法　为改善老年病患者的日常生活及社会生活能力而进行的作业活动。通过日常生活的教育与训练,教会使用辅助器具和适应性技巧,以弥补运动、视听等功能的缺陷。对记忆力、辨别力衰退患者进行认知训练;慢性病患者,使用消遣疗法会促进心理精神卫生,改善社会生活能力。

（二）按作业治疗的目的分类

1. 用于减轻疼痛的作业　使用加热的黏土、玻璃温热箱内的棋子游戏等。

2. 用于增强肌力的作业　通过捏橡皮泥、黏土等训练手的抓握捏力;踩万能木工机等训练股四头肌。

3. 用于增强耐力的作业　所有的作业疗法都可反复进行。

4. 用于增强协调能力的作业　拧铁丝、捻线、缠线、踩踏缝衣机、套圈、滚球等作业。

5. 用于改善关节活动范围的作业　线框挂线、编织打结、打锤等。

6. 用于改善精神状态的作业　玩牌、下棋等。

7. 用于转移注意力的作业　绘画、下棋、猜谜语、藏物品游戏等。

8. 用于改善整体功能的作业　音乐表演、球类运动等根据各人的情况选择应用。

（三）按实际需要分类

1. 维持必要的日常生活作业活动　衣食住行、个人卫生等活动。目的是提供独立的生活能力。

2. 创造价值的作业活动　通过作业活动能够制作出有用的作品,如编织、刺绣、雕刻、泥塑等。目的是获得一定的技能。

3. 消遣性作业活动　棋牌、书画、游戏等目的是转移注意力,丰富生活,愉悦心情。

4. 教育性作业活动　对青少年采取一些教学活动,如舞蹈、书法、琴类等,目的是训练的同时获得各种技能。

5. 矫形器和假肢的训练　对于肢体残缺或畸形,或者有可能发展为畸形需佩戴假肢或矫形器的患者,佩戴前、后选择特定的作业进行适应训练。目的是熟练掌握佩戴方法及佩戴后自如地进行日常活动及工作。

二、作业疗法的特点

（一）作业疗法的活动特点

1. 选择性　用于治疗的作业是经过选择的、有目的的活动,康复治疗师应根据不同个体,选择对躯体、心理和社会功能起到一定治疗作用的作业疗法。

2. 主动参与性　患者作为训练的主体,对自身需求、感觉最了解,所有的康复训练,患者都应积极主动参与制定,而不是被动实施活动。

3. 兴趣性　训练需要较长时间的坚持,没有兴趣的训练很难坚持到底,有兴趣的训练才能激发患者的热情,调动其积极性,突出符合残疾者及患者的兴趣性,才能激活神经细胞,提高训练效果。

4. 目的性　作业治疗应帮助患者恢复或获得正常的、健康的、有意义的生活方式和生活能力,预防功能减退,改善生活质量为主要目的。

5. 社会性　患者作为社会的成员,不仅需要有个人日常生活,还要有家庭生活、社会和职业等方面的需要,强调集体治疗的社会性,有助于参加更多的社会活动。

6. 过渡性　具有临床治疗和职业劳动阶段的过渡性并有特定的医嘱及处方。

7. 作业强度的渐进性　原则是从小量到大量,循序渐进,不致疲劳。

8. 劳动价值性　力求通过作业治疗能生产出有用的产品和增长知识,但又以不满足产品为目的,即使产品质量低劣,甚至完全无用,也要让残疾者和患者进行一定的活动。

9. 适时调整训练内容　训练目标有短期目标与长期目标,因此训练计划的制订也应分阶段,达到目标后就应重新制订新的训练计划;如果训练效果不满意,就要调整训练计划。

10. 必要时应用辅助器　对残疾程度重的患者,经过训练很难恢复其功能,需要利用各种辅助用具,以补偿其功能不足,帮助患者恢复生活和劳动能力。

11. 利用环境改造提高独立能力　对于一些永久性残疾患者,经过训练,在现有的环境下很难独立生活,应根据患者功能障碍情况,提供装修意见,如厨房、浴室门槛、门的宽度、厨具高低、有无扶手等必要时进行改造,通过环境改造来提高患者独立的生活能力。

(二)儿童作业疗法的特点

由于儿童在生理、心理、社会行为等方面尚未成熟,因此在进行作业疗法时,应注意开发潜能,纠正不良习惯。功能恢复不能实现时,设计制作辅助器具应考虑到儿童成长的因素,对患儿应做到以下几点:

1. 治疗-游戏-教育等结合　病残往往给儿童身心都会带来不利影响,随着患儿年龄的增长,这种影响会更加严重,而儿童时期身心的可塑性也最大,越早期进行纠正与训练,效果越好。

(1)治疗与教育相结合:不能因为治疗而影响患儿的教育,包括育儿知识、技能教育、人际交流与合作等能力教育。治疗计划的制订应具有知识性与趣味性,独立训练与集体训练相结合。促使患儿在有兴趣的训练中学到知识,培养团结协作精神。随着患儿年龄的增长,将知识与技能贯穿在日常训练中。

(2)治疗与游戏相结合:游戏是儿童的天性,通过游戏可激发患儿的积极性,使其能积极地参与治疗活动。治疗性游戏要达到纠正异常姿势、异常运动、异常行为的目的,所以游戏的选择必须根据患儿的情况,既让患儿乐在其中,又起到训练作用。

2. 治疗时重视家属参与　父母是孩子的第一任老师,又是孩子最熟悉、最亲切的人,而且始终能伴随患儿身边。因为患儿的训练不是短时间就能结束的,大多数需要长期进行,只有教会父母训练方法,才能保证患儿训练的连续性。因此,父母应参与患儿的功能评估、训练计划的制订、训练计划的实施全过程。康复治疗师应对父母进行培训,使其掌握训练要点,学会其利用现有的资源对患儿进行训练。

3. 康复工具的设计注重儿童特点　病残儿童在康复过程中,常需要借助一些辅助工具,限制异常活动,维持姿势,预防与矫正畸形。辅助工具的设计与选择要做到确实不能维持正常姿势、不能进行正常活动的患儿才可使用辅助工具;辅助工具要量体定做,起到应有的作用;辅助工具只是代替已丧失的功能,不可过分依赖;辅助工具应随着孩子的成长随时更换。

（三）老人作业疗法的特点

需作业治疗的老年人,指因衰老而引起体力和精力明显减退的人。世界卫生组织划分60～74岁为年轻的老年人,75～89岁为老年人,90岁以上者为长寿老年人。

根据世界卫生组织对年龄的划分,老年人在我国已是退休人员,所以,老年人作业治疗的目的就是避免依赖,避免因废用而衰退,尽可能地独立生活。因此,对老年患者进行作业治疗应做到以下几方面:

1. 应充分了解老年疾病的特点 老年患者大多长期受慢性病的折磨,容易有烦躁及悲观情绪;或刚从领导岗位上退下来,易产生失落感。可通过聊天形式了解患者的身体情况以及心理需求,让其产生亲近与信任感,容易被接受,产生积极的训练效果。

2. 制订合理的治疗计划 老年患者不要求功能完全恢复,只是在现有基础上最大限度地改善其功能。治疗目标不是提高就业能力,而是达到生活独立,提高生活质量。因此,训练计划的制订应以提高日常生活活动能力为重点,辅以娱乐活动,使老年人的晚年生活丰富多彩。

3. 训练时应注意患者自身特点 老年患者大多数都有骨质疏松、感觉迟钝等问题,所以训练过程中,应充分考虑,防止意外出现。

4. 注意多病共存的特点 老年人各系统功能都存在不同程度的衰退,往往会出现多个系统病变,训练过程中应充分考虑这些因素,训练强度应适当,循序渐进,避免出现不良后果。

三、作业疗法的治疗作用

1. 促进机体功能恢复 包括肌力、耐力、关节活动度、知觉、认知、柔韧性、协调性和灵敏性等,并有预防并发症发生的作用。

2. 促进残余功能最大限度发挥 通过训练并安装假肢等,使残余功能最大限度地发挥。还可以预防肌肉萎缩、减轻或预防畸形的发生,提高对疼痛的忍受力,从而起到缓解疼痛的作用等。

3. 改善精神状态 利用棋牌、书画、游戏等提高认知能力,减轻残疾者或患者抑郁、恐惧、愤怒、依赖等心理异常,改善患者精神状态。

4. 提高生活质量 可提高其翻身、起坐、穿衣、进食、个人卫生、行走等生活自理能力。

5. 促进工作能力恢复 患者要恢复正常生活和工作能力,必须经过一段时间的调整和适应过程,作业疗法则是恢复他们这方面独立性的最好形式。

6. 就业前功能评测 可帮助确定较合适的工种,增加就业机会,如编织、刺绣、雕刻、泥塑等,目的是使患者获得一定的生存技能。

四、作业活动的分析和治疗方法的选择

在选择作业活动之前,应对活动所含的技能成分及患者的功能状况进行分析,为有目的地选择治疗性作业活动作准备。

（一）作业活动的分析

1. 技能成分分析 运动方面包括运动的协调性和柔韧性、肌力、肌张力、耐力、粗大运动、精细运动、关节柔韧性。感觉方面包括视觉、听觉、触觉、本体感觉、实体觉、平衡觉。智能方面包括记忆力、注意力、语言交流及思想表达能力、理解力、解决问题能力、判断力,贯通能力、组织能力、安排和利用时间能力。心理方面包括独立自主精神、顺应精神、积极性、现实感、自制力、自尊心。社交方面包括集体精神和合群性、合作共事精神。

2. 患者功能状况分析　患者的姿势与体位;关节运动方向和活动范围;肌肉收缩的方式;抵抗负荷;协调性和平衡能力。

(二)作业方法的选择

1. 按运动功能训练的需要选择　肩肘屈伸功能训练可选择木工(砂磨、刨木、拉锯)、篮球运动等。腕指关节功能训练可选择油彩、绘画、乒乓球等。手指精细活动功能训练可选择编织、泥塑、刺绣、弹琴、书法等。髋膝屈伸训练可选择自行车运动、上下楼梯等。足踝活动训练可选择缝纫(脚踏)、自行车等。

2. 按心理及精神状况调整的需要选择　为转移注意力,选择下棋、玩牌、游戏、社交等趣味性活动;为镇静、减少烦躁,选择绘画、刺绣、编织等简单、重复性强的作业;为提高自信心,选择书法、雕塑、制陶等艺术性作业及手工艺作业;为宣泄过激情绪,选择锤打作业及重体力劳动等作业;为减轻罪责感,选择清洁、保养、打结等简单手工劳动。

3. 按社会生活技能和素质训练的需要选择　培养集体生活习惯和合群性,选择集体性活动;培养时间观念、计划性和责任感,选择计件作业、计划工作等;在选择作业活动时,还应因地制宜,因人而异。

五、选择作业疗法的原则

1. 重复性　所选作业项目能够做到反复运动并可随患者症状的改善及不同阶段进行调整。

2. 力所能及的范围　作业治疗时,各种工具的放置、设备的布置以及各种工作面的安排,需在力所能及的范围内。

3. 能量消耗　患有心脏、呼吸疾病的患者,选择作业治疗时应充分考虑病员的能量消耗以防意外。

4. 安全性　任何治疗都应考虑安全性,作业治疗更应如此。如有共济失调、感觉缺失以及空间定位觉缺乏的病人在处理灼热或锐利物体时易发生危险。

六、作业疗法的程序

1. 收集资料　收集有关患者的性别、年龄、诊断、病史、用药情况、社会经历、工作、护理记录等资料,先对患者有一个大概了解。

2. 分析评价　将上述资料进行全面分析、评价,找出最需要解决的问题。

3. 制定目标　提出作业治疗的目标和先后顺序,对每一分期目标提出具体的作业治疗方法,并用简明的形式表示出来。

4. 适时调整方案　对患者进行作业治疗时,应根据患者治疗效果及反应、随时调整治疗方案,治疗时主要让患者把注意力集中于某一动作的完成。

5. 复查与评定　定期对患者进行作业活动后的检查与评定。

七、作业疗法的临床应用

1. 伤残所致功能障碍　包括骨折、关节损伤、颅脑及脊髓损伤,截肢、断肢再植等。

2. 神经肌肉系统疾病　脑卒中、进行性肌营养不良、脑瘫、截瘫、四肢瘫、老年性痴呆、周围神经损伤、脊髓灰质炎后遗症等。

3. 骨关节系统疾病　如风湿、类风湿关节炎、退行性骨关节炎、关节置换术后、肌肉肌腱损伤、强直性脊柱炎,肩周炎等。

4. 肿瘤(相对稳定期)、精神神经类疾病。

5. 其他　如肺心病、冠心病、糖尿病、呼吸系统疾患及烧伤等。

八、作业疗法的注意事项

1. 作业治疗部位　与物理治疗不同,在作业治疗中不能仅将一个局限动作进行集中性训练。例如,以增强肱二头肌的肌力为目的的治疗,在物理治疗中可利用滑车牵引单纯进行肱二头肌的集中训练。但在作业治疗中则比较困难,其治疗活动多必须全部上肢的运动配合。因而在功能性作业治疗中要用"以肱二头肌为主增强上肢的肌力"等指示。

2. 作业治疗强度及安全　进行作业疗法时,注意劳逸结合、患者安全,防止意外的发生。对意识不清、严重认知障碍、危重患者禁用作业疗法。

3. 作业治疗时间　至少 8 周作为一个治疗疗程。

4. 处方适时调整　随着患者状况的改变适当调整处方。

5. 作业治疗师应考虑的问题　该项活动的具体做法、活动的基本要点,全部过程所需要的工具、设备、材料、如何指导才能使患者理解活动的意义和操作方法、是否有更合适的活动、选择这项活动的原因、进行活动的地点及训练时间等。

九、常用作业治疗的方法

(一)木工作业

木工作业是一种使用率很高的作业项目。其范围很广,最具代表性的是拉锯、推刨、钉钉。

1. 拉锯　主要作用是增加上肢诸关节活动范围和躯干的屈伸功能,增强上肢肌力和耐力;增强两手的粗大动作。

2. 推刨　推刨操作可在拉锯操作之前或之后进行。和拉锯操作一样,在木工作业中是具有代表性的操作之一。主要作用是增强双上肢及手部的肌力和耐力、增强两手的协调性、加大上肢和躯干的屈伸活动范围、增强两手的粗大动作。

3. 钉钉子　用锤子钉钉子是木工作业中另一个有代表性的操作。钉钉子作业的作用是增强眼、手的协调,增强双上肢、不同部位的肌力、耐力和关节活动度。

4. 砂纸磨木板操作　常用来强化中枢神经系统障碍病人的上肢伸展共济运动。

(二)纺织作业

纺织作业是利用纺织机,把在平面上平行排列的经线和与之成直角排列的纬线纺织起来制成纤维纺织物的操作。在作业治疗中,将纺织作为治疗方法而加以利用的方法叫纺织作业疗法。具有直接促进上肢的功能恢复、间接促进下肢和躯干功能恢复的作用。

(三)黏土作业

黏土作业指通过对不同黏土进行调和、造型、着色、乃至烧成陶器以达到改善功能的目的的一种方法。作业治疗室所用的黏土主要有普通的纸黏土、橡胶黏土、硅黏土。其作用是：调和黏土，可以改善两上肢粗大动作的协调性；改善肘关节伸展活动范围，增强肌力。黏土造型，改善拇指及四指的伸展、屈曲、对指、内收、外展的细微动作，可增强手的肌力和细微动作的协调性。

（四）园艺作业

园艺疗法是一种综合性的医疗形式，是在整个治疗和康复过程中，利用植物、园艺活动和病人与大自然紧密接触的医学专科。在发达国家，不少精神病医院、康复机构、智力残损教育中心等单位，以及著名的植物园、花园都设有这种治疗服务，尤其是近一、二十年中园艺治疗有了较大的发展。病人通过园艺活动能增强体质，消除挫折情绪，促进生活和心理健康，并能感知到自己的劳动成果和由此带来的欢乐。

（五）治疗性游戏作业

游戏能从身体、精神、心理和社会这几个方面都能起到治疗效果，使这几方面有机地统一和协调而健康生活。

（六）日常生活活动作业

日常生活活动作业是每一个人达到生活自理而必须每天重复进行的、有目的的、一系列最基本的动作，通常指起床、穿衣、进食、如厕、个人清洁卫生等。它是康复诊断和功能评定的重要项目。是评价个体在家庭、工作及社区自己管理自己的能力，除具有最基本的生活能力之外，还包括与他人交往的能力以及在经济上、社会上和职业上合理安排自己生活方式的能力。具备日常生活活动能力、生活自理是病人回归社会的重要前提，日常生活活动作业训练的根本目的就是改善或恢复病人翻身、起坐、穿衣、进食、梳理、修饰、行走、如厕、家务等日常生活自理能力。

1. 床上移动训练：翻身、左右移动、床上起坐、坐位平衡等。

2. 穿衣训练：穿脱衣服时先穿后脱，也可将衣服改制为便于穿脱的式样，如拉锁式纽扣等。

3. 进食用餐训练：主要训练使用各种餐具（包括各种辅助用具），如持匙、用叉、用筷、端碗、送食物进口等。

4. 个人卫生训练：先训练梳洗、剃须、整容，再训练如厕、洗澡等，根据患者情况进行一些便器、浴池的改装。

5. 家务劳动训练：洗菜、切菜、烹调、洗涤餐具、铺床、洗衣、打扫卫生、选购食品、养儿育女等，必要时对家庭环境加以改造。

（陈　芬）

第四节　言语疗法

言语治疗又称言语训练或言语再学习，是针对言语行为的听、说、读、写四个方面的功能障碍，采取相应的训练方法，以提高患者应用语言进行交流的能力，其中以提高口语交流能力为主。不包括对造成言语障碍的原发病的治疗。

一、言语疗法的影响因素

1. 病变部位、性质和范围　病变部位是影响言语障碍康复的重要因素之一。病变范围愈大,失语愈严重,预后愈差。外伤性言语障碍患者的预后可能比血管性疾患和肿瘤所致的预后要好。

2. 患者年龄和性别 一般来说,年轻患者恢复较快。女性因两侧大脑半球的语言功能较男性相对均衡,女性语言障碍恢复较男性快。

3. 智力及文化程度 智力和文化程度高者,可重建新的功能系统,能获得好的康复效果。

4. 利手 左利手患者有较多能力是属于双侧大脑半球的功能,有更多的潜能来调动,因此左利手和混合利手患者较右利手患者恢复快而完全。

5. 康复治疗时间 开始治疗愈早效果愈好,在发病两个月内开始治疗最好。

6. 患者的身心状态 患者一般健康状况较好,情绪稳定,自我参与意识强,心理适应良好,积极配合康复,恢复效果好,反之,效果差。

7. 社会环境因素 患者家属和亲友对治疗积极支持,关心、鼓励患者,为患者营造有利于康复的语言环境,会对患者尽快康复起到很好的积极作用。

二、言语治疗的方法

(一)言语治疗的原则

1. 言语治疗宜选择正规的、标准化的量表进行语言功能评定。治疗前应全面评估,使治疗有针对性。

2. 如有听、说、读、写等口语和书面语同时受累,治疗的重点应首先在口语训练上。言语治疗本身是一种交流过程,需要患者主动参与和交流是治疗的主要内容。

3. 在质与量方面给予适当的刺激,可用多种途径的语言刺激,反复刺激以强化训练,要根据患者的反应适时调整刺激,并循序渐进,逐步增加刺激。

4. 在治疗时间内,既要对患者个别训练及自我训练指导,又要对家属进行训练指导。根据患者对治疗的反应,及时给予反馈。

5. 发病后要尽早开始语言训练。急性期可在床上开始训练。语言训练的次数越多,时间越长,矫治效果越好。每天训练时间既要考虑患者注意力、耐力及兴趣,又要尽可能取得疗效,一般为半小时左右,自我训练及家属协助至少数小时。

6. 选择性强化正确反应。以坚定患者信心,避免直接纠正错误反应,而是提供正确答案和继续下一个刺激。对患者的反应应是连续的和及时的。

7. 合并有行为、情绪等障碍者,应同时进行心理治疗。

8. 适当的言语训练环境,可选择集体治疗、个别治疗和家庭治疗的形式。

(二)言语治疗的常用方法

言语治疗是指对言语交往的患者进行检查、功能评价以及言语训练,最大限度地改善或恢复其交往能力。由于言语障碍种类较多,在此只介绍常见的失语症和构音障碍的治疗训练。

1. 失语症的治疗训练 失语症的治疗过程是言语再训练或言语再学习的过程。首先应改善对言语的输入过程,包括听觉输入和视觉输入,然后才是语言表达训练。一般采取一对一的个别直接训练,集体治疗是个别治疗的补充。

(1)听理解训练:康复人员通过由易到难帮助患者对词语听觉辨认;执行指令;记忆力训练;注意力训练等。

(2)阅读理解训练:在进行康复训练前,需要先分析患者的功能水平,根据功能水平选择对视知觉的训练、语句理解的训练及短文理解训练。

（3）言语表达训练：包括词语表达、语句表达、旋律吟诵、视觉动作及阅读训练。

（4）书写训练：目的是使患者逐渐将语义与书写的词联系起来，达到有意义的书写和自发书写的水平。抄写阶段；随意书写及默写阶段；自发书写阶段。

（5）计算力辅助训练：计算力辅助训练内容可涉及多个方面，针对病损部位不同的患者选择合适的软件进行训练。

（6）辅助疗法：针灸或药物，如镇静药。

（7）集体治疗和家庭治疗。

（8）各种失语症患者的治疗重点有：

运动性失语和经皮质运动性失语，治疗的重点是构音练习，还有听觉语言记忆广度和句子练习、呼名及书写、看图说话、记日记等。

感觉性失语和经皮质感觉性失语，训练的重点是听觉辨认、复述、命名等。语言训练效果不佳，如遇文字理解力尚存的病人，则以文字训练为突破口。

传导性失语，训练为看图说话及书写朗读训练等，还可包括视觉语言记忆广度、复述训练、听写训练等。

命名性失语，以呼名训练为重点，由简单到复杂地训练。

完全性失语，语言功能本身的治疗改善不明显，仅可能使听理解有所改善，不应以直接疗法为重点，应把重点放在交往能力的代偿性技术的训练上。如手势、指物、图画等非言语手段的运用能力。

2. 构音障碍的治疗训练　从三个方面入手直接对障碍的说话功能进行训练；强化和补助残留能力的训练；对患者家属及改善周围环境进行康复指导。常用的训练方法如下：

（1）松弛训练法：目的是降低言语肌的紧张性，因此对痉挛型构音障碍较为重要。患者取放松体位，集中于放松的部位，包括足、腿、臀的放松；胸腹背部放松；手与上肢的放松；肩、颈、头的放松。

（2）呼吸训练法：呼吸气流量和呼吸气流的控制是正确发音的基础，也是语调、重音、音节、节奏形成的先决条件。让患者坐稳，躯干挺直、双肩放平、头保持正中位置。如鼻吸气，嘴呼气。呼气前要停顿，以免过度换气，逐渐增加呼气的时间，在呼气时发摩擦音，元音。

（3）发音训练法：目的是改善声带和软腭等的运动，分为三个阶段。发音启动阶段时，先深呼气，用嘴哈气，然后将这一发音转为发元音"a"，大声叹气，促进发音。持续发音阶段，一口气尽可能长地发元音，由发单个元音逐渐过渡到一口气发 2～3 个元音。

音量控制阶段，数数字，音量尽可能大或由小到大、由大到小，或一大一小交替改变音量。音调控制阶段，先练习低、中、高音调，然后扩大音调范围，唱 8 音度。共鸣期时，深吸气，鼓腮，维持数秒后呼出；空管置入口中吹气，发双唇音及摩擦音。清晰度训练，包括单音训练、言语速度控制训练、节奏训练等。

（4）发音器官的训练：有舌运动，包括伸舌、缩舌、卷舌及舌在口腔内的各方向运动等，可借助压舌板。唇运动，包括双唇闭合、噘起，吹口哨，鼓腮，口角后拉，双唇闭合后用气流冲开，亦可借助压舌板练习。腭运动，练习张口、闭合，用力叹气；反复发短"a"音。

（5）语音训练：练习发"b"音。发音时照镜子，以便纠正自己的发音动作。双唇紧闭，鼓腮，使口腔内气体压力升高，在发音的同时突然让气体从双唇间爆破而出。朗读由"b"音组成的绕口令。

（6）音律训练法：目的是改善言语的表达效果，音律可使说话更富于感情。主要包括：重音练习，患者朗读时在朗读材料上表明重音；语调练习，反复练习高声调、曲折调、平直调语句；停顿练习，将一句话分成若干小段，根据意群朗读，使语义更鲜明。

（7）补偿技术训练法：通过正规训练一些患者仍不能达到交流的目的，为减轻残疾，可让患者学习发音补偿法。

语音补偿：发"1/n"音时，可将舌体抬高，保持舌尖位；发"p/b"音时，上齿抵住下唇，发爆破音。语速控制：提高减慢速率使患者有充分的时间完成每个字发音动作来增加可懂度。

假体代偿：用机器或电子技术补偿或取代某一言语组成部分的功能。如腭咽抬高器用于腭咽闭合不全，用腹带或呼吸板作为呼吸体用来补充说话时的呼吸力量。替代技术：国内常用简单易行的有图画板、词板、句子板，还可用电脑和国际信息网来辅助交流。

（陈　芬）

第五节　心理治疗

一、概述

（一）概念

是治疗者应用心理学的原则与方法，医治患者各种心理困扰，包括情绪、认知与行为等问题。目的在于解决患者所面对的心理障碍，减少焦虑、抑郁、恐慌等精神症状，改善患者不适应社会的行为，建立良好的人际关系，促进人格的正常发展，较好地面对生活和较好地适应社会。

（二）治疗机制

1. 支持与辅助　心理治疗能使来访者好转的一个共同现象是能帮助来访者培养希望，恢复动机。提供适当的支持和辅助是心理治疗的前提，也是它的基本工作。

2. 了解与领悟　帮助来访者分析自己的内心，看透自己的潜意识，了解自己的心理、动机与行为的意义，继而发觉解决困难、处理问题的方向。

3. 训练与学习　适当的进展程度来训练新的适应方式。此时的训练不是为了行为的改善，往往是为了观念与态度上的转变，帮助来访者建立一种比较积极、有效且合适的基本态度，以适应人生各种经历。

4. 促进自然痊愈与成长　帮助来访者把心理压力与挫折尽量减少，让来访者能发挥自己的长处，慢慢去克服、解除困难，渡过危机与难关，或从过去的经验里学习新经验，从新知识里获取克服困难的要领。

（三）治疗者的条件

1. 要有平衡的心理状态，要有愿意帮助别人的心，理解、同情来访者。

2. 要有敏锐的感觉及了解心理的能力。

3. 要有精神病理的知识。

4. 要有丰富的经验，包括人生经验和治疗经验。

5. 要能尽量保持中立的立场，不把自己的私人情感、判断与利害参与进去，保持治疗的客观性。

6. 要有健康良好的心理素质和态度。

二、治疗方法

（一）精神分析疗法

精神分析是由奥地利神经精神科医生弗洛伊德于 19 世纪末创立的，它在心理治疗发展史上具有非常重要的作用。精神分析非常重视人的无意识的心理过程，强调把无意识的心理冲突提升到意识当中，揭露防御机制的伪装，使来访者了解到症状的真正原因和真实意义，使其摆脱自身症状，重塑健康人格。

1. 自由联想　这是精神分析治疗最基本的技术。分析者要求来访者必须遵守联想的规则，即让来访者把陆续积满心头的一切想法毫无压抑、毫无批判地都说出来。然后分析者把来访者报告的材料加以分析和解释，直到分析者和来访者都认为已找到无意识之中的矛盾冲突，即病根时为止。

2. 阻抗分析　阻抗是指来访者有意或无意地回避某些敏感话题或采取其他不合作的态度或行为。阻抗使来访者拒绝（无意识）向治疗师暴露带有创伤或焦虑的事件。阻抗有时也表明，分析已接近来访者高度敏感的东西，这可能正是来访者问题的症结所在。无论其表现形式如何，阻抗会一直贯穿于治疗的全过程。阻抗分析技术即是为了消除来访者不愿触及早年创伤经验或无意识冲突的抵抗心理。

3. 移情分析　移情即是来访者把自己早年生活中对某个人（通常是父母）的情感或态度，移渡到治疗者身上。帮助来访者了解自己。

4. 梦的分析　弗洛伊德认为，梦是一种有价值、有意义的精神现象，是通往潜意识的王牌途径。当治疗师与来访者合作揭开某个梦的秘密时，其真正意义便引导来访者更进一步走向自我的了解。对梦的隐意加以分析，有助于揭露来访者症状的真意，达到治疗成功的目的。

精神分析是一种深刻、冗长、花费昂贵的治疗，因此其治疗范围局限。

（二）行为治疗法

行为学派认为，人的一切行为习惯都是通过学习而获得的。行为治疗基本原则即是采用经典条件反射、操作条件反射和社会学习理论，通过某些特殊设计的治疗程序，逐步纠正或消除来访者的病态及不良行为，建立新的行为反应。

1. 系统脱敏疗法　是最早应用的行为治疗技术之一，是由南非的精神科医生澳尔甫最先发明及应用的，只是用于来访者在某一特定情景下产生的超出一般紧张的焦虑或恐怖状态。

2. 厌恶疗法　是将某些不愉快的刺激，与来访者对他有吸引力的然而却不受社会欢迎的行为有条件地联系起来，使其欲实施一定行为时，便立刻产生厌恶体验而最终终止或放弃原有的不良行为。常见的厌恶刺激有物理刺激、化学刺激和想象中的厌恶刺激。

3. 强化的方法　系统地应用强化的手段去增进某些适应性行为，减弱或消除某些不适应行为的方法。强化的方法是建立在操作性条件作用的原理之上的。强化的类型有正强化（如代币奖励方法）和负强化（如消退法——对不适应行为不予注意）。强化物应适当、及时，意义表达要明确，强化目标要逐渐提高。

4. 冲击疗法　又称满灌疗法，其基本原则与系统脱敏法相反。治疗者使用能引起来访者更强烈焦虑情绪的刺激，使其受到更大的冲击。此方法在治疗恐惧症、强迫症方面疗效较好，但要注意病例选择。

5. 生物反馈法　指采用由特殊设备与训练来训练个人按自身生理变化的信息,学习间接控制体内原本不能自由支配的活动,达到强化生理功能的目的。这种治疗适用于有强烈欲望的、患睡眠障碍、神经症和一些心身疾病的来访者。

(三)人本治疗法

是由著名的心理学家罗杰斯于20世纪40年代建立起来的,是以接受治疗的当事人为中心的一种治疗方法,是人本主义的心理治疗之一。罗杰斯认为自我实现是人性的本质,而个性自我实现境界又是不易达到的。这是因为个人的自我观念有时可能与别人的评价观念不一致。为了寻求别人赞许,不得不掩饰自我的真面目,就形成不真实的自我观念,而以心理防御机制应付心理冲突。这种个人自我观念中的冲突与矛盾,正是导致心理异常的自我原因。人本治疗法即协助来访者由认识自我而重建其真实的自我观念。治疗要点是以来访者为中心,重视其人格尊严,将心理治疗的过程视为治疗者为来访者设置的一种自我成长的教育机会。治疗程序如下:①掌握真实的经验;②找回失去的信心;③培养独立的人格;④培养应变能力。

(四)认知疗法

心理学中的"认知"是指一个人对事物或人(包括自己和别人)的认识、看法和见解等。认知疗法及其理论是20世纪60年代出现于美国心理领域的认知学派按大脑信息加工观点来认识行为的心理学,认为行动是脑活动的结果,是可以认识的应用神经心理学方法研究人的感知、思维情感和动机与人脑的关系。认知疗法就是通过改变他们的认知或认知过程来达到减弱或消除情绪障碍和其他不良行为的目的。认知疗法中比较有代表性的是艾里斯的合理情绪疗法、贝克的认知疗法及梅欠鲍姆的认知行为疗法。

1. 合理情绪疗法　是20世纪50年代由艾里斯创立的。他认为人的情绪、行为源于人的思维和信念,而思维和信念有合理的和不合理的。合理的、有理性的思维产生愉快的情绪,不合理的、非理性的思维产生情绪困扰。而人具有一种生物学和社会学的倾向性,有产生上述两种思维的倾向,即任何人都不可避免地具有或多或少的不合理的思维与信念。不合理的信念有3个特征:对事物绝对化的要求、人们"必须"和"应该"善待我,看问题的极端化。合理情绪疗法就是以理性治疗非理性,帮助来访者以合理的思维方式代替不合理的思维方式,以合理的信念代替不合理的信念,最大限度减少不合理信念给他们带来的不良影响。在整个治疗过程中,与不合理的信念辩论的方法是主要方法。治疗的3个阶段:心理诊断阶段;领悟和修通阶段;再教育阶段。

2. 贝克的认知疗法　贝克认为有机体在谋求生存的过程中,需要有一种适应性的信息加工过程,这个过程如出现偏差即会出现认知过程中的推理错误,如任意的推断、选择性提取、过分夸大或缩小、个人化、两极式思维等。认知治疗的目标就是要改变错误信息加工过程,矫正那些使情绪和行为失调的信念或假设。

(五)支持疗法

支持疗法又称支持性心理治疗、一般性心理治疗,由桑代克于1950年首先提出,是一种以"支持"为主的特殊性心理治疗方法。它不用去分析求治者的潜意识,而主要是支持、帮助求治者去适应目前所面对的现实。是护士应用心理学理论与技术,采取劝导、启发、鼓励、支持、同情、说服、消除疑虑、保证等方式,来帮助和指导病人分析认识当前所面临的问题,使其发挥自己最大的潜在能力和自身的优势,正确面对各种困难或心理压力,以度过心理危机,从而达到治疗目的的一种心理治疗方法。

1. 倾听　倾听是心理治疗最基本的技术,就是听患者诉说自己的问题、感受和需要等。治疗者在任何情况下都要善于倾听患者的诉说。这不仅是了解病人情况的需要,也是建立良好医患关系的需要的基础。倾听技术包括言语和非言语技术,如关注、重述、重读、询问、情感反应等,尤其对患者的情感反应,护士可依此作出较为合理的判断。

2. 共情技术　罗杰斯认为,共情是体验他人内心世界的能力。共情可以认为是投情、神入、同理心、通情达理、设身处地等。共情的要求有:①同情心、同理心:真的关心并愿意帮助患者;②用心倾听:在交谈过程中用心去体会、感受患者的内心世界,进入患者的内心世界;③以语言准确地表达对患者内心世界的理解;④引导患者对其感受作进一步的思考。只有满足患者心理需求,使患者的负性情绪得以宣泄,才能使患者自我分析、自我感悟、自我认知。

3. 安慰与开导技术　安慰和开导是一种常识性的心理干预手段,是指个体通过语言和非语言行为向持有消极心理的个体传达理解、支持和鼓励,引导积极向上的过程。对护士来说,安慰和开导技术可以使病人充分发挥其主观能动性及治愈疾病的潜在能力,增强其克服困难及治疗疾病的信心。这种方法在临床护理中经常被应用。

4. 解释、建议和指导技术　是帮助病人、家属解除疑惑,以病人为中心,实行人性化服务的方法之一,在护理中有重要作用。护士在实施各项护理治疗操作前后都应对病人或家属心存的问题和疑虑进行合理解释和指导,消除思想顾虑,为患者提供新的思维和方法,重新认识问题。同时应根据患者的实际情况提出合理建议,让患者自行选择解决问题的办法,并指导患者实施。

5. 积极的言语技术　积极语言是指赞美、信任和期待的话语。它能使个体感觉获得社会支持,增强自我价值,变得自信、自尊,获得一种积极向上的动力,从而积极、主动地参与活动。积极的言语能够解除患者的后顾之忧,提高患者战胜疾病的信心,促进康复,提高治愈率和生存率。它有五种方法:亲切问候法、解释开导法、关心体贴法、准确合理法和鼓励暗示法。

6. 暗示　暗示是医护人员普遍采用的一种治疗方法,是指在无对抗的条件下,用含蓄、抽象诱导的间接方法对患者的心理和行为产生影响,从而促使患者按照暗示者所指引的方向行动或者思考,分为积极暗示和消极暗示。积极暗示能使患者的情绪保持良好的状态;消极暗示可能会造成患者情绪失调,影响正常的救治和生活。恰到好处地运用积极的心理暗示,能够提高患者生活和生命的质量。

支持疗法的适用范围包括:①各种心理障碍患者:适用于所有有自知力的精神疾病患者(除发作期重症精神病外)。较适用于各种神经症,最适用于适应障碍者。②各种躯体疾病患者:最适宜的对象之一。

（六）集体心理干预

1905 年美国医生普拉特对结核病病人实施的集体教育,他采用介绍医疗常识、激发病人信心、开展集体讨论等方法对病人进行心理干预。集体心理干预由此产生。它是指为了解决某些共同的心理问题,将多个病人集中起来加以干预的一种心理干预方法。它依据的是集体心理动力学理论,利用集体心理动力和团队精神来改变个别不利的心理定势和行为倾向。它对于个别心理干预来说,既省时又省力,又能利用集体的力量产生积极的效应,这一点是其他干预手段无法比拟的。集体心理干预的方法大致有两类:一类是着重于个体作用的集体心理治疗,另一类是着重于团体作用的集体心理治疗。集体心理干预的适用范围包括:①神经症或神经症反应,包括各种社交焦虑或社交恐怖。②轻度的人格障碍,特别是人际关系敏感或交往缺陷者。③青少年心理与行为障碍。④心身疾病,尤其是各种慢性躯体疾病患者,旨在改善继发的心理问题。⑤重性精神疾病缓解期,特别是社区中的康复期患者。⑥各种应激性及适应性问题。集体治疗已经广泛应用在医院、学校、企业、军队、监狱等领域,适于不同的人参加。

（七）家庭干预

专业性心理治疗最初都是以个别方式进行的,心理治疗通过与来访者个别接触来开展治疗。大约半个世纪前 1/3 阶段开始逐渐出现了集体心理治疗的方式。这样治疗效应也加上了集体治疗的作用。家庭治疗是集体治疗的一种特殊形式,是一种以家庭为干预单位,通过会谈、行为作业及其他非言语技术消除心理问题,促进个体和家庭功能发挥的一类心理干预方法。它所依据的理论吸收了不同理论观点和概念,如精神分析的心理动力学观点、系统理论等。家庭干预是一个系统的过程,家庭问题通常以个人的心身症状表现出来,并对其他成员造成影响。在做家庭干预时,首先要对一个家庭进行评估,多采用家庭功能评估问卷(Family APGAR 问卷),以判断家庭中存在的问题,在此基础上通过干预改进家庭内部由于某种原因导致的一系列家庭功能障碍。常见的家庭干预有结构性及过程性家庭干预、心理动力学家庭干预、行为或社会学习家庭干预。在护理工作中,家庭干预主要应用于精神心理疾病、传染病、慢性病和危重病人的治疗。

（杨秀木）

第六节　中国传统康复治疗

一、基本知识

（一）概念

1. 中国传统康复治疗　指中医康复,含义是恢复平安或健康之意,多采用药物、针灸、推拿、气功、太极拳、情志调摄等传统的医疗手段及社会、教育、职业的综合性措施,针对先天或后天因素所致的正气虚衰、形神功能障碍或身体形态异常进行治疗或训练,以保存或改善障碍的形神功能,并使之获得最大限度的恢复。传统康复的含义也包括职业及社会活动能力的恢复。

2. 传统康复医学　是一门研究中医康复的基本理论、康复方法及其应用的科学;是有关伤残、慢性病、老年病、恶性肿瘤及外感热病诸证患者形神功能恢复的综合性学科;是在传统医学科学的探索和开拓过程中逐渐形成的,是祖国医学的重要组成部分。其研究对象是形神障碍患者,康复研究目标是使患者重返社会,如何综合运用康复措施防治形神残障是其研究内容。

传统康复疗法有关功能康复的含义是全面的,即不仅包括患者精神状态、脏腑生理功能和肢体功能的改善和恢复,而且包括日常生活能力和社会活动能力的改善和恢复。

（二）适应范围

1. 残疾　残疾古称"养疾",包括形残与神残两个方面。形残:指疾病或损伤引起的解剖形态异常和功能障碍,多见于神经系统、运动系统及五官疾病;神残:指社会、心理智能障碍等因素所导致的精神情志疾病和弱智。

2. 慢性病症　如神经、肌肉、关节疾病及心脑血管病等。

3. 老年病症。

4. 恶性肿瘤引起的疼痛、放化疗后引起的胃肠道反应、免疫抑制、骨髓造血抑制等。

（三）分期治疗原则

1. 急性期 以"急则治标"为原则，以控制或消除症状、抢救生命为主要目的，同时要使用相应的康复措施预防继发性功能障碍，如废用综合征、情绪心理障碍等。

2. 稳定期 以"先扶正后祛邪""标本同治"为原则。此期主要进行肌肉力量和关节活动范围的训练，使形神功能及早恢复，防止其慢性化。

3. 恢复期 以"缓则治本"为原则，此期重点进行精细度、速度、耐力、职业教育、社会功能等方面的功能训练。

4. 病后养生 以"调和气血、强筋健骨、培补元气"为主要疗法，目的是防止复发、延年益寿，主要采用饮食养生、气功养生、医疗体操养生。

（四）基本观点

1. 整体观 整体观是中医康复学理论与方法的出发点。中医康复学对疾病的康复治疗、养生康复以及病后的摄生调养都主张从整体出发，中医康复学的整体观包括人与自然一体观、人与社会一体观、人的形神一体观三个方面。

2. 辨证观 辨，即辨别；证，是机体在疾病发展过程中某一阶段的病理概括；辨证是将四诊所收集的资料通过分析与综合，辨清疾病的原因、性质、部位、邪正关系并概括或判断为某种性质的证的过程。辨证是康复治疗的前提和依据。由于康复病人受自然因素、社会因素和个人体质等因素的多重影响，所以常反映出多重复杂的综合病理反应状态，这就要辨证施治。

3. 正气为主 正气是人体抵御邪气、修复病理损伤、适应外在环境、调节和维持人体正常生理活动的能力和物质的总称。中医学认为，正气旺盛是人体阴阳协调、形神统一、功能正常的象征。疾病的发生、发展、转变、转归和预后都取决于正气的强弱。正气强盛，病势由重转轻，朝康复方向转化，反之则相反。可见正气盛衰是疾病康复的关键。

4. 杂合而治 中医强调整体康复，由此决定了它的医疗方法不是单一的而是综合的医疗方法。故康复治疗时应从整体上把握病机的变化，将不同种类的康复医疗方法联合成一个统一的整体，借以全面、充分、合理地发挥其康复作用。杂合而治的基本原则是标本结合、内治与外治结合、治疗与调养相结合。

二、基本理论

（一）阴阳学说

1. 康复病机特点

（1）阴阳偏衰：阴或阳的偏衰，是指"精气夺则虚"的虚症，实质上是指损伤和疾病引起的机体的精气、血、津液等基本物质不足及其生理功能的减退，同时也包括了脏腑经络等生理功能的减退和失调，临床常分为阴虚、阳虚两类证候。

（2）阴阳互损：由于阴阳互根互用是体内物质代谢内在相互转化的基本形式，所以，康复病人在阴或阳任何一方虚损的前提下，病变发展都可能影响到相对的一方：形成阴损及阳或阳损及阴的阴阳两虚病变。

（3）阴阳亡失：包括亡阴亡阳两证，康复病人因久病或康复过程中并发感染、休克、衰竭或其他严重并发症而致生命垂危甚至死亡，多诊断为亡阴或亡阳证。

2. 康复治疗原则

（1）阴中求阳法：又称补阳法，适用于阳虚症的病人。即在补阴的基础上优以补阳，而不能单纯补阳，此所谓"善补阳者必于阴中求阳，则阳得阴助而生化无穷。"

（2）阳中求阴法：又称滋阴法，适用于阴虚症的病人。"善补阴者必于阳中求阴，则阴得阳助而源泉不竭"。

（3）阴阳双补法：补阴与补阳并重的康复方法，适用于阴阳俱虚而无明显偏盛的病人。

（二）五行学说

康复病机特点与治疗原则：从生理上讲，五行学说将人体各器官组织及功能活动分为以五脏为中心的五大系统，而且这五大系统之间又遵循上述相生相克规律保持动态的协调平衡，从病理上讲五行学说主要从相生相克的观点说明五脏病变的相互影响，阐明疾病的转变规律。所以，其康复病机特点主要是康复病人的疾病转变规律与相互影响规律。包括：

1. "母病及子"与"子病犯母"的病机特征　治疗以"补母泻子"为原则。

2. 相乘与相侮病机特征　是相克关系中疾病的转变方式，其常见康复病机症型有肝强脾弱、心肾不交。

3. 情志与精神异常病机特征　祖国医学将人的不同精神情绪变化分为七种：怒、喜、思、悲、忧、恐、惊，又称七情。认为如果这种反应长期持久或突然强烈，则会致病。康复病人由于多为慢性病、疑难病，常有情志异常：如脑卒中病人情绪波动可致再脑卒中，冠心病人情绪波动可使病情复发或恶化等。

（三）藏象学说

康复病机特点与治疗原则

1. 五脏　化生和贮藏精气、血、津液，即"藏而不泻"，以实为用，故脏病多虚。治疗以补为主。

2. 六腑　主饮食的消化、吸收、排泄，即"泻而不藏"，以通为用，故腑病多实。治疗以泻为主。

3. 奇恒之腑　功能似脏（贮藏精气），形态似腑。治疗以平补平泻为主。

（四）经络学说

康复病机特点与治疗原则：

1. 气滞血瘀、经络阻滞　多见于损伤手术后或骨折、心脑血管病、肿瘤、疼痛等康复病员。治以疏经活络、活血化瘀。

2. 关节痹阻　多见于类风湿关节炎、风湿性关节炎、肩周炎、骨性关节炎等病症，治以舒筋活络、通利关节。

3. 经络气血偏衰　多见于老年病、慢性病症、各种损伤及手术后期的康复病人，治以益气通经、养血活血。

4. 经络气血逆乱　多见于脑卒中、高血压、眩晕等康复病症，治以降逆平肝、调理气血。

（五）邪正盛衰学说

1. 基本内容　①邪正盛衰与虚实变化的关系。"邪气盛则实，精气夺则虚"。实，主要指邪气亢盛，是以致病因素和病理产物堆积为矛盾的主要方面，而机体的抗病能力又较强烈，临床病理反应强烈。虚，指正气亏虚，抗病能力低下，临床反应差的一种病理反应。②邪正盛衰与疾病转归的关系：正胜邪退，疾病康复，邪胜正衰，疾病向恶。

2. 康复病机特点与治疗原则　临床常呈现虚症或虚实夹杂的病机特点，治疗应以扶正为主,祛邪为辅,或先扶正后祛邪的原则,对病理代谢产物的治疗重点针对淤血痰浊。

(六)摄生论

1. 概念　摄生亦称养生、养性。有两方面的含义:未病之前重视形体和精神的调养;既病之后则强调早期发现,早期诊治,防止转变。

2. 主要观点　①调摄精神:主张"恬淡虚无,精神内守",思想安定,戒贪欲妄想。②顺应自然:适应自然变化规律,对饮食、起居、劳逸等都得有适当的节制、规律和安排。要节房事、戒恶习、不妄劳作,要忌烟、酒、赌。③锻炼身体:"流水不腐、户枢不朽"。动是生命的特征,锻炼能增强体质、提高机体抗病能力,使血脉流通,关节灵活,气机调畅,促使疾病康复。

三、针灸疗法

针灸疗法是在中医理论的指导下,通过不同的针灸方法,调整人体营卫气血和阴阳的盛衰,促进形神功能恢复,从而达到治疗疾病、康复身心的目的。

(一)针灸处理原则

处方是针灸疗法的依据,也是实施针灸疗法的第一步,包括取穴法和配穴法,它是理、法、方、穴的重要环节。

1. 取穴法　同中医护理学。

2. 配穴法　同中医护理学。

(二)针刺操作方法

1. 进针　将消毒备用的毫针准确地刺进皮肤,进入到治疗所需要的深度或有针感的深度。临床常用的进针法有4种。瓜切进针法、提捏进针法、夹持进针法、舒张进针法。

2. 针刺的角度、深度　针刺的角度是指进针时针与皮肤表面所形成的夹角,其角度大小,主要根据腧穴所在部位的特点和治疗作用分为直刺、斜刺、横刺三种。

3. 行针　进针后为了使患者产生针刺感而施以一定的手法,称为行针。患者自觉针刺部位有酸、麻、重、胀或触电样感,医者感觉手下有沉紧如鱼吞饵的感觉,称得气。行针的基本手法有提插法、捻转法。辅助手法有循法、弹法、刮法、震颤法、摇法等。

4. 针刺补泻　针刺得气后,应根据病症的虚实寒热的补泻原则,分别给予针刺泻法和补法。凡能激发经气,扶正祛邪,促进形神功能的恢复为补法;凡能疏调经气,泻实祛邪,使过于亢盛的功能恢复正常为泻法。

5. 针刺方法　除体针外还有头针、耳针、皮肤针、三棱针、水针、电针、激光针、微波针等。

6. 针刺禁忌　同中医护理学。

7. 针刺适宜病证　同中医护理学。

(三)艾灸疗法

艾灸疗法是以艾绒为主要原料制成的艾炷或艾条点燃后在人体一定穴位上烧灼、温熨,给予温热刺激,通过经络的传导,起到温通气血、扶正祛邪而达到康复和保健的目的的一种方法。

1. 操作方法　常用的艾灸操作方法有艾炷灸、艾条灸和温针灸。

(1)艾炷灸:艾炷灸分为直接灸和间接灸两种。直接灸:将艾炷直接放在腧穴上施灸称为直接灸。根据灸后有无烧伤化脓,又分为瘢痕灸和无瘢痕灸。间接灸:艾炷不直接放在皮肤上,而用不同药物垫于艾炷下施灸称为间接灸。常用的间接灸法有隔姜灸、隔蒜灸等。

(2)艾条灸:艾条灸分温和灸、雀啄灸两种。温和灸:将艾条燃着的一端对准施灸部位,距 2～3 厘米进行薰灸,使患者局部产生温热感而无灼痛,一般每穴灸 3～5 分钟,至皮肤稍呈红晕为度。雀啄灸:将艾条燃着的一端对准施灸的穴位,但二者距离不固定,而是像鸟雀啄食一样,一上一下,上下移动施灸。

(3)温针灸:温针灸是针刺与艾灸同时结合使用的一种方法。

2. 适用范围 多以虚证、寒证和阴证为主。

(四)拔罐疗法

拔罐疗法,是一种以杯罐作工具,借热力排去其中的空气产生负压,使其吸附于皮肤,造成淤血现象的一种治疗方法。目前临床上常用的杯罐是玻璃罐,它质地透明,使用时可窥测罐内皮肤淤血程度,便于掌握留罐时间的长短。

1. 操作方法 目前常用的吸附方法有以下几种。

(1)闪火法:用镊子夹住乙醇棉球点燃后,在罐内闪火一圈后,迅速抽出,然后将罐倒扣在应拔的部位上,即可吸住。

(2)贴棉法:用一小块棉花,略浸乙醇,贴在罐的内壁上中段,以火柴点着,即倒扣应拔的部位,就可吸住。

(3)投火法:用小纸条蘸油点燃后,投入罐内,不等纸条烧完,迅速将罐倒扣在应拔的部位上。

2. 适用范围 多用于风湿痹证如肩背痛、腰腿痛等,胃肠疾病如胃痛、腹痛,肺部疾病如咳嗽、哮喘,以及头痛、痛经、月经不调等病症的康复。

四、推拿疗法

运用中医推拿手法在患者体表的特定部位或穴位上进行操作,通过手法本身的作用和经络系统的调节作用而对疾病进行治疗的方法称为推拿疗法。

(一)作用

1. 补虚泻实 推拿对疾病的治疗和康复过程就是对疾病的虚实变化进行调整和平衡的过程。主要是通过手法和经络系统两者的共同作用使亢进的功能得到平抑,低下的功能得以升扬,达到补虚泻实的作用。

2. 活血化瘀、理筋整复、舒通经络以治疗各种伤筋。

(二)手法要求

主要是"深透",即手法的力量必须能透过体表,到达疾病所在的部位或临床治疗所要求达到的部位。只有"深透"的手法才能发挥其临床作用。要使手法"深透",必须做到准确、有力、持久、均匀、柔和。

(三)分类

根据推拿治疗的目的和操作方法,可将推拿分为医疗推拿、保健推拿、被动推拿和自我推拿等类别。根据年龄又分为成人推拿和小儿推拿。

(四)推拿的常用方法及适应证

常用方法有推、拿、按、摸、揉、捏、磙、搓、摇、扳、抖等。具体方法及适应证见中医护理学。推拿方法的选择应遵循个体化原则,根据病人的体质、疾病性质、病变部位、病程及并发症等情况,选择一种或数种推拿方法进行,并制定系统治疗计划。

五、传统体育康复法

传统体育康复是以我国传统的体育运动为手段，达到祛病强身目的的一种常用的康复方法。目前应用较广的有以下几种：

1. 五禽戏　五禽戏始于东汉末年，该法是以模仿熊、虎、鹿、猿和鸟五种禽兽的动作进行锻炼，达到防病强身的目的。五禽戏要求形、神、气三者有机结合，练功时要全身放松，专注意守，呼吸均匀。五禽戏主要用于眩晕、头痛、不寐、脾胃不和、半身不遂、痿痹的治疗和病后的康复。

2. 八段锦　八段锦由八节动作组成。练功时要遵循七言歌诀，即两手托天理三焦，左右开弓似射雕，调理脾胃需单举，五劳七伤向后瞧，摇头摆尾去心火，两手攀足固肾腰，攒拳怒目增气力，背后七颠百病消。八段锦的适应证应根据病情需要选择，通常胸闷不适、郁闷或焦虑不安选 1、2 段；腹胀和消化不良选 3 段，头痛、失眠、健忘和耳鸣或早泄者选 5～7 段；腰背酸痛、头晕目眩选 4、7 段；保健防病选全段。

3. 易筋经　易筋经是一种动静结合，达到内练气功、外练筋骨的锻炼方法，主要适用于失眠、健忘、头痛、胸痹、胃肠痛和风湿痹症的治疗。

4. 太极拳　太极拳是一种融武术、气功、导引于一体的内家拳。我国有许多流派，既有共同点，又各有其特色。应根据病人的体力和病情选择用之。主要用于健身强体，延年益寿，同时对许多慢性病可起到康复治疗作用。多年来，对练习太极拳的人进行观察和研究表明，太极拳对预防心脏病、高血压、动脉粥样硬化以及对提高人体免疫功能和调整人体内分泌系统确有良效。

六、气功

"气功"一词是现代名词，古代多称"导引""吐纳"。气功疗法是指患者通过自我控制意识、调整呼吸和姿势，或以意引气，循经运行，增强元气，来调和气血，调理脏腑功能，平衡机体阴阳，促进疾病、身心康复，从而达到祛病延年之目的的方法。它是中医康复治疗学中独特的内练精、气、神，外练皮、筋、骨的自我身心康复法，是一种具有保健与医疗锻炼的方法。现代气功概念包含了古今的一切功法，如"导引""养气""参禅""修道""内功""外功"以及近代发展的种类繁多的气功，像"站桩功""放松功""强壮功""内养功""养气运行法""大雁功""鹤翔桩"等。

（一）气功的基本要素

从古到今气功流派甚多，功法名目繁多，不胜枚举，但其基本要素有三：

1. 调身　即身体的姿势要按气功的要求来保持，"形不正则气不顺，气不顺则意不宁，意不宁则气散乱"。气功姿势可分为坐式、卧式和站式三种，可采取自然呼吸，意守丹田。

2. 调息　即锻炼深而慢的腹式呼吸，使之气达丹田。

3. 调心　即意念，排除一切杂念，使思想、情绪、意识暂停活动。

（二）气功的作用原理

1. 大脑皮质抑制性保护作用　使节律变慢，Q 波出现，且有心理治疗作用。

2. 降低机体代谢率　可使机体耗氧降低 31%。

3. 腹式呼吸的机械作用　使心肺、胃肠达到良性调整。

（三）气功的分类

气功功法很多，主要有静功、动功两大类。通常静动为纲、三调为目，可概括一切功法。

七、中药治疗

（一）中药内治康复法

药物内治法是以中医辨证论治和康复治疗的辨残施治为指导，恰当地配方遣药，从而达到调理阴阳、协调脏腑功能、扶正祛邪、延年益寿为目的的康复疗法。主要针对康复患者损伤后期多虚、多淤、阴阳失调的特点而立法、选方、遣药的。根据康复病证大多以神形不足、五脏皆虚为其特征。因此，当治以培补正气为主，重在调理气机、兼以化痰祛瘀，以使正气复原，神形康复。常用方法有补益法、活血化瘀法、化痰法、宁心安神法、镇肝熄风法、抗衰益寿法。抗衰延寿法是指通过以补益脾肾为主的强身抗衰，延年益寿等。

（二）中药外治康复法

中药外治康复法是在辨证基础上，根据病情选用具有某种康复治疗效果的中草药，经过炮制、加工后通过外用途径对患者全身或局部病位、腧穴实施敷、洗、熏、熨、贴等治疗的方法，适用于残疾、老年病和痛症等慢性痼疾。

1. 药物敷贴法　根据中医辨证而选用不同药方，经研末，用醋或酒或葱、姜汁调糊或做成饼，贴在体表的特定部位。用于内脏诸症及肩背腰膝痛症。

2. 汤洗疗法　指将中草药煎汤，乘热淋洗全身或局部的方法，包括浸渍法、洗浴法、淋浴法。

3. 熏蒸疗法　指将药物煎汤利用热蒸汽熏蒸患处或利用热烟熏所产生的温热药气达到治疗康复目的的方法，包括烟熏法、蒸汽法。

八、饮食疗法

祖国医学的饮食调理，是指以中医理论为原则，指导患者在治疗、康复过程中正确地有选择性地选用食物或加有药物的食物，通过饮食这一人类生活的基本过程，使之较快、较彻底地达到康复的目的。内容包括饮食宜忌与药膳两大方面。

（一）饮食宜忌

中医认为，疾病的发生、发展是由于人体阴阳偏颇、气血失调所致。而所有的日常食物又都有阴阳属性，都有各自的四气五味，在疾病或正虚状态下，这些原本对人体影响不明显的普通食物，也会产生较明显的或正或负的效应，促进或延缓治疗、康复的进程。所以，必须注重"饮食宜忌"，即多食用对疾病有治疗作用的食物而少或不食用能加剧疾病发展的食物。其二，在疾病的不同阶段，饮食宜忌亦因病程的发展变化而有所差异。第三，中医还注意忌"发物"。所谓发物，是指食后可能引发宿疾的食品，如鲤鱼等。俗道"三分治，七分养"，饮食得当，调养合理则痊愈快，康复彻底；否则难以康复。

（二）药膳

药膳是指在食物中添加药物或以药物为主加工制成普通食物的膳食。药膳含药与膳两种成分。它既可以作为普通膳食而食用，又因为有药的因素而起治疗作用。它的最大特点在于将"药"变成色、香、味、形俱全的食物，使人们易于接受而服用，即取药性、食味而服之。药膳可作为临床治疗、康复的主要或辅助手段。药膳的制作方法与日常饮膳方法无异。主要有炖、焖、蒸、熬、煨、煮、煎、炒、炸、卤、烧等。药膳主要分类：

1. 补益类　补益类膳食可以补益气血阴阳，恢复机体内平衡，达到强身健体的作用。根据病人的个体情况可以选用温补法（如黄芪粥）、清补法（如扁豆薏米粥）、润补法（如麦冬粥）和滋补法（如桂圆枸杞童子鸡），达到防病治病的目的。

2. 治疗类　治疗类膳食是以直接和间接治疗疾病为目的的，应根据疾病的辨证论治选择治法，如解表法（如贝母粥）、活血化瘀法（如丹参红花粥）、消食化积法（如莱菔子粥）、理气法（如砂仁粥）、安神法（如酸枣仁粥）、抗肿瘤法（如莪术粥）、平肝息风法（如罗布麻茶）等。临床实践经验证明，合理适时地应用饮食疗法，在疾病的防治中具有至关重要的作用。

九、调摄情志疗法

祖国医学的调摄情志，大体包括两大方面内容：一是指通过医护人员的语言、情绪、举止等因素的刺激，促使患者产生强烈的五志变化，以治疗因情绪变化而产生的疾病，或气机升降失常的情况；二是通过说服、暗示等手段，使患者能比较清楚与正确地认识所患疾病或伤废的来龙去脉，正确面对现实，纠正因疾病或伤残而产生的不正常的心理状态，充分发挥精神对躯体的积极影响作用，主动配合医护人员工作，顺利执行与完成预定的康复计划，以求获得最佳的康复效果。

1. 五志相克法　五志相克法，亦称情志相胜法，是根据五行理论而推衍出的情志治疗与康复的方法。肝属木主怒，心属火主喜，脾属土主思，肺属金主悲，肾属水主恐。依照五行理论，木克土怒胜思，火灼金则喜胜悲，土制水则思胜恐，金克木则悲胜怒，水灭火则恐胜喜。五志过极则气机逆乱，升降失常，出入无序。通过激发与其相制约的情志的变化，以达到和顺气机，平抑阴阳，升降有序之目的。

2. 激情法　是指激发患者五志变化治疗情绪或非情绪异常而产生的疾病。它与五志相克法最大的区别在于不受五行理论的硬性规定，有较大的灵活性，还可数法并用，适应面更广。临床常用的有喜疗、怒疗、恐疗等数种。

（杨秀木）

第六章　康复工程器具使用的护理

康复工程是工程技术人员在全面康复和有关工程理论指导下,与各个康复领域的康复工作者,残疾人、残疾人家属密切合作,以各种工艺技术为手段,帮助残疾人最大限度地开发潜能,恢复其独立生活、学习、工作、回归社会、参与社会活动的科学。

康复工程,是生物医学工程领域中一个重要的分支学科。其目的是充分利用现代科学技术手段克服人类由于意外事故、先天缺陷、疾病、战争和机体老化等因素产生的功能障碍或残疾,使其尽可能最大限度地恢复或代替原有功能,实现最大限度的生活自理、乃至回归社会,以提高人们特别是伤残人士和老年人的生活水平。

康复工程服务的主要手段是提供能帮助残疾人独立生活、学习、工作、回归社会、参与社会的产品,即康复工程产品或残疾人用具。

第一节　假肢使用的护理

假肢又称"义肢",是供截肢者使用,恢复原有的肢体形态和功能,进而完善缺损肢体的功能,为患者量身定做的人造肢体。

一、假肢的分类

1. 按结构分类　分为骨骼式假肢和壳式假肢(外骨骼式假肢)。
2. 按装配时间分类　分为临时假肢和正式假肢。临时假肢一般用于截肢的早期,以促进残肢的定型。正式假肢是患者长期正常使用的假肢。
3. 按驱动假肢的动力来源分类　分为自身动力源假肢和外部动力源假肢。
4. 按用途分类　分为装饰性假肢、功能性假肢、作业性假肢和运动假肢。

二、假肢使用的康复护理

(一)截肢术后护理

截肢术后护理的目的是使残端愈合,尽早成熟定型,为穿戴假肢创造条件。

1. 掌握残端和全身情况　观察残端有无肿胀、渗出物、疼痛等情况,并注意残端的愈合情况。注意观察残肢近端肢体活动范围、肌力等情况。充分了解患者截肢后心理状态以及对于假肢的接受度。
2. 保持残端正确体位　患者术后应尽早将残肢固定在功能位,防止其残肢关节萎缩畸

135

形。截肢后由于主动肌和拮抗肌的不平衡导致残肢容易出现关节畸形,对安装假肢造成不良影响,为日后假肢安装和正常的活动带来了一定的麻烦,所以维持良好的功能体位是非常重要的。

3. 早期指导患者康复　患者术后病情稳定、疼痛缓解即可开展床上运动训练,包括力量性训练、耐力性训练和呼吸运动等。上肢截肢的患者应尽早下床活动,下肢截肢患者尽早进行床上运动训练。

(二)装配假肢后的康复护理

1. 上肢截肢后的训练　上肢假肢功能发挥是受残肢控制支配的。截肢的部位和残肢功能是假肢装配后能否发挥作用的关键。因此,截肢后的早期就要注意肢体锻炼,保持全身健康,防止肌肉萎缩,消除残肢肿胀、疼痛和关节挛缩畸形以及僵硬等并发症,为装配假肢创造条件。训练的重点是保持残存关节的活动范围和增强肌力。如对掌骨截肢,训练腕关节活动范围;前臂截肢患者,训练肘关节屈伸和尺桡骨的旋转活动;上臂截肢,训练肱二头肌、肱三头肌及肩关节活动范围。假肢安装后,紧接着进行功能性操作训练和生活、劳动操作训练。

2. 下肢假肢装配后的功能训练　假肢装配后,必须学会使用才能发挥其替代功能,一旦养成不良步态再要纠正就比较困难。因此,假肢一旦装上后,就要开始正确训练步态,其训练程序一般可分为假肢穿戴、起坐、平行杆内练习及行走等训练。

(1)假肢穿戴:先在残肢上涂上滑石粉,然后套上残肢袜,注意不要有皱褶,如果有内衬套的假肢应先穿上内衬套,再将残肢穿进假肢接受腔内。骨骼式假肢或吸着式假肢在穿戴时,先用布带或丝带绕在残肢上、一端伸出阀门口外,边拉残肢带,边将残肢伸入接受腔,然后压上通气阀门。如果用悬吊和固定装置的大腿假肢,先束紧腰带,然后将吊带的松紧调整到适当拉紧的位置,先走几步,再逐步调整到合适位置。

(2)起坐和站立动作:假肢在前,健肢在后,双手压大腿下部,以健侧支撑体重,做站起、坐下动作,将假肢靠近椅子,身体外旋45°,以健侧支撑,屈膝时假肢侧的手扶着椅子坐下。

(3)平行杆内训练:①假足内旋动作:健肢支撑体重,假肢伸向前方,以足跟或足尖为轴心,做内旋、外旋动作。②体重移置运动:以立正姿势站立,体重由健侧移至假肢侧,再移至健肢侧,交替移动,要求肩胛、骨盆平行移动。③交替膝关节运动:假肢从地面抬起时,要充分控制膝的屈曲。当健肢伸屈时,要防止假肢突然屈膝。④向前步行、立稳:体重移向假肢一侧,健肢向前跨一步,此时必须保持假肢直立,健肢支撑体重。假肢开始向前跨步,此时先屈曲残肢侧髋关节,使假肢的膝关节自由屈曲摆动,然后带动小腿部向前。假肢向前时,足跟落在健足旁,此时残肢应抵压接受腔后壁,待膝关节充分伸直时,体重逐步移到假肢一侧。⑤侧方步行:假肢承重,健肢向外伸展,体重移到健侧,假肢跟着靠近健足。

(4)实用训练:①坐到地上训练:健肢支撑体重,假肢置于健脚后半步处,再弯腰屈髋,健肢承重,两手下垂撑于地面,然后坐下。②从地面站起训练:先使假肢在上,两手横向触地,屈健腿,两手支撑体重,手和健腿用力向上,使假肢向前站立。③站立—跪下—站立训练:健肢置于假肢前,屈髋、膝关节,假肢膝关节也慢慢屈曲,当假肢屈膝到90°以上,即可支撑体重。体重移到健肢,腰向前弯曲,健肢即可带动假肢站立,相反顺序即可跪下。④上、下坡训练:上斜坡时,假肢在前,步幅要大些,残肢屈髋后,假肢再迈步,躯干尽可能前屈。下斜坡时,假肢在后,步幅要小些,身体要侧向假肢,健肢要快步跟上。⑤上、下台阶训练:上台阶时,健肢先上,健肢膝关节伸直带动身体上台阶,假肢跟上;下台阶时,假肢先下,假足稍横一些再下健肢。注意假脚跟部要靠近台阶。⑥跨越障碍物训练:假肢承重,健肢先跨越,然后健肢承重,身体前屈,假肢髋关节屈曲,带动假肢跨越障碍物。横向跨越:健侧靠近障碍物站立,假肢承重,健肢先跨过障碍物,然后健肢承重,假肢向前跟上跨过障碍物。⑦从地上拾物训练:有两种方法,一种是健肢在前,假肢膝伸直,健肢的膝和腰弯曲拾物;二是假足和膝屈曲,弯腰拾物。

三、假肢的护理

假肢使用后,要对假肢进行清洁,定期检查假肢的结构是否完好,螺丝有无松动,是否存在异响等情况,如发现有异常情况应立即修理,有条件的可定期到专配站或医院请专业人士进行检查维修。

四、心理康复护理

心理康复是截肢康复不可缺少的组成部分。它贯穿了截肢康复的各个阶段,为了减轻患者在手术前后的心理障碍,临床工作中常采用如下措施:

1. 术前谈话　介绍疾病的严重性、截肢手术的必要性和重要性,以及术后采取的康复方案,让患者早有心理准备,对手术以及术后康复充满信心。

2. 激励措施　术后用模范榜样的事例激励患者克服术后种种心理障碍,积极地配合治疗师和康复工程人员进行截肢手术后的康复训练。对于心理问题比较严重的患者,可以请心理科专家配合治疗,力争达到康复的最大效果。

3. 关怀　患者家属、朋友以及社会志愿者给患者更多的关怀、帮助、鼓励。让患者能够勇于面对生活。全社会应该尊重、理解、支持和关心功能障碍的患者,让每一个功能障碍的患者发扬自强、自立、自信、自尊的精神。

美国心理学家 Shiplep 归纳出针对截肢患者心理康复的八种基本方法:①提供有关信息;②示范;③暴露脱敏;④行为应付法;⑤家庭支持;⑥认识矫正;⑦分心法;⑧催眠法。

第二节　矫形器使用的护理

矫形器又叫支具,是装配于人体外部,通过力的作用,预防和矫正畸形,具有功能补偿的作用。

一、矫形器的分类

1. 按使用目的　分为急救用矫形器、治疗用矫形器、康复用矫形器。
2. 按装配部位　分为上肢矫形器、下肢矫形器、脊柱矫形器。
3. 按主要材料　分为软性矫形器、塑料矫形器、金属矫形器。
4. 按产品状态　分为定制矫形器、成品矫形器、组件矫形器。

二、矫形器的基本功能

1. 稳定和支持　通过限制关节的异常活动,稳定关节,减轻疼痛或恢复承重功能。
2. 固定和保持　通过对病变肢体或关节的固定和保护以促进病变痊愈。
3. 预防和矫正畸形　多用于儿童的骨、关节畸形,使其本身的生物塑性得到一定的矫正效果。
4. 减轻轴向承重　指改变承重部位,改变病变肢体或肢体的承重负荷。

5. 改善生活独立功能　可改进站立、步行、饮食与穿衣等各种日常生活、工作能力。

三、矫形器使用的康复护理指导

(一)使用前的康复护理指导

1. 宣教　结合图片、视频和矫形器实物等形式,对患者及其家属进行相关矫形器结构、特点、使用方法的知识介绍,使患者对矫形器有一个初步的认识,在主观上接受矫形器的康复治疗,这样有利于后期的佩戴矫形器及康复训练。

2. 心理指导　护理人员配合康复治疗师或心理科医师帮助患者针对使用矫形器所产生的种种疑虑、不安进行心理上的疏导或治疗,减轻患者的心理负担,在此过程中康复护理人员要保持耐心细致的态度,配合康复治疗师或心理科医师尽快地让患者度过这个时期。

3. 协助训练　协助康复医师进行装配前训练,以增强肌力、改善关节活动范围和协调功能,消除水肿,为矫形器的装配和使用打下基础。

(二)使用时的康复护理指导

1. 训练患者使用矫形器　指导和协助患者如何正确使用矫形器,包括教会患者穿脱矫形器和利用矫形器来完成日常生活活动,以及进行相应的功能训练。

2. 皮肤护理　每日要观察患者局部皮肤有无破损、过敏等,保持皮肤的清洁,训练后要及时对局部皮肤进行清洁,以防皮肤感染。

3. 协助康复　对于下肢矫形器的使用,提出了"治疗用矫形器"的理念,用于防治偏瘫患者废用和误用综合征的发生,因此护理人员可以协助康复治疗师对患者使用矫形器进行治疗。

(三)使用后的康复护理指导

1. 脱下矫形器后,要立放或者横放在地面及桌面上,矫形器上禁止放置重物,以免受压变形而影响使用效果,低温材料制作的矫形器放存时要远离热源。

2. 定期检查矫形器是否松紧适度,结构件完好。下肢矫形器和其他矫形鞋的底部容易损耗,一旦发现两下肢不等长或存在矫形器过大、过下等装配不适的情况,要及时请矫形师检查改进矫形器,或作适当的修整。

3. 矫形器的清洗和保养　塑料或者软性矫形器,不能用开水洗刷,以免变形而影响效果,皮革类矫形器要使用专业的洗涤剂清洗,之后在其表面涂上一层皮革保养油,同时注意经常检查皮质有无开线裂口;金属矫形器结构简单的铰链要拆开清洗,若结构复杂可定期请专业技术人员进行保养维护。

四、矫形器使用的注意事项

1. 康复治疗过程中,应将矫形器的治疗作为整体治疗的一部分,明确矫形器在该疾病不同治疗阶段中的作用。

2. 在康复治疗过程中,如有其他治疗方法获得更好的治疗效果,就无须使用矫形器。

3. 指导患者功能训练,以防产生对矫形器的依赖。

第三节　助行器使用的护理

助行器是辅助步行困难的残疾人支撑体重、保持平衡和行走的工具。主要包括杖类助行器、助行架两大类。

一、助行器的分类

助行器按工作原理和功能分为无动力式助行器、动力式助行器和功能性电刺激助行器三类。

1. 无动力式助行器　无动力式助行器是最常见、使用范围最广的助行器,包括拐杖和助行架。

2. 动力式助行器　是一种可以穿戴于下肢上、装有便携式小型动力源驱动的步行器具,目前正在开发。

3. 功能性电刺激助行器　是通过电刺激使下肢功能丧失或部分丧失的截瘫患者站立行走的助行器。

二、助行器使用的康复护理

(一)选择适当的助行器

选择助行器时首先应考虑患者自身的情况和能力,如患者的平衡能力、下肢的负重能力、行走的步态、上肢的力量,以及患者的病情需要,同时还应充分考虑到助行器的使用环境和患者学习使用助行器的能力等多方面的因素。

(二)心理康复护理

对于使用助行器的康复患者,首先应消除对助行器的紧张、恐惧心理,使患者能够正确认识助行器的作用,建立其使用的信心。

(三)使用步行器康复指导

为了在使用助行器时能合理地用力,并能使助行器起到良好的支撑作用,助行器须有合理长度,故应教会患者正确使用助行器的长度。

1. 手杖　合适的手杖长度是患者持杖站立时,肘应屈曲30°。这样行走时伸肘、下推手杖才能支撑体重(图6-1)。

2. 肘杖　长度测量方法同手杖,但应注意前臂套松紧适中,太紧肘杖难以移动,太松会失去肘杖的依托力。

3. 腋杖　把手的测量与手杖相同,腋托和腋窝相距5 cm。腋杖高度应为身高减41 cm,太高会压迫臂丛神经,太低则会失去稳定肩的作用并影响行走的姿势(图6-1)。

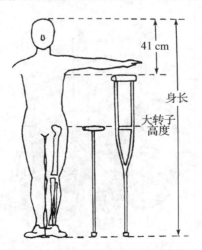

图6-1　手杖和腋杖长度的测量标准

三、预防压疮

使用助行器的患者,腋下、肘部、腕部等处长期受压,易形成压疮,应注意预防。通常可以增加助行器着力部位护垫的厚度,以减轻局部受压程度;同时还应注意观察局部皮肤颜色的变化,出现异常及时分析原因,及时调整助行器的高度。

四、助行器使用的注意事项

1. 使用手杖行走时,眼睛注视前方而不应该注视地面,护理人员要协助康复治疗师指导患者使用助行器的方法。

2. 使用四脚手杖时,把手的开口应向后,手杖距离患者远近适中。

3. 使用肘杖较笨重,需要上肢有良好的力量才能支持体重,因此使用肘杖的患者应加强上肢训练,还应让患者熟练掌握肘杖的穿脱。

4. 使用腋杖时,要注意腋垫对于臂丛神经的损伤,因此,指导患者使用时,其承重点应放在扶在把上的手和腕,腋垫应抵在侧胸壁,并使腋杖和躯干侧面呈 15°角。

5. 轮式助行架使用简单,但护理人员必须在确保患者学会使用制动设备后才能令其使用,否则容易发生危险。

第四节　轮椅使用的护理

随着社会文明的进步与发展,伤残者对回归社会及独立生活的渴望,促使轮椅的性能和质量不断地完善和提高。轮椅不仅是肢体伤残者的代步工具,更重要的是伤残者借助于轮椅进行身体锻炼和参与社会活动。这不但使伤残者在生活和工作中实现了自理,而且有助于心理平衡。

一、普通轮椅的结构

普通轮椅主要由轮椅架、大轮、轮环、刹车装置、座位、靠背、扶手、方向轮(小轮)和脚踏板九部分组成(图6-2)。

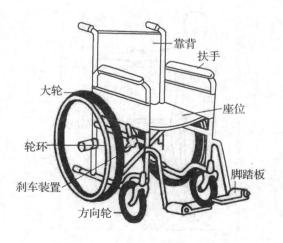

图 6-2　普通轮椅结构和名称

1. 轮椅架　轮椅架是轮椅的核心部分,其他作用部分与轮椅架连接构成一辆完整的轮椅。轮椅架有固定式和折叠式两种。固定式轮椅架的强度和刚度好,结构简单,适于自制。折叠式轮椅架叠起后体积小,便于携带。目前,国产轮椅多为薄壁钢管制成,外表面有喷漆,喷塑或电镀的防锈保护层,为了减轻轮椅重量,已开始有用铝合金制成的产品,但价格较贵。随着新材料的应用,国外已有全塑料轮椅及碳纤维轮椅。

2. 大轮　大轮是承受重量的,大轮轴的强度必须可靠,否则会发生危险。大轮多采用充气式轮胎,为了便于在土地上使用,国外已出现低压宽胎。

3. 刹车装置　轮椅的刹车装置极为简单,均采用手拉搬把刹住大轮。乘坐者在上下轮椅时或坡道上停留时,均需将轮椅刹住,否则轮椅会自行溜走,造成一定危险。因此,尽管轮椅行驶速度很慢,但刹车装置的可靠性还是十分重要的。

4. 座靠部分　轮椅的坐垫和靠背非常重要,它们直接与乘坐者的臀部和后背接触,应具备良好的均压性、吸潮能力和透气性,这不仅是乘坐舒适的问题,解决不好会给乘坐者造成不良后果,如:局部血运不佳,皮肤擦伤溃疡,甚至发生压疮(特别是脊髓损伤和残疾人,由于下半身感觉丧失及下肢和臀部肌肉萎缩,很容易在坐骨结节处发生压疮)。通常多使用泡沫塑料制成坐垫,它软硬适中,有均压作用和透气性,外层包有透气吸潮较好的棉、皮毛制品。目前已研制成内充有胶状流体物的均压垫,对防止压疮有明显作用,但造价较前者贵,普及使用还得进一步开发。

除均压垫外,还有一种多室式充气垫,它与人体接触部分是不稳定的,当压力大小和方向略有变化时,它的气室就自动移位,从而调节压力分布。气室移位时还产生一定的按摩作用,对防止压疮有一定作用。

5. 方向轮　方向轮为辅助支撑,在转弯时有导向作用。方向轮多为实心轮,但为了减少振动干扰,也有充气轮胎的。

6. 脚踏板　脚踏板除托住脚外,还要承受部分下肢的重量。为了防止脚从踏板滑下而造成损伤,脚踏板上大多配有限位带,对脚有保护作用。

二、轮椅的选择

(一)选择参考

1. 座位宽度　测量坐下时两臀之间或两股之间最大距离,再加5 cm,即坐下后两边各有2.5 cm的空隙。座位太窄,上下轮椅发生困难,局部组织易受压迫;座位太宽则不易坐稳,操纵轮椅不方便,双肢易疲劳,进出大门也有困难。

2. 座位深度　测量坐下时后臀部至小腿腓肠肌之间的水平距离,将测量结果减6.5 cm。座位太浅,体重落点太集中,局部易受压过多;座位太深会压迫腘窝部,影响局部血液循环,并容易刺激皮肤。对大腿特短或髋膝屈曲挛缩的患者,以使用浅座位较好。

3. 座位高度　测量坐下时足跟(或鞋跟)至腘窝的高度距离,再加4 cm。在放置脚踏板时,板面离地至少5 cm。为了病人舒适和防止压疮,座位上可放坐垫,可用泡沫橡胶(5~10 cm厚)或凝胶垫子。为防止座位下陷可在坐垫下放一张0.6 cm的胶合板。

4. 靠背高度　现代轮椅靠背高度要求尽可能低,但个别患者因伤残程度关系,仍需高靠背。低靠背:测量坐面至腋窝距离(一臂或两臂向前平伸),将此结果减10 cm。高靠背:测量坐面至肩部或后枕部的实际高度。

5. 扶手高度　坐下时,上臂垂直,前臂平放于扶手上,测量椅面至前臂下缘的高度,加

2.5 cm。适当的扶手高度有助于保持正确的身体姿势和平衡,并可使上肢放置在舒适的位置上。扶手太高,上臂被迫上抬,易感疲劳。扶手太低,则需要上身前倾才能维持平衡,不仅容易疲劳,也可能影响呼吸。

6. 轮椅其他辅助件 为了满足特殊的患者需要而设计,如增加手柄摩擦面、车闸延伸、防震装置,防滑装置,扶手安装臂托、轮椅桌方便患者吃饭、写字等。

(二)几种特殊轮椅及适用范围

1. 单侧驱动轮椅 这种轮椅的基本结构与普通轮椅是一样的,只是两个大轮的驱动轮环均装在一侧,座位下面有传动的连接机构。适用于只有单侧上肢有驱动轮椅能力的残疾人。

2. 站立轮椅 这种轮椅的座位和靠背部分可以变成一个直立的靠背(图6-3),借助于它的安全带,使用者可以背靠着靠背实现站立,适用于截瘫残疾人,站立可以帮助他们完成许多必须站立才能完成的工作,还能防止由于长期不站立而出现的下肢骨质疏松,并对残疾人心理状态有改善作用。

3. 电动轮椅 它是以蓄电瓶提供电能驱动,乘坐者用手控盒(或肩控开关、气控开关、舌控开关、颏控开关)操纵电控部分,控制电机的不同转向和转速,以实现进退、转弯,它主要适用于双上肢均无力,不能驱动轮椅者和高位截瘫的残疾患者。

4. 作业型轮椅 如打字用轮椅无扶手,以便轮椅与工作台接近,便于作业活动的进行。

5. 截肢用轮椅 后轮轴比一般轮椅向后,轴距长,以防止双下肢截肢者向后倾倒,稳定性好。

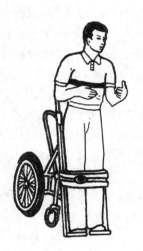

图6-3 站立轮椅

6. 竞技轮椅 残疾人要全面康复回归社会,他们与健全人一样需要体育运动,肢残者需要竞技轮椅,目前常见的竞技轮椅有竞速轮椅、篮球轮椅等。它们的设计和制作既要考虑运动时的灵活性要求,又必须注意在结构上对乘坐者的保护功能。

7. 躺式轮椅 这种轮椅的靠背可以放成水平,同时脚踏板抬起,适用于老人和体弱者,也适用于无法坐姿乘用轮椅者。

三、轮椅的使用

(一)打开与收起

1. 打开 双手掌分别放在坐位两边的横杆上(扶手下方),同时向下用力即可打开。

2. 收起 先将脚踏板翻起,然后,双手握住坐垫中央两端,同时向上提拉。

(二)自己操纵轮椅

1. 向前推 操纵前先将刹车松开,身体向后坐下,眼看前方,双上肢后伸,稍屈肘,双手紧握轮环的后半部分。推动时,上身前倾,双上肢同时向前推并伸直肘关节,当肘完全伸直后,放开轮环,如此重复进行。

对一侧肢体功能正常,另一侧功能障碍的病人,如偏瘫,一侧上下肢骨折等,可以利用健侧上下肢同时操纵轮椅。方法如下:先将健侧脚踏板翻起,健足放地上,健手握住手轮。推动时,健足在地上向前踏步,与健手配合,将轮椅向前移动。

2. 上斜坡 保持上身前倾,重心前移,其他方法同平地推轮椅。如果上坡时轮椅后倾,很容易发生轮椅后翻。

3. 大轮平衡技术 是指在方向轮悬空离地,大轮支持的情况下,保持轮椅平衡,不致摔倒的一种技巧。这种技巧对越过环境障碍帮助极大,如上下台阶或人行道。大轮平衡仅适用于双手健全、手眼协调正常的病人。开始学习这种技术时,轮椅应放在铺厚软垫子的沙发或床前面,并在治疗人员的指导下,以保证训练时安全。

大轮平衡技术分三个步骤:准备、启动、保持平衡。①准备:病人端坐椅中,头稍后仰,上身挺起,双上肢后伸,肘稍屈,手紧握轮环,拇指放在轮胎上(图6-4A)。②启动:先将轮环轻轻向后拉,随后快速向前推,此时方向轮便会离地(图6-4B)。③保持平衡:根据轮椅倾斜方向,调整身体和轮环,如果轮椅前倾,上身后仰,同时向前推轮环,如果轮椅后倾,上身前倾,同时向后拉轮环(图6-4C)。

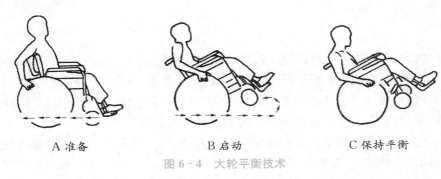

A 准备   B 启动   C 保持平衡

图6-4 大轮平衡技术

(三)轮椅转移

以偏瘫病人为例。

1. 床—轮椅之间的转移 轮椅放在健侧,与床成30°~45°夹角,刹住车轮,移开足托。病人健手握住轮椅外侧扶手站起,站稳后以健足为轴缓慢转动身体,使臀部对着椅子后缓慢坐下。

2. 轮椅—床之间的转移 从健侧靠近床,使轮椅与床成30°~45°夹角,刹住车轮,移开足托,健手抓住扶手站起,站稳后,健手向前放到床上,以健足为转轴,缓慢转动身体,然后坐下。

四、推轮椅技巧

(一)后倾轮椅

推者双手握住推柄,一只脚放在后倾杆上,后倾时双手向下按压,同时脚向下踏。在后倾的过程中,双手承受的重量逐渐减少,当轮椅后倾约30°时,双手负重最小,这个位置称为平衡点。

(二)上下台阶

1. 推上台阶 先把轮椅推到台阶旁,正对台阶,后倾轮椅至平衡点;把脚放回地上,向前推轮椅至大轮接触台阶,用脚控制后倾杆,使方向轮轻落到台阶上;推者双手用力将轮椅拉起并滚上台阶。

2. 推下台阶 与推上台阶正好相反。

(三)上下楼梯

推轮椅上下楼梯至少需要2人帮助才能完成。一般强壮有力者在轮椅后,手握推柄。另一人在轮椅前,面向病人。如果脚踏板是固定的,手可以握住脚踏板;如果脚踏板是活动的,可以一手握住支架的横梁,一手握住直柱。不可抓捏活动的扶手或脚踏板,以免在抬轮椅上、下楼的过程中扶手或脚踏板突然松开,出现意外。

下面以活动的脚踏板为例介绍抬轮椅上、下楼梯的技术。

1. 上楼梯　先把轮椅推到楼梯口,背向楼梯,后倾轮椅至大轮接触到第1级楼梯,此时,上方帮助者的双脚分别放在楼梯的第1、2级上,上方和下方的帮助者同时用力使轮椅逐级向上滚动。

2. 下楼梯　轮椅先正对着楼梯,后倾至平衡点,向前逐渐拉到楼梯边缘。此时,下方帮助者的双脚分别在第2、3级楼梯上,下方和上方帮助者同时用力使轮椅逐级向下滚落。

五、使用轮椅的护理

(一)适应证

1. 脊髓病损　不论是外伤还是疾病造成的脊髓损伤,由于脊髓病变部位的高低不同,对运动器官和内脏器官的损害也各异,病变部位愈高愈严重。乘坐轮椅活动身体可以减轻内脏功能紊乱、肌肉萎缩及骨质疏松症等的发生,尤其能提高体力、增强康复后独立生活能力。对脊髓损伤部位较低,上肢功能健全且年轻的患者尤为重要。

2. 下肢伤残　下肢伤残包括下肢功能减退、丧失和下肢截肢者。多数患者配有下肢矫形器和下肢假肢,伤残肢体的功能得到部分补偿和替代。由于残肢的肌力和耐力与健肢有明显差异,在做较长距离活动时容易疲劳,选择适当的轮椅给以辅助是必要的。

3. 颅脑疾病　颅脑疾病致残的种类很多,这类患者普遍存在着运动共济性异常和伴有意识及精神方面的障碍。乘坐轮椅进行锻炼时,应由护理人员协助。

4. 老年和体弱多病　老年和体弱多病者一般只需使用普通标准轮椅进行室内外活动,以增加身体的活动程度,改善代谢,达到延缓衰老的目的;适当扩大活动范围,可丰富生活,调节老年人的心态,增加其生活乐趣。

(二)选用轮椅时应注意的事项

1. 安全性　残疾者因残疾才用轮椅,如用了不安全的轮椅而造成新的损伤必须避免,因此要选用安全,刹车可靠,车轮不能松动易脱,座位、靠背、扶手牢固,重心正确,不易倾倒的。

2. 患者的操作能力　这方面很重要,患者必须无智能障碍,驱车手的力量应能推动本人体重的1/25～1/30,另外,两手或脚的协调亦应符合驱动的要求。

3. 轮椅的重量　以结实而轻为好,如完全由患者自己驱动,并有可能自己搬运时更应选用轻型,若由辅助人员推动则重量稍大也无妨;电动型很重,但因无需患者用力操作,需要时仍可以选用。

4. 使用地点　室外专用者尺寸可稍大,室内外共用或室内专用者尺寸宜稍小。住宅的宽窄、地面是否平整亦应考虑。

5. 舒适性　用轮椅的患者往往一天的大半时间都在轮椅上,因此要考虑座位、靠背、扶手、脚踏板等是否合适和舒适。

6. 价格　应在患者的经济能力可以承担的范围内考虑。

7. 外观　轮椅虽不是艺术品,但常大部分时间伴随患者,不仅在室内,而且也在室外,因此对外观要有一定要求,以免加重残疾者的精神压力。

第五节　自助具使用的护理

自助具又称日常生活自助辅助器具,是利用患者残存功能,无需外界能源的情况下,单凭患者自身力量即可完成的日常生活活动而设计的一类器具。

一、常用自助具的种类

1. 进食类自助具　使用各种改良的日常餐具,为进食提供方便或防止倾倒、滑漏。常用的进食自助具有自助叉匙、自助筷、自助杯、刀具等。

2. 修饰和梳洗自助具　针对活动范围受限、握力较差或丧失的患者能够独立进行洗漱等日常清洁活动的辅助用具。

3. 穿着类自助具　使用木棍、塑料棒、木板等组合而成的帮助上肢关节活动受限、无力弯腰的患者进行穿衣、系扣、拉拉链等活动。有穿衣棒、系扣钩、拉锁环、穿袜器等。

4. 阅读书写自助具　帮助手指软弱、功能丧失或握持困难的患者顺利进行阅读写字,有免握笔、加粗笔等。

5. 取物类自助具　不能下床活动或无法离开轮椅的患者,应在床头或椅背有自助取物器或长柄夹等,患者通过控制取物器一端的机关,来控制远端的夹扣从而达到取物的目的。

6. 排便自助具　有大便夹持器、坐便椅、可升降坐便器等。

7. 通讯交流类自助具　有打电话自助具、电脑输入自助器具、沟通板等。

二、自助具选用的护理指导

1. 可以提高个体的能力,从而达到使用者在环境中的功能独立。

2. 能很好地提高患者的学习和交流能力。

3. 简单实用,方便患者能在短时间内学会使用。

4. 可以按照个体差异进行适度的调节,从而方便使用。

5. 外形美观、大方,材质对于患者无损害,轻便、舒适、易清洁。

（叶泾翔）

第七章 常见疾病和损伤的康复护理

第一节 脑卒中的康复护理

一、概述

脑卒中，即脑血管意外，是指由于各种原因导致的突然发生的急性脑循环障碍，迅速导致局限性或弥漫性全脑功能障碍，持续时间超过 24 小时或引起死亡的临床事件。依据病理性质分为出血性卒中和缺血性卒中。前者包括脑出血和蛛网膜下隙出血，后者又称为脑梗死，包括脑血栓形成、脑栓塞和腔隙性脑梗死。

动脉硬化是脑卒中最重要的病因，血管炎、先天性血管病、外伤、药物、血液病及各种栓子和血流动力学改变都可引起脑卒中的发生。WHO 提出脑卒中的危险因素包括：①可改变的因素，如不良饮食习惯、大量饮酒、吸烟等；②可调控的因素，如高血压病、心脏病、糖尿病、高脂血症等；③不可改变的因素，如年龄、性别、种族、家族史等。

脑卒中是危害中老年人身体健康和生命的主要疾病之一。卒中是目前导致人类死亡的第二位原因，它与缺血性心脏病、恶性肿瘤构成多数国家的三大致死疾病。近年来卒中在我国全死因顺位明显前移。2008 年卫生部公布的第三次全国死因调查，卒中（136.64/10 万）已超过恶性肿瘤（135.88/10 万）成为中国的第一致死病因。我国城市脑卒中的年发病率、年死亡率和时间点患病率分别为 219/10 万、116/10 万、和 719/10 万；农村地区分别为 185/10 万、142/10 万、和 394/10 万。据此估算，全国每年新发脑卒中患者大于 200 万，每年死亡病例超过 150 万，存活者 600 万～700 万，且 70%～80%存活者遗留有不同程度的功能障碍而不能独立生活，其中 40%为重度残疾，卒中也是单病种致残率最高的疾病，脑卒中的复发率达 40%。本病高发病率、高死亡率和高致残率给社会、家庭带来沉重的负担和痛苦。随着人口老龄化，脑卒中造成的危害日趋严重。

近年来虽然临床对脑卒中的诊疗技术已有很大进展，并较大程度地改善了患者的预后，卒中急性期的死亡率有了大幅度下降，使得人群中脑卒中的总患病率和致残率明显升高，同时由于绝大部分卒中患者的病理生理过程无法逆转，因此，开展脑卒中的康复，改善患者的功能障碍，提高其生活自理能力，具有重要的意义。卒中单元是一种多学科合作的组织化病房管理系统,其核心工作人员包括临床医师、专业护士、物理治疗师、职业治疗师、语言训练师和社会工作者,它显著改善住院卒中患者管理,为卒中患者提供全面和优质的药物治疗、肢体康复、语言训练、心理康复和健康教育。卒中单元已被循证医学证实是卒中治疗的最佳途径。目前我国已建立脑卒中三级康复网络,一级康复指脑卒中的早期康复,是患者急性期在住院期间进行的常规治疗及早期康复治疗。卒中单元已成为脑卒中规范治疗的重要组成部分;二级康复是指脑卒中恢复期的康复。一般在康复医学科或康复中心进行的科学规范的康复治疗,尽可能使卒中患者受损的功能达到最大程度的改善,提高患者日常生活活动能力;三级康复是指脑卒中的社区康复。患者恢复中后期和后遗症期在社区或家庭开展康复治疗,提高患者参与社会生活的能力。

二、主要功能障碍

因病变性质、部位及病灶大小的不同,患者可出现一种或几种功能障碍。其中以运动障碍、言语障碍、记忆障碍为常见。若病后处理不当,可导致废用综合征和误用综合征。

(一)运动障碍

运动障碍是脑卒中最常见的功能障碍,多表现为偏瘫,少数为单瘫,大多为不完全性瘫痪。脑卒中患者运动功能的恢复,一般经过迟缓期、痉挛期和恢复期。

(二)感觉障碍

感觉障碍大多与运动障碍的部位相同,少数可表现不同。主要表现为浅感觉(痛觉、温度觉、触觉)、深感觉(本体感觉)及复合感觉的障碍。还包括听觉、视觉及味觉等特殊感觉的障碍。

(三)共济障碍

共济障碍是指姿势、步态、随意运动的不协调,又称共济失调,包括小脑性共济失调、大脑性共济失调、感觉性共济失调和前庭性共济失调。

(四)言语障碍

言语障碍包括失语症和构音障碍。

1. 失语症　是指在神志清楚、意识正常、发音和构音没有障碍的情况下,大脑皮质语言功能区病变导致的言语交流能力障碍,表现为自发谈话、听理解、复述、命名、阅读和书写六个基本方面能力残缺或丧失,如患者构音正常但表达障碍,肢体运动正常但书写障碍,视力正常但阅读障碍,听力正常但言语理解障碍等。

2. 构音障碍　是和发音相关的中枢神经、周围神经或肌肉疾病导致的一类言语障碍的总称。患者具备言语交流所必备的语言形成及接受能力,仅仅表现为口语的声音形成困难,主要为发音困难、发音不清,或者发声、音调及语速的异常,严重者完全不能发音。

(五)认知障碍

认知是指人脑接受外界信息,经过加工处理,转换成内在的心理活动,从而获取知识或应用知识的过程。它包括记忆、语言、视空间、执行、结算和理解判断等方面。认知障碍是指上述几项认知功能中的一项或多项受损,当上述认知域有2项或2项以上受累,并影响个体的日常或社会功能时,可考虑为痴呆。脑卒中患者可遗留有多种形式的认知障碍。包括意识障碍、智能减退、记忆障碍、失认症及失用症。

(六)日常生活活动能力障碍

患者因存在前述功能障碍,可导致日常生活活动能力障碍,即衣、食、住、行、个人卫生以及家居独立、工作独立和人际交往障碍。

根据 WHO《国际功能、残疾与健康分类》，脑卒中患者功能受损的程度可分为三个水平：①器官水平的功能障碍：即身体机构及功能的损害；②个体水平的功能障碍：即活动受限（日常生活活动能力受限）；③社会水平的功能障碍：即参与受限（参与社会生活的能力受限）。环境因素与所有功能及其损害交互作用，对三个水平产生积极或消极的影响。

三、康复护理评定

（一）脑损害严重程度评定

1. 格拉斯哥昏迷量表　具体内容见第三章第九节。

2. 脑卒中患者临床神经功能缺损程度评分标准　脑卒中患者临床神经功能缺损程度评分标准是我国学者在参考爱丁堡＋斯堪的纳维亚评分量表的基础上，于1995年全国第四届脑血管病学术会议上制定并推荐应用，具有较好的信度和效度，是目前我国用于脑卒中临床神经功能缺损程度评定最广泛的量表之一。其评分为 0～45 分：0～15 分为轻度神经功能缺损；16～30 分为中度神经功能缺损；31～45 分为重度神经功能缺损（表 7 - 1）。

表 7 - 1　脑卒中患者临床神经功能缺损程度评分标准

检查项目	评分标准	分值
意识（最大刺激，最佳反应）		
两项提问：①年龄；②现在是几月。（相差 2 岁或 2 个月都算正确）	均正确	0
	一项正确	1
	都不正确，做以下检查	
两项指令（可以示范）：①握拳、伸掌；②睁眼、闭眼	均完成	3
	完成一项	4
	都不能完成，做以下检查	
强烈局部刺激（健侧肢体）	定向退让（躲避动作）	6
	定向肢体回缩（对刺激的反射性动作）	7
	肢体伸直	8
	无反应	9
水平凝视功能	正常	0
	侧凝视运动受限	2
	眼球侧凝视	4
面瘫	正常	0
	轻瘫、可动	1
	全瘫	2
言语	正常	0
	交谈有一定困难，借助表情动作表达，或言语流利但不易听懂，错语较多	2
	可简单对话，但复述困难，言语多迂回，有命名障碍	5
	词不达意	6

检查项目	评分标准	分值
上肢肌力	正常 V	0
	IV°（不能抵抗外力）	1
	III°抬臂高于肩	2
	III°平肩或以下	3
	II°上肢与躯干夹角 ＞ 45°	4
	I°上肢与躯干夹角 ≤ 45°	5
	0	6
手肌力	正常 V°	0
	IV°（不能紧握拳）	1
	III°握空拳、能伸开	2
	III°能屈指、不能伸	3
	II°屈指不能及掌	4
	I°指微动	5
	0	6
下肢肌力	正常 V°	0
	IV°（不能抵抗外力）	1
	III°抬腿 45°以上，踝或趾可动	2
	III°抬腿 45°左右，踝或趾不能动	3
	II°抬腿离床不足 45°	4
	I°水平移动，不能抬高	5
	0	6
步行能力	正常行走	0
	独立行走 5 m 以上，跛行	1
	独立行走，需扶杖	2
	有人扶持下可以行走	3
	自己站立，不能走	4
	坐不需支持，但不能站立	5
	卧床	6

最高分 45，最低分 0，轻型 0～15 分，中型 16～30 分，重型 31～45 分。

3. 美国国立卫生研究院脑卒中评分表（NIH stroke scale，NIHSS）

NIHSS 是国际上使用频率最高的脑卒中评分表，有 11 项检测内容，得分低说明神经功能损害轻，得分高说明重（表 7 - 2）。

表7-2　美国国立卫生研究院脑卒中评分表(NIH stroke scale，NIHSS)

项目	内容	结果	得分	项目	内容	结果	得分
意识水平与定向力	意识水平	清醒	0	下肢运动	下肢抬高30°，常在卧位检测下肢跌落时间	保持5秒	0
		嗜睡	1			不到5秒	1
		昏睡	2			不能抗重力	2
		昏迷	3			直接跌落	3
	定向力提问(现在的月份和患者的年龄。回答必须正确)	两个问题回答均正确	0			截肢或关节融合	9
		一个问题回答正确	1	共济失调	指鼻试验和跟膝胫试验；检查时睁眼	无共济失调	0
		两个问题回答均不正确	2			上肢或下肢共济失调	1
	定向力命令(睁眼闭眼、健侧手握拳与张开)	两项任务执行均正确	0			上下肢均共济失调	2
		一项任务执行正确	1			截肢或关节融合	9
		两项任务执行均正不确	2	感觉	检查针刺引起的感觉和表情，昏睡及失语者对伤害性刺激的躲避	正常	0
最佳凝视	只测水平凝视，对随意或反射性眼球运动计分	正常	0			部分缺失	1
		部分性凝视麻痹	1			明显缺失	2
		部分性凝视麻痹	2	语言	让患者看图片说话，命名卡片上的物体，读语句表上的句子	没有失语	0
视野	用对称法检查视野(上、下象限)	没有视野缺损	0			轻中度失语	1
		部分偏盲	1			重度失语	2
		完全偏盲	2			完全性失语	3
		双侧偏盲、盲、皮质盲	3	构音障碍	有严重失语者，根据自发语言中发音的清晰度评分	正常	0
面瘫	对反应差或不能理解的患者，根据伤害性刺激时表情的对称性评分	正常	0			轻至中度障碍	1
		轻度面瘫	1			重度障碍	2
		部分面瘫	2			气管插管或其他物理障碍	UN
		完全性面瘫	3	消退和不注意	视空间忽视或疾病失认可被作为异常的证据	没有忽视	0
上肢运动	坐位，上肢前屈至90°，手掌向下；如果卧位，前屈45°，观察上肢跌落时间	保持10秒	0			存在一种类型的忽视	1
		不到10秒	1			存在一种以上类型的忽视	2
		不能抗重力	2				
		肢体直接落下	3				
		截肢或关节融合	9				

（二）运动功能评定

脑卒中后，运动系统的最初表现往往是偏侧弛缓性瘫痪，1～3周内出现肌痉挛。随着病程的进展，如痉挛逐步减弱或消失，则功能恢复的可能性为75％；若痉挛严重而持续，功能恢复的可能性几乎为零。

运动功能的恢复通常遵循个体发育过程：即近端先于远端；屈曲模式先于伸展模式（在上肢）；反射先于受控制的随意运动；粗大的运动先于分离的有选择性的运动。

1. Brunnstrom运动功能评定法　Brunnstrom将运动功能的恢复分为6个阶段，其中Ⅰ～Ⅲ实质上是疾病的发展过程，Ⅳ～Ⅵ才是真正的恢复过程（表7-3）。本法测定省时，尽管分级粗略，但这些分级与功能恢复的进展相关。

表7-3　Brunnstrom运动恢复阶段

阶段	特点	上肢	手	下肢
Ⅰ	无随意运动	弛缓，无任何运动	弛缓，无任何运动	弛缓，无任何运动
Ⅱ	引出联合反应、共同运动	开始出现痉挛，肢体协同动作或它们的一些成分开始作为联合反应而出现	能开始粗的抓握，有最小限度的屈指动作	出现痉挛，有最小限度的随意运动
Ⅲ	随意出现的共同运动	痉挛加剧，可随意引起共同运动，并有一定的关节运动	能全指屈曲，钩状抓握，但不能伸展，有时可由反射引起	痉挛达峰点：①随意引起共同运动或其成分。②坐位和立位时，髋、膝、踝可屈曲
Ⅳ	共同运动模式打破，开始出现分离运动	痉挛开始减弱，出现一些脱离共同运动模式：①手能置腰后部；②上肢前屈90°（肘伸展位）；③屈肘90°，前臂能旋前旋后	能侧方抓握及拇指带动松开，手指能部分随意地、小范围地伸展。随意全指伸开，但范围大小不等	开始脱离共同运动：①坐位，足跟触地，踝能背屈；②坐位足跟触地，踝可向后滑动，使屈膝大于90°
Ⅴ	肌张力逐渐恢复，有分离精细运动	痉挛减弱，基本脱离共同运动，出现分离运动：①上肢外展90°（肘伸展，前臂旋前）；②上肢前平举及上举过头（肘伸展）；③肘伸展位，前臂能旋前、旋后	①用手掌抓握，能握住圆柱及球形物但不熟练。②能随意全指伸开，但范围大小不等	从共同运动到分离运动：①立位，髋伸展位能屈膝；②立位，膝伸直，足稍向前踏出，踝能背屈
Ⅵ	接近正常水平	痉挛基本消失，协调运动正常或接近正常	①能进行各种抓握；②全范围地伸指；③可进行单个指活动，但比健侧稍差	协调运动大致正常：①立位髋能外展超过骨盆上提的范围；②坐位，髋可交替内、外旋，并伴有踝内外翻

2. Fugl-Meyer评定法　Fugl-Meyer设计了更细致全面的运动分级，测试运动、感觉、平衡等能力的不同方面，包括肌力、反射和协调性（表7-4）。该法可靠、有效，重复测试可反映运动功能恢复情况。但临床应用较费时，在科研中应用较多。

表 7 - 4　Fugl-Meyer 评定积分总表

	入院日期	出院日期	最大积分
运动			
上肢			36
腕和手			30
上肢总积分			66
下肢总分			34
总运动积分			100
平衡总积分			14
感觉总积分			24
被动关节活动			
运动总积分			44
疼痛总积分			44
Fugl-Meyer 总积分			226

（三）平衡功能评定

1. 三级平衡检测法　三级平衡检测法在临床上经常使用，Ⅰ级平衡是指在静态不借外力的条件下，患者可以保持坐位或站立位平衡；Ⅱ级平衡是指在支撑面不动（坐位或站立位）条件下，患者的身体的某个或某几个部位运动时可以保持平衡；Ⅲ级平衡是指在有外力作用或外来干扰的条件下，仍然可以保持坐位或站立位平衡。

2. Berg 平衡评定量表　Berg 平衡评定量表是脑卒中康复临床与研究中最常用的量表，一共检测 14 个项目，内容包括：①坐→站；②无支撑站立；③足着地，无支撑坐；④站→坐；⑤床→椅转移；⑥无支撑闭眼站立；⑦双脚并拢，无支撑站立；⑧上肢向前伸；⑨从地面拾物；⑩站立位转身向后看；⑪转体 360°；⑫双脚交替踏台阶；⑬双脚前后位，无支撑站立；⑭单腿站立。每项评分 0～4 分，满分 56 分，得分越高表明平衡功能越好，得分越低表明平衡功能越差。

（四）日常生活活动能力评定

日常生活活动（ADL）能力的评定是脑卒中临床康复常用的功能评定，其方法主要有 Barthel 指数和功能独立性评定（FIM），详见有关章节。

（五）生活质量（QOL）评定

QOL 评定分为主观取向、客观取向和疾病相关的 QOL3 种，常用的量表有生活满意度量表、WHO-QOL100 和 SF-36 等。

（六）上肢并发症的评定

1. 肩关节不全脱位　极常见，尤其在整个上肢弛缓性麻痹时，发生率高达 60%～73%。患者本身无疼痛，但肩峰下可触及凹陷。X 线下肱骨头与肩峰间距＞14 mm 可诊断。常在脑卒中后头三周发生。

2. 肩部软组织损伤　常见有肩关节粘连性滑囊炎、腱鞘炎、肩袖损伤等。肩关节粘连性滑囊炎可在上肢麻痹后几小时内或几个月后发生，疼痛剧烈。起初为肩关节运动终末时有尖锐疼痛,病人能准确指出疼痛的部位;随后,有活动就疼,特别是上臂上抬和外展时疼痛明显,疼痛部位很难明确指示;最终疼痛转为弥漫性,波及整个臂和手而完全不能运动,疼痛剧烈,可日夜疼痛。

3. 肩手综合征　根据临床表现,将肩手综合征分为三期:

Ⅰ期:肩痛,活动受限,同侧手腕、指肿痛,出现发红、皮温上升等血管运动性反应。X 线下可见手与肩部骨骼有脱钙表现。手指多呈伸直位,屈曲时受限,被动屈曲可引起剧痛。此期持续 3～6 个月,以后或治愈或进入第Ⅱ期。

Ⅱ期:肩手肿胀和自发痛消失,皮肤和手的小肌肉有日益显著的萎缩,有时可引起 Dupuytren 挛缩样掌腱膜肥厚。手指关节活动日益受限,此期亦持续 3～6 个月,如治疗不当将进入Ⅲ期。

Ⅲ期:手部皮肤肌肉萎缩明显,手指完全挛缩,X 线上有广泛的骨腐蚀,已无恢复希望。

（七）其他功能障碍的评定

其他功能障碍评定的量表还有感觉功能评定、认知功能评定、失语症评定、构音障碍评定和心理评定等。

四、康复护理措施

卒中发生后,临床可有中枢神经受损而出现相应的功能障碍。脑卒中康复主要是针对这些功能障碍的问题进行相应的处理,只有早期康复介入、采取综合有效的措施,才能最大限度地减轻功能障碍,提高患者的生活质量。

脑卒中康复的目标是恢复或重建功能,发挥残余功能,防治并发症,减少后遗症,调适心理,学习使用辅助器具,为回归家庭和社会做准备,提高生活质量。

大量临床康复实践证明,早期康复有助于改善脑卒中患者的受损功能,减轻残疾的程度,提高生活质量。为避免过早的主动活动使得原发的神经病学疾患加重,影响受损功能的改善,通常主张在生命体征稳定 48 小时后,原发神经病学疾患无加重或有改善的情况下开始进行康复治疗。脑卒中康复是一个长期的过程,病程较长的脑卒中患者仍可以从中受益,但效果较差。对伴有严重并发症的患者(如急性心肌梗死、心力衰竭、重度感染、严重精神障碍、严重肝肾功能不全等),应在治疗原发病的同时,积极治疗并发症,待病情稳定 48 小时后方可逐步进行康复治疗。

（一）基本原则

1. 选择合适的病例和早期康复时机。

2. 康复计划是建立在康复评定的基础上,由康复治疗小组共同制定,并在治疗方案实施过程中逐步加以修正和完善。

3. 康复贯穿于脑卒中治疗的全过程,做到循序渐进。

4. 必须有患者的主动参与及家属的配合,并与日常生活和健康教育相结合。

5. 采用综合康复治疗。

6. 积极防治并发症,做好脑卒中的二级预防。

（二）急性期的康复

脑卒中的急性期一般为发病后 14 日以前,运动功能的特点相当于 Brunnstrom 的Ⅰ和Ⅱ期。此期患者从患侧肢体无主动活动到肌张力开始恢复,并有弱的屈肌与伸肌共同运动。本期的康复治疗为一级康复,各种感觉刺激、心理疏导及其他相关康复治疗护理,有助于脑卒中患者受损功能的改善。同时，积极控制相关的危险因素，做好脑卒中的二级预防。

1. 体位和肢体摆放　为预防压疮，应做到 2 小时翻身一次。开始以被动为主，待患者掌握翻身动作要领后，由其主动完成。在床上采取正确的抗痉挛体位：保持良好的功能位，不得压迫患肢，可预防发生压疮和肢体挛缩。

（1）患侧卧位：是所有体位中最重要的体位，因为，患侧卧位可增加对患侧的知觉刺激输入，并使整个肢体被拉长，减少痉挛。另一个明显的好处是健手能自由地活动，如拉起床单或摆放枕头。正确的卧姿是用枕垫支持头部，头部上颈段屈曲而不是后伸。躯干稍向后旋转，后背用枕头稳固支持。患侧上肢应前伸，与躯干的角度不少于 90°，前臂旋后，腕被动背伸、伸肘、伸指、掌心向上，健侧上肢可放在身后或后边的枕头上。下肢呈迈步位，健腿髋、膝屈曲并有肢枕头在下面支持，同时也用枕头使偏瘫侧腿支持在伸髋、稍屈膝、踝背伸 90°的体位。

（2）健侧卧位：用枕头支持头部，保证患者头部舒适。患者躯干与床面呈直角，患侧上肢由枕头支持在患者的前面，肩关节前屈 90°，伸肘、伸腕、伸指，掌心向下。健侧上肢可放在舒适的位置上，有时可屈曲在枕头下，或放在胸、腹部。患侧下肢完全由枕头支持，向前屈髋、屈膝、踝背伸 90°，呈迈步状，患足不可悬空，足不能内翻悬在枕头边缘。健侧下肢平放在床上，轻度伸髋、稍屈膝。

（3）仰卧位：应尽可能少用，因为这种体位受颈紧张性反射和迷路反射的影响，异常反射活动最强。对于脑卒中患者，这种体位使骶尾部（较常见的还有足跟外侧和外踝处）发生压疮的危险性增大。需要这种体位与其他体位相交替使用。正确卧姿是用枕头支持头部，注意不要使胸椎屈曲。应在患侧臀部、大腿下面放置一个枕头，使骨盆向前，防止患腿外旋。在患侧肩胛下放一个枕头，使其前伸，从而使上肢处于正确的位置，使其能伸肘、腕背伸和伸指，掌心向下。患侧下肢屈髋、屈膝、足踩在床面上（必要时给予一定的支持或帮助），或伸髋、伸膝、踝背伸 90°（足底可放支持物或穿丁字鞋，痉挛期除外）。

2. 患肢关节的被动活动　为保持关节的活动度和防止挛缩畸形，促进患肢主动活动的早日出现，患肢的所有关节都应做全范围地关节被动活动，每日 2～3 次，每次 5 分钟以上，直至偏瘫肢体主动活动恢复。一般按从肢体近端到远端的顺序进行，重点进行肩关节外旋、外展和屈曲，肘关节伸展，腕和指伸展、髋关节外展和伸展、膝关节伸展、足背屈和外翻，动作轻柔缓慢。

3. 床上活动

（1）双手叉握上举运动：双手叉握，偏瘫手拇指置于健侧手拇指之上（Bobath 握手），在健侧上肢的帮助下，做双上肢伸肘、肩关节前屈的上举运动。

（2）翻身：向偏瘫侧翻身呈患侧卧位：双手叉握、伸肘、肩前屈 90°，健侧下肢屈膝、屈髋、足踩在床面上，头转向偏瘫侧，健侧上肢带动偏瘫侧上肢向偏瘫侧转动，并带动躯干向偏瘫侧转，同时健侧足踏在床面上用力使得骨盆和下肢转向偏瘫侧；向健侧翻身呈健侧卧位：动作要领同前，只是偏瘫侧下肢的起始位需要别人帮助，肢体摆放同前。

（3）桥式运动：患者取仰卧位，双上肢放置于躯干两侧，或双手指十指交叉相握（Bobath 握手），双上肢上举，双下肢屈髋屈膝，足掌面支撑在床上，伸髋将臀部主动抬起，保持骨盆水平位，维持 5～10 秒后慢慢放下。

4. 其他康复疗法　常用的有局部机械性刺激、功能性电刺激、肌电生物反馈和局部气压治疗等，还有传统的按摩和针刺治疗等。

（三）恢复早期的康复

脑卒中的恢复早期是指发病后的 3～4 周,运动功能的特点相当于 Brunnstrom 的 Ⅱ～Ⅲ期。此期患者从患侧肢体弱的屈肌与伸肌共同运动到痉挛明显,能主动活动患肢,但肌肉活动均为共同运动。本期的康复治疗为二级康复,其目标除前述的预防常见并发症和脑卒中二级预防外,还应抑制痉挛、促进分离运动恢复、避免加强异常运动模式(上肢屈肌痉挛模式和下肢伸肌痉挛模式)。

1. 床上与床边活动

（1）上肢上举运动:由健手或护理人员带动的病手伸肘运动,方法同前,只是患肢参与的程度增大。

（2）床边坐与床边站:一般从卧位先到半卧位然后过渡到直立坐起,再到站,开始练习时,应在护理人员或治疗师的指导帮助下完成。在侧卧位的基础上,逐步转为床边坐(双脚不能悬空);床边站时,护理人员或治疗师应站在患者的患侧,并给予其患侧膝关节一定帮助,防止膝软或膝过伸;要求在坐-站转移过程中双侧下肢应同时负重,防止重心偏向一侧。

（3）双下肢交替屈伸运动:休息时应避免足底刺激,防止跟腱挛缩和足下垂。

（4）桥式运动:基本动作要领同前,可酌情延长伸髋挺腹的时间。随着控制能力的改善,可逐渐调整桥式运动的难度,如将健足抬起,以患侧单腿完成桥式运动。桥式运动包含多种抗痉挛模式。臀部抬起使骨盆前倾是对抗骨盆后旋的抗痉挛模式;臀部和下部躯干上抬,加大了肩臂的压力,增加肩的外旋,使肩进入抗痉挛模式;对一侧骨盆增加阻力,可引起骨盆与肩作相对旋转成为抗伸肌痉挛的抗痉挛模式。另外,健侧可以带动病侧活动,利用足对床的推力有助于翻身。因此,这是一较好的活动,只要患者无运动疗法的禁忌证,病侧肢体有一定的随意运动,应在护理人员的监视和辅助下,经常练习。

2. 坐位活动

（1）坐平衡训练:通过重心转移(前、后、左、右)转移进行坐位躯干运动控制能力训练,训练开始时应在护理人员或治疗师的指导帮助下完成,逐渐减少支持并逐步过渡到日常生活活动。

（2）患侧上肢负重训练:患侧上肢与体侧伸肘、腕背伸 90°、伸指、重心稍偏向患侧。可用健侧手辅助维持伸肘姿势。

（3）上、下肢功能活动:双侧上下肢或患侧上下肢关节功能活动,肩、肘、髋、膝及踝关节活动,包括肩胛骨前伸运动、足踝的背伸运动。

3. 站立活动

（1）站平衡训练:从坐到站,须把病足放在健足之后,在护理人员协助下,或由患者独自将身体逐渐前倾,重心前移,当双肩前移超过双足时,膝关节伸展而完成起立动作。注意在站立起始位双下肢应同时负重。当重新坐下时,常会重重地跌落椅中,故初始应用较高的椅子,以后逐步降低椅子的高度。当患者能较好站起后,须进行站位平衡训练。患者双上肢置于身体两侧,护理人员逐渐除去扶持,让患者独自站稳。

（2）患侧下肢负重:当患者能较好完成上述动作后,让患者将重心逐渐向患侧转移,训练患腿负重能力,并同时让患者双上肢或健侧上肢伸向各个方向,并相应摆动,训练动态平衡。同时,可逐渐抬起健腿,训练单腿站立及平衡能力。初始也可让患者用健手抓住一固定把手,或护理人员在旁扶持,然后再逐渐放开,从有支持过渡到无支持,直至完成训练。

（3）上下台阶运动:面对台阶,用健侧手扶住扶手,患侧足踏在台阶上。健侧足踏在台阶下,将健侧腿抬起,使健侧足与患侧足在同一台阶上,站稳后再将健侧腿回到起始位。根据患者的身体状况酌情增加训练时间和次数。

4. 步行训练 在步行训练之前,首先要进行患侧的屈膝训练,避免出现划圈步态。可先在俯卧位进行患腿屈膝训练。成功后,再在站位行屈膝训练,但要注意防止骨盆上提。

(1) 减重步行训练:通过支持部分体重使下肢减轻负重,又使患肢尽早负重,为双下肢提供对称的重量转移,重复进行完整的步行周期训练,同时增加训练的安全性。

(2) 步行训练双杠内练习步行:当上述训练完成后,可在步行训练双杠内练习步行,护理人员在旁监护或给予指导,避免患侧伸髋不充分、膝过伸或膝软,若患侧踝背伸不充分,可穿戴踝足矫形器,预防可能出现的偏瘫步态。移动时,要按先伸出健手扶住同侧杠前方,再迈病足,然后迈健足的顺序进行。训练中,如患侧上肢妨碍步行,可用三角巾吊起。

(3) 室内行走和户外活动:上述训练如能较好完成后,可练习扶杖步行(四足手杖→三足手杖→单足手杖),最后达到用单足手杖或徒手步行。此期的步行训练若不能进行,则不必勉强,可待恢复期再作训练。如能步行并获得成功,可进一步进行稳定性、协调性、步态及耐力训练,最后进行复杂步行如绕圈、转换方向、越过障碍及上下楼梯训练。上下楼梯训练的原则是上楼梯时健腿先上,下楼梯时患腿先下,护理人员可在患侧给予适当的指导与帮助。在训练较好的情况下可行户外活动,注意开始时应有护理人员或治疗师陪同。

5. 早期的言语功能训练 对有失语或构音障碍的卒中患者应进行早期言语功能训练,提高患者的交流能力,有助于其整体功能的改善。

6. 作业疗法

(1) 日常生活活动:包括基本的日常生活活动(如主动移动、进食、个人卫生、更衣、洗澡、步行、如厕等)和应用性日常生活活动(如做家务、使用交通工具、认知与交流等)。日常生活活动能力是反应康复效果和患者能否回归社会的重要指标。

(2) 运动性功能活动:通过相应的功能训练增大患者的肌力、耐力、平衡和协调能力及关节活动范围。

(3) 辅助用具使用训练:依据患者的情况配置辅助用具,如步行架、轮椅等,有助于提高患者的功能活动能力。

7. 其他康复疗法 如功能性电刺激、肌电生物反馈、低中频电刺激、传统的针刺和按摩等。

(四) 恢复中期的康复

脑卒中的恢复中期一般指发病后的 4～12 周,相当于 Brunnstrom 的 Ⅲ、Ⅳ 期。本期患肢肌肉痉挛明显,能主动活动患肢,但肌肉活动均为共同运动到肌肉痉挛减轻,开始出现选择性肌肉活动。本期为二级康复向三级康复过渡,训练重点为正常运动模式和运动控制能力的恢复上。

1. 上肢和手的康复训练 患侧上肢和手的功能恢复较下肢相对滞后。在康复训练中应当重视患侧手臂的功能训练,酌情选用强制性运动疗法,以提高患侧上肢和手的实用功能。

在活动之前常先通过反射性抑制模式降低患侧肢体的屈肌张力,患者取仰卧位。被动使其肩关节稍外展、伸肘、前臂旋后、腕背伸、伸指并拇指外展。该方法可以明显降低上肢屈肌张力,但持续时间较短,可重复使用。主动或被动地进行肩胛骨的前伸运动也能降低上肢屈肌的张力。前臂伸肌的功能性电刺激、患侧手部的冰疗、远端指间关节的被动后伸都有助于患者增高的屈肌张力。在这些功能性活动中,应逐步增加上肢和手的运动控制能力训练和协调性训练,为以后的日常生活活动创造条件。为防止共同运动或异常运动模式的出现,护理人员可用手给予一定的帮助,以引导其正确的运动方向。在上肢的康复过程中,要注意"由近到远,由粗到细"的恢复规律。

2. 下肢的康复训练　同上肢一样,下肢训练前要先降低下肢的肌张力,常用的方法有:腰椎旋转;患侧躯干肌的持续牵伸(通过患髋及骨盆内旋牵拉该侧腰背肌);跟腱持续牵引(可在屈膝或伸膝位进行踝背屈)。

下肢的功能性训练以主动活动为主,主要练习不同膝位的主动伸膝运动、主动屈膝运动、踝背屈活动和跟膝胫踝运动(患足跟部在健腿的膝、胫前、内踝上进行有节律的、协调的、随意的选择性运动),必要时可给予适当的帮助。

下肢主要的功能是行走。若患侧踝背伸无力或足内翻明显,影响行走,可用弹性绷带或AFO使患足固定于踝背伸位,以利于行走,休息时去除;对年老体弱者,可选用适合的手杖或步行架;对脑损害严重、合并其他功能障碍、影响肢体运动功能恢复时,可选用轮椅,以减轻其残障的程度。

3. 其他的康复训练

(1) 作业疗法:如书写、画图、下棋、系鞋带、穿脱衣裤、家务活动、社区行走、使用交通通讯工具等。

(2) 认知功能训练:具体方法见有关章节内容。

(五) 恢复后期的康复

脑卒中的恢复后期一般指发病后的 4～6 个月,相当于 Brunnstrom 的 V、VI 期。此时,肌张力已降低或恢复正常,分离运动较明显,开始能控制技巧性的运动,但运动的顺序、协调和速度仍差。本期的康复为三级康复,目标是抑制痉挛,纠正异常运动模式,改善运动控制能力,促进精细运动,提高运动速度和实用性步行能力,掌握日常生活活动技巧,提高生存质量。此期主要进行手的基本动作、抓握、释放和精细功能的训练,改善步态的训练及下肢精细协调运动的训练。根据训练目的和要求的不同,可选择作业疗法中的不同作业进行练习。

1. 上肢和手的功能训练　综合应用神经肌肉促进技术,抑制共同运动,促进分离运动,提高运动速度,促进手的精细运动。

2. 下肢功能训练　抑制痉挛,增加下肢运动的协调性,增加步态训练的难度,提高实用性步行能力。

3. 日常生活活动能力训练　加强修饰、如厕、洗澡、上下楼等日常生活自理能力的训练,增加必要的家务和户外活动训练等。

4. 言语治疗　在前期的言语治疗的基础上,增加与日常生活有关的内容,以适应今后的日常生活活动。

5. 认知功能训练　结合日常生活活动进行相关的训练,具体方法见有关章节内容。

6. 心理治疗　鼓励和心理疏导,增加患者对康复治疗的信心,以保证整个康复治疗的顺利进行。

7. 支具和矫形器的应用　必要的手部支具、患足矫形器和助行器等的应用,有助于提高患者的使用技能。

(六) 恢复慢性期的康复

脑卒中的恢复慢性期,即后遗症期,指脑损害导致的功能障碍经各种治疗,受损的功能在很长一段时间内不会有明显的改善,此时为进入恢复慢性期,临床有的在发病后 6～12 个月，但多在病后1～2年。本期常见的表现有患侧肢体运动控制能力差、手功能障碍、偏瘫步态、足下垂心走困难、吞咽困难、构音障碍、失语、二便失禁、血管性痴呆等。

本期的康复为三级康复，应加强残存和已有的功能，包括矫形器、步行架、轮椅等的应用，以及环境改造和必要的职业技能训练，以适应日常生活的需要；防止异常肌张力和挛缩的进一步加重，避免废用综合征、骨质疏松和其他并发症的发生；帮助患者下床，进行适当的户外活动，多与患者交流和必要的心理疏导，激发其主动参与的意识，发挥家庭和社会的作用。

（七）脑卒中特殊临床问题的处理

1. 肩部问题　脑卒中患者在发病1～3个月，有70％左右发生肩痛及相关功能障碍，限制了患侧上肢功能活动和功能的改善，常见的有肩手综合征、肩关节半脱位和肩部软组织损伤（滑囊炎、腱鞘炎、肩袖损伤）等。

（1）肩手综合征：保持正确的体位，抬高患侧上肢，腕部保持背屈，鼓励主动活动，活动受限或无主动活动时加用被动活动，避免患手输液，患手向心性加压、缠绕、冰水浸浴、类固醇激素局部注射等。

（2）肩关节半脱位：在疾病早期，就要注意把肢体置于正确的抗痉挛体位，纠正肩胛骨的后缩，刺激三角肌和冈上肌的主动收缩（关节挤压、局部拍打、冰刺激电针治疗等）。如果肩关节已经半脱位，则要纠正肩胛骨和关节盂的位置，在转移和活动其他部位时，用吊带保护，Bobath肩托有利于患肩关节的主、被动活动，预防肩部损伤。

（3）肩部软组织损伤：疾病早期要有良好的体位摆放，抗痉挛模式被动运动。若疼痛剧烈，可予药物控制，或肩部的局部封闭注射、局部理疗。同时，其他方面的康复活动照常进行。

2. 痉挛与挛缩　大多数患者在恢复的过程中都会出现不同程度的肌张力增高，表现为患侧上肢屈肌和下肢伸肌张力增高，是因为上运动神经元损伤后引起的牵张反射亢进所致。

康复过程中要有正确的体位摆放和紧张性反射的利用，必要时可以使用肌松药。挛缩是因长时间肌张力增高，受累关节不活动或活动范围小，使得关节周围软组织短缩、弹性降低，表现为关节僵硬，在康复过程中要有抗痉挛体位，患肢全关节主被动活动，需要时使用矫形支具，必要时手术治疗。

3. 颅神经麻痹

（1）中枢性面瘫：脑卒中后出现中枢性面瘫，常使人感到难堪。康复治疗时护理人员可用指尖轻轻地使前额向皱眉方向向内下方移动，然后使之向外上方移动，病人努力主动参与，最终达到闭眼而前额不动，能闭单眼或抬单眉。让病人向一侧面颊部鼓气，刺激颊部和软腭活动。让病人噘嘴作对称性微笑，也可通过物理治疗的方法促进恢复。

（2）假性延髓麻痹：表现为吞咽困难、饮水呛咳、构音障碍、声音嘶哑。

（3）吞咽困难的康复训练：让患者颈部放松，进行下颌运动、口唇运动、面部及舌肌运动的训练。用冰块刺激咽喉部，重建吞咽反射。可用少量水进行吞咽模式训练，刚开始时吞咽后立即咳嗽，以防误咽。当训练完成较好时，可试进食。进食时宜取坐位、颈部稍前屈易引起咽反射。食物应选用柔软、形状及密度均一、不易松散、不易粘在黏膜上的食物。每次进食一口量，过多易引起误咽，过少使吞咽反射无法发生。

（4）说话困难：所有改善吞咽的训练都有助于说话，反之亦然。通过以上的各种训练，协调咽喉部肌肉，同时鼓励病人发音，进行言语训练。

4. 压疮　卒中患者要定时翻身（每2小时1次），为减轻局部压力，可使用充气垫或气垫床,清洁床面,加强皮肤护理,增强营养。

5. 下肢深静脉血栓形成 脑卒中患者长期卧床,易发生下肢深静脉血栓形成,出现下肢肿胀、局部温度稍高、受累关节活动受限;引起肺栓塞时出现呼吸困难、胸闷、急性心衰,危及生命。

早期预防可以避免下肢深静脉血栓形成,常用的方法有:①下肢主动和被动运动;②抬高下肢(卧床时)和穿长筒弹力袜;③下肢外部气压循环治疗;④主动活动差时,可进行下肢肌肉功能性电刺激。对已发生下肢深静脉血栓形成的患者可采用肝素、尿激酶等治疗。

6. 抑郁 脑卒中发生后抑郁的发生率为 $30\%\sim60\%$,大多患者表现为悲伤、哭泣、沉默寡言、疲倦乏力、失眠、注意力降低、自我责备、自卑感,严重者有自杀的念头。常用的治疗方法有:①心理康复治疗,使患者身心放松,解除其内心的痛苦,矫正或重建某种行为等,同时要动员患者的家庭成员、朋友或同事等社会成员的参与。②药物治疗,可应用抗抑郁类药物,如氟西丁等。

五、康复护理指导

脑卒中康复护理指导的目的在于消除或减少危险因素,降低发病率、伤残率和病死率,提高生活质量和生命质量。脑卒中康复的目的是帮助患者达到最大限度恢复,这需要患者和他们的家庭、朋友甚至社会一起努力,才能取得最好的康复效果。康复是治疗的一部分,早期康复对患者的恢复非常重要,但对许多患者来说,康复是一个长期的过程。

1. 脑卒中患者因具体情况不同,预后不同。由于干预措施的不同,对有功能障碍的患者来说,功能结局又有较大差异。影响功能结局的因素有:

(1) 年龄:研究表明年龄≥75 岁的患者受损功能的恢复不如年轻患者。

(2) 病变部位与严重程度:重要功能区的损害、范围越大、持续时间越长,功能结局越差。

(3) 并发症与继发性功能损害:并发心脏病的患者对预后有影响;继发于原发病的吞咽困难、失语、智力减退、感觉障碍、二便失禁、抑郁等,都会影响功能恢复的速度,使得生活质量下降。

(4) 康复治疗:科学规范的康复治疗可以促进卒中患者的功能恢复,早期康复治疗不仅可以预防并发症的发生,加快恢复时间,缩短住院日,其效果也较非早期康复者为好。

(5) 家庭与社会的参与:在恢复过程中,家庭成员的积极配合和社会相关因素的参与,都对其功能结局产生积极的影响。

2. 就卒中的三级预防来看,作为患者或其家人应要做到以下几点:

(1) 要对脑卒中的病情有所了解,了解脑卒中发病的一些基本诱因、症状,即使发病也能在最短的时间给予救助。

(2) 应了解脑卒中的一些常见危险因素,如:高血压、糖尿病、心脏病、高脂血症等,定期体检、预防和控制危险因素。

(3) 改变一些不合理的生活和饮食习惯,如吸烟、饮酒、喜食肥甘厚味、过度疲劳、情绪激动等。

(4) 对脑卒中患者,应防止再次发病,因脑卒中患者再次发病率可达 40% 以上。

(5) 对在康复过程中的患者要做好个人护理,坚持康复训练,预防压疮,防止烫伤、跌倒,保持大小便通畅等,并保持良好的心态。

(吴中华)

第二节　颅脑损伤的康复护理

一、概述

颅脑损伤是指在致伤外力作用于头部,导致颅骨、脑膜、脑血管和脑组织的机械形变引起的暂时性或永久性神经功能障碍。主要因交通事故、工伤、运动损伤、跌倒、坠落和撞击等所致,所有的损伤中交通意外占一半,几个危险因素中,最常见为损伤前饮酒。在我国,本病发病率仅次于四肢伤,年发病率为 55.4/10 万人口;在美国,其发病约为脊髓损伤的 10 倍,发病率为 3 900/10 万人口。青年组发病率相对高,男女比例为 2:1,男性更为严重。

二、主要功能障碍

颅脑损伤按损伤病理机制,可分为原发性损伤和继发性损伤;按损伤方式,可分为闭合性损伤和开放性损伤。

1. 单纯脑震荡　伤后立即出现短暂的意识丧失,持续数分钟至十余分钟,一般不超过半小时。意识恢复后,对受伤当时和伤前近期的情况不能回忆,即逆行遗忘。神经系统检查无阳性体征。

2. 脑组织挫伤　脑组织有压伤和擦伤,但连续性未破坏。伤后立即出现意识丧失,同时伴有神经系统阳性体征,昏迷时间可为数小时、数日、数周、数月不等。额叶、颞叶的挫伤所致的神经功能障碍的发生率和死亡率均要高于脑震荡。

3. 脑撕裂伤　因脑组织结构损伤,死亡率高达 50%,后遗神经功能障碍如瘫痪、认知和语言障碍等较多见。

4. 颅内血肿　是一种较为常见的致命性的继发性损伤,包括硬膜外血肿、硬膜下血肿、脑内出血。症状和体征在一段时间内逐渐出现,呈进行性发展,死亡率高。

5. 开放性颅脑损伤　表现为不同程度的意识障碍、神经系统局灶症状、脑组织或脑脊液外溢,损伤严重或伤及脑干时,生命体征可有明显改变。

三、康复护理评定

1. 颅脑损伤严重程度的评定　颅脑损伤程度主要通过意识障碍来反应,昏迷的深度和持续时间是判断严重程度的指标,国际上普遍采用格拉斯哥昏迷评分表(GCS)来判断急性损伤期意识情况。

依据 GCS 计分和昏迷时间长短分为:

轻度脑损伤:13~15 分,昏迷时间在 20 分钟以内;

中度脑损伤:9~12 分,伤后昏迷时间为 20 分钟~6 小时;

重度脑损伤:≤8 分,伤后昏迷时间在 6 小时以上;或伤后 24 小时内出现意识恶化并昏迷 6 小时以上。

在重度颅脑损伤中,持续性植物状态(persistent vegetative state,PVS)占 10%,是大脑广泛性缺血性损害而脑干功能仍然保留的结果。PVS 的诊断标准:①认知功能丧失,无意识活动,不能执行命令;②保持自主呼吸和血压;③有睡眠—觉醒周期;④不能理解和表达言语;⑤能自动睁眼或刺痛睁眼;⑥可有无目的性眼球跟踪活动;⑦下丘脑及脑干功能基本正常。以上条件持续 1 个月以上。

2. 运动障碍 颅脑损伤所致的运动障碍可以表现为多种多样,还可以有平衡与协调障碍、共济失调、震颤、运动反应迟钝等。

3. 言语障碍 颅脑损伤患者语言障碍表现为:①言语错乱,对时间、地点、人物不能辨认,答非所问,但没有明显的词汇和语法错误,且意识不到自己是否错误;②构音障碍常见;③命名障碍常见,且持续很久;④失语,较少见,约 50% 为命名性失语。

4. 认知障碍 认知功能主要涉及记忆、注意、理解、思维、推理、智力和心理活动等,属大脑皮层的高级活动范畴。认知障碍包括意识改变、记忆障碍、听理解异常、空间辨认障碍、失用症、失认症、忽略症、皮质盲和智能障碍等。常用认知功能评定方法见相关章节。

5. 行为障碍 主要依据症状判断,如攻击、冲动、丧失自制力、无积极性及严重的强迫观念、癔症等。

6. 日常生活活动能力 由于颅脑损伤患者多有认知障碍,所以在评定日常生活活动能力时,宜采用包括认知项目的评定,如功能独立性测定(FIM),详情见相关章节。

7. 颅脑外伤结局 采用格拉斯哥预后评分量表(GOS)预测颅脑外伤的结局(表 7-5)。

表 7-5 格拉斯哥预后评分量表

分 级	简写	特 征
死 亡	D	死亡
持续性植物状态	PVS	无意识、无言语、无反应,有心跳呼吸,在睡眠觉醒阶段偶有睁眼、哈欠、吸吮等无意识动作,从行为判断大脑皮质无功能 特点:无意识但仍存活
严重残疾	SD	有意识,但由于精神、躯体残疾或由于精神残疾而躯体尚好而不能生活自理。记忆、注意、思维、言语均有严重残疾,24 小时均需他人照顾 特点:有意识但不能独立
中度残疾	MD	有记忆、思维、言语障碍、极轻偏瘫、共济失调等,可勉强利用交通工具,在日常生活、家庭中尚能独立,可在庇护性工厂中参加一些工作 特点:残疾,但能独立
恢复良好	GR	能重新进入正常社交生活,并能恢复工作,但可遗留各种轻的神经学和病理学缺陷 特点:恢复良好,但仍有缺陷

四、康复护理措施

颅脑损伤患者的康复应是全面康复,从急诊外科手术、ICU 阶段开始,一直到康复中心、社区康复和家庭康复治疗。在每个阶段均应帮助患者及家庭面对伤病现实、精神和社会能力方面的变化。重度颅脑损伤患者的康复需要持续多年,一些患者需要长期照顾。

颅脑损伤患者的康复过程可以分为 3 个阶段进行:①早期,指病情稳定后以急诊医院为主的康复治疗,患者处于恢复早期阶段;②恢复期,指经早期康复处理后,一般 1～2 年内的康复治疗,主要在康复中心、门诊或家庭完成;③后遗症期,指病程在 2 年以上,各器官功能恢复到一定水平,以社区及家庭重新融入性训练为主的治疗。

（一）早期康复

早期康复有助于预防并发症，如挛缩、压疮、异位骨化以及神经源性肠道和膀胱等问题。这些并发症如不积极防止，将给运动功能恢复造成极大的困难，严重影响以后的康复。

1. 药物和外科手术治疗　一般来说，一旦患者病情（包括基础疾病、原发疾病、并发症等）稳定48～72小时后，即使患者仍然处于意识尚未恢复的情况下，康复性处理就可以和应该加以考虑了。

2. 支持疗法　给予高热量、高蛋白饮食，促进创伤的恢复及神经组织修复和功能重建。蛋白质供应量为每千克体重1.0～1.2 g，可从静脉输入高营养物质。当患者逐渐恢复主动进食活动功能时，应鼓励和训练患者吞咽和咀嚼功能。

3. 保持良姿位　让患者处于感觉舒适的对抗痉挛模式、防止挛缩的体位。头的位置不宜过低；偏瘫侧上肢保持肩胛骨向前、肩前伸、肘伸展，下肢保持髋、膝微屈、踝中立位。要定时翻身，预防压疮、肿胀和挛缩。可使用气垫床和充气垫。

4. 促醒治疗　昏迷是一种意识丧失的状态，植物状态是患者没有认知的体征，但不能进行语言交流和产生有组织的、分离的运动反应。严重的颅脑损伤的恢复，首先从昏迷和无意识开始，功能恢复的大致顺序为：自发睁眼→觉醒周期变化→逐渐能听从命令→开始说话。可以应用各种神经肌肉促进和刺激方法加速其恢复进程。

对昏迷的患者应安排适宜的环境，有计划地让患者接受自然环境发出的刺激，让家庭成员定期对患者语言交流，还可以让患者听喜爱和熟悉的歌曲、音乐等。肢体按摩和被动运动以及快速拍打、擦刷、挤压、冰刺激皮肤，对大脑有一定的刺激作用，还可以利用一些不断变化的五彩灯光刺激视网膜、大脑皮层等。利用针灸刺激有关穴位，可促进认知和运动功能的恢复。

5. 保持呼吸道通畅　每次翻身时用空掌从患者背部肺底部顺序向上拍打至肺尖部，帮助患者排痰；指导患者作体位排痰引流。

6. 防止挛缩和关节畸形　瘫痪肢体的全关节被动活动。对于易于缩短的肌群和其他软组织进行伸展联系，每天2次，以保持关节、软组织的柔韧性。

7. 尽早活动　一旦生命体征稳定、神志清醒，应尽早帮助患者进行深呼吸、肢体主动运动、床上活动和坐起、站位练习，循序渐进。

可使用起立床进行训练，逐渐增加床面角度，使患者逐步适应。让患者在其能耐受的情况下站立足够长的时间，以牵拉易于缩短的软组织，使身体负重，防止骨质疏松。站立的姿势有利于预防各种并发症。

8. 高压氧治疗　高压氧能增加血氧含量、增加脑组织和脑脊液的氧含量和储氧量、提高血氧弥散、减少脑耗氧量，增强脑缺血的代偿反应，促进脑功能的恢复、能减轻脑水肿，降低颅内压、改善脑电活动，促进觉醒状态。颅脑损伤后及时改善脑循环，保持脑血流的稳定，将有利于减轻继发性损害，促进脑功能恢复。高压氧有不可低估的作用。

9. 支具的应用　如果运动和训练不能足够使肌肉主动拉长，使用矫形器固定关节于功能位；对肌力较弱者给予助力，使其维持正常运动。

10. 物理因子治疗　对软瘫患者，可利用低频脉冲电刺激疗法增强肌张力、兴奋肌肉的运动或感觉麻痹的神经，以增强肢体运动功能。

(二)恢复期康复

颅脑损伤后出现不同程度的认知障碍,以致学习困难,随着损伤的修复,经过训练,仍可学习新的东西。康复的过程也是学习的过程。在颅脑损伤的康复中,运动、语言、心理等治疗同脑卒中的康复,这里主要介绍认知、知觉和行为障碍的康复训练。

1. 认知障碍的康复训练 颅脑损伤恢复期的患者一般都存在一定的运动障碍和认知障碍,表现为记忆困难、注意力不集中、思维理解困难和判断力降低等。认知功能训练是提高智能的训练,应贯穿康复治疗训练的全过程。

(1)记忆训练:记忆训练要从简单到复杂,将记忆作业化整为零,逐步串接;每次时间要短,开始要求信息量少,信息呈现时间要长,逐步增加信息量;进度要慢,及时强化,给予鼓励,增强信心。常用的方法有:①PQRST 法,P(preview)—先预习要记住的内容;Q(question)—向自己问与内容有关的问题;R(read)—为了回答问题而仔细阅读材料;S(state)—反复陈述阅读过的资料;T(test)—用回答问题的方式来检验自己的记忆。可以使用卡片、画册、书籍等帮助记忆,用日常物品如毛巾、牙刷、手表、口杯等作为提醒物。②编故事法,把要记住的内容按照自己的爱好编成一个小故事,有助于记忆。③辅助记忆物来帮助记忆,如记事本、笔记本、日记本和微型收录机等,鼓励患者使用并经常记录和查阅。

(2)注意训练:患者通常不能集中注意力,容易受到外界环境因素的干扰而精力分散。训练方法有:①猜测游戏,取 2 个透明玻璃杯和 1 个弹球,在患者注视下,将 1 个杯子扣在弹球上,让患者指出有弹球的杯子,反复数次,无误后改用不透明的杯子,重复上述过程。②删除作业,在纸上写下几个大的大写字母如 A、B、C、D、E、F、G,让患者指出指定的字母如 E,成功后改变顺序再删除规定的字母,成功后将字母写小些或改为多行,或更多的字母进行删除。③时间感,给患者 1 只秒表,要求按口令启动并于 10 秒停止;然后不让患者看表,启动后10 秒停止;以后时间逐渐延长到 2 分钟停止。

(3)思维训练:思维包括推理、分析、综合、比较、抽象、概括等诸多过程,这些过程表现于人类对问题的解决中。根据患者存在的不同问题进行针对性训练。①指出报纸中的消息。取一张报纸,问患者关于报纸的信息,回答正确后再提问一些栏目,回答无误后再训练他寻找特殊的消息。②排列数字。给出 3 张数字卡片,让患者按由低到高的顺序排好,然后每次给他一张数字卡片,根据数字大小插进已排好的卡片之间,准确无误后再给他几个卡片询问其中共同之处,如奇数、偶数、倍数。③分类。给出一张列有 30 个物品名称的单子,告知这30 个物品分属 3 类(如食品、衣服、植物)中的一类,要求给予分类,如不能分类可给予帮助;成功后再进一步细分,如食品细分为肉、奶、主食等。

2. 知觉障碍的康复训练

(1)功能训练法:即代偿和适应。患者首先要了解自己存在的缺陷及其含义,然后教会他使用健存的感知觉,对环境进行适应性的改进。训练中用简单易懂的指令,并建立一个常规,用同样的顺序和方式做每个活动,但不断地重复。

(2)转移训练法:通过现存的知觉活动,对其他具有相同知觉要求的活动能力起到改善作用。使用特定的知觉活动,如谜语、样本复制、二维和三维积木,可以促进 ADL 的改善。

(3)感觉运动法:通过给予特定的感觉刺激并控制随后产生的运动,可以对大脑感觉输入方式产生影响。①单侧忽视,多为左侧。进行一些刺激忽略侧的活动,让患者知道它的存在,如在患者注视下,用健手摩擦患手、冰块刺激患侧;做一些促进患者向患侧看的活动,如对着镜子进行视觉扫描,转头向左看;改变环境使患者注意患侧,如将食物、电灯、电视机置于患侧,站在患侧与其交谈。②视觉空间失认。练习从多种物品中找出特定的物品;练习对外形相似的物体进行辨认。③空间关系辨认。适当的分级活动可帮助患者恢复掌握空间关系的能力。④空间位置。练习将钢笔放入杯子、按照要求摆放物品。经过针对性训练,患者的知觉功能将有所改善。

3. 行为障碍的康复训练　创造适合于行为治疗的环境。环境安排应尽量降低不适当行为发生的概率,稳定、限制的住所与结构化的环境,是改变不良行为的关键。

(1)药物:一些药物对患者的运动控制有一定效果,多应用对改善行为和伤后癫痫有效的药物。

(2)行为治疗:对所有恰当的行为给予鼓励;拒绝奖励目前存在的不恰当行为;在每次不恰当行为发生后的一个短时间内,杜绝一切奖励性刺激;在不恰当的行为发生后使用事先声明的惩罚;在极严重或顽固的不良行为发生后,对患者给予他厌恶的刺激。

(三)后遗症期康复

颅脑损伤患者经过早期和恢复期正规的康复训练后,大多可回到家庭和社区,但部分患者仍遗留不同程度的功能障碍。

1. 利用家庭和社区环境继续加强日常生活活动能力的训练,逐步与外界和社会直接接触。

2. 职业训练　患者在功能康复后仍需重返工作岗位,部分可能要转变工作,应尽可能对患者进行有关工作技能的训练。

3. 矫形器和辅助器具的应用　有些患者需要应用矫形器改善功能,有些需要使用各种助行工具,有些可能需要各种自助具。

五、康复护理指导

颅脑损伤常由于突发事件引起,为防止并发症应早期诊断、早期治疗,同时也为减少后遗症提供了必要条件,早期的、持之以恒的康复治疗介入是康复对象肢体功能恢复的重要手段。康复对象由正常人突然转变为病人,日常生活依赖他人照顾,常造成极大的精神打击,常表现消沉、抑郁、悲伤,因此要在精神上对患者给予鼓励。此外,颅脑损伤患者,即使经受过及时良好的康复治疗,仍有 $14\%\sim18\%$ 的患者留有永久性残疾,因此,加强安全生产和交通安全教育对预防颅脑损伤的发生是很重要的。

(吴中华)

第三节　脑性瘫痪的康复护理

一、概述

脑性瘫痪又称脑瘫,是指由于各种原因造成的发育期胎儿或婴儿非进行性脑损伤,临床主要表现为运动发育和姿势异常,运动功能受限。脑性瘫痪患儿常伴有智力、认知、感知觉、交流和行为异常。本病在发达国家的患病率为 0.1%～0.36%,我国为 0.2%左右。

二、主要功能障碍

脑瘫患儿主要表现为中枢性运动障碍、姿势异常、肌张力异常及反射异常。根据运动障碍的性质可分为痉挛型、共济失调型、手足徐动型、肌张力低下型、强直型、震颤型和混合型;根据肢体障碍可分为单肢瘫、偏瘫、三肢瘫、四肢瘫、截瘫和双瘫;根据病情严重程度可分为轻、中、重型(表 7-6)。

表 7-6 脑瘫严重程度分级

	粗大运动	精细运动	智商	言语	整体
轻 型	独立行走	不受限	>70	>2 字	独立
中 型	爬或支撑行走	受限	50～70	单字	需帮助
重 型	无活动能力	无	<50	严重受损	需完全照顾

作为脑损伤引起的共同表现,约 52%的患儿合并智力低下,45%的患儿伴有癫痫,38%的患儿伴有视力障碍,12%的患儿伴有听力障碍。其他如流涎、关节脱位则与脑性瘫痪自身的运动功能障碍相关。

三、康复护理评定

1. 小儿发育水平测定 主要评定脑瘫患儿的发育水平较正常同龄儿落后的程度(表 7-7)。

表 7-7 发育里程碑的评估

工 具	评 估
DDST-丹佛发育筛查测验	政府机关实施的筛选测试,用时 2～15 分钟
PEDS-儿童发育评估	包括一些问题和一些小的测试特异任务的项目(如 DDST)
ASQ-年龄及阶段问卷	
CDI-儿童发育调查表	
Bayley 婴儿神经发育筛查	评估 3～24 个月高危儿的详尽发育测试
Peabody 运动发育测试	评估从出生到 83 个月儿童粗大及精细运动的量表
B&Q-Bruinink-Oseretsky	评估 4.5～14.5 岁儿童运动熟练度的量表

2. 躯体功能评定 如肌力、肌张力、关节活动度、原始反射或姿势性反射(表 7-8)、平衡反应、协调能力、站立和步行能力(步态)评定。

3. 心理、智力及行为评定 具体内容见相关章节。

4. 言语功能评定 具体内容见相关章节。

5. 感觉、知觉功能评定 具体内容见相关章节。

6. 日常生活活动能力及功能独立能力的评定 具体内容见相关章节。

表 7 - 8　小儿原始反射、姿势性反射和自动反应

内　容	时　间
原始反射	
交叉性伸肌反射	出生时～2 个月
Galant 反射（躯干侧弯反射）	出生时～2 个月
Moro 反射（拥抱反射）	出生时～6 个月
抓握反射	出生时～6 个月
姿势性反射	
迷路反射	出生时～6 个月
非对称性紧张性颈反射	出生 2～4 个月
对称性紧张性颈反射	出生 4～10 个月
自动反应	
放置反应	出生～2 个月
平衡反应	
倾斜反应	出生 6 个月～终生
坐位平衡反应	出生 6 个月～终生
立位平衡反应	出生 12 个月～终生
Landau 反应	出生 6 个月～30 个月
降落伞反应	出生 6 个月～终生
自动步行反应	出生～3 个月

四、康复护理措施

康复治疗应遵循早发现、早诊断、早治疗的原则，医师指导和家庭训练相结合，采取综合治疗手段，促进正常运动发育，抑制异常运动和姿势，从而达到预期目的。

（一）运动疗法

针对小儿脑瘫的运动疗法学说发展较多，包括 Bobath 法、Vojta 法、Temple Fay 法、Doman-Delacato 法、Collis 法、Rood 法、Ayre 感觉整合治疗、PNF 法和运动再学习等。

Bobath 法是根据神经发育学的理论，针对脑瘫患儿，以抑制异常反射活动、纠正异常姿势、促进正常运动功能的出现和发展、提高活动或移动能力为治疗原则的运动疗法。痉挛型脑瘫的治疗原则是缓解肌肉紧张和僵硬，使患儿躯干伸展，避免痉挛姿势的运动，尽早诱导出正常运动模式；手足徐动型脑瘫的治疗原则是抑制上部躯干肌紧张，对短缩肌进行牵伸性训练，促进抗重力姿势的稳定性和动态平衡，对徐动的上肢可进行调节训练。

1. 头部控制训练　头部控制能力的发育是人体所有运动发育的基础，头部控制不良，必然导致运动发育迟滞。一些脑瘫患儿因紧张性迷路反射的影响，整个身体呈过度伸展，甚至出现角弓反张。纠正时不能在枕后用力使头部向上硬抬，这样会加重痉挛，头背屈更加明显。护理人员应双手托住患儿头部两侧，使颈部拉伸，双前臂顶住患儿双肩，双手向上轻轻

抬起头部。部分患儿因肌张力低下,头部无法保持在中线位置。护理人员应双手分别握住患儿双肩部,两拇指压在患儿胸前,稍用力,使肩旋前,肩胛带拉伸,这样可以帮助患儿抬头,并正确保持头部位置。

2. 正确的姿势 脑瘫患儿因原始反射存在,全身肌肉缺乏随意的协调收缩,无法保持正常的姿势。治疗时必须让患儿始终保持正常的姿势和体位,这样能阻断原始反射,改善肌力协调,防止痉挛加重和出现挛缩畸形,为发展正常运动奠定基础。

(1)正确的卧姿:脑瘫患儿不宜在普通床上仰卧,而应保持侧卧。侧卧能缓解痉挛,使患儿姿势与动作对称,在侧卧位能将双手放到身前中线位置。对于紧张性迷路反射阳性的患儿,可在悬吊床上采用仰卧位,这样可使患儿过度伸展的躯干变成屈曲,同时悬吊床限制了患儿头部背屈和向侧面旋转的可能,使头部保持在中线位置。俯卧位有利于抬头功能的发育,但部分患儿由于俯卧位迷路反射的影响,头部无法抬起,可让患儿在楔形垫上做俯卧位头部训练。

(2)正确的抱姿

1)痉挛型患儿:抱时应鼓励患儿用双手搂住护理人员的脖子,护理人员用一只手托住患儿臀部,使患儿双腿分开置于护理人员一侧髋部的前后。若患儿躯干控制稍差,护理人员可用一只手托住患儿臀部,另一只手扶住患儿的肩背部,并使患儿双腿分开置于护理人员两侧髋部。这两种抱法均有利于上肢功能和躯干平衡能力的发展,更使下肢痉挛的内收肌得到持续的拉伸和牵张,起到很好的治疗作用。

2)手足徐动型患儿:抱时必须控制患儿不自主运动,保持姿势和体位的稳定性。抱起前,护理人员先将双手自患儿身后从腋下穿出,双掌抵住患儿的胸腹部,使患儿背部紧贴自己,同时,用前臂将患儿双臂推向前,把双手放在身前。这样可以控制患儿肩胛带收缩和头部后仰,使头部保持直立。抱起时,护理人员将患儿双腿并拢,膝、髋屈曲,护理人员双手抱住患儿膝下胫前部,双臂护住患儿躯干及双手,使患儿背部和头部紧贴自己抱起。这样能使患儿的头和躯干伸展,并获得较好的稳定性,控制不自主运动。

3)弛缓型患儿:不应过早让患儿处于直立位,以免引起脊柱侧弯及后突畸形。抱时也可用上述针对手足徐动型患儿的抱法,这样可以使患儿的头部和躯干获得足够的支持。

3. 翻身训练 脑瘫患儿因运动障碍不同,有的无法完成翻身运动,能完成的都是以异常运动方式进行的。要使患儿能正确翻身,应先作被动翻身训练:患儿仰卧于治疗垫上,护理人员跪在患儿脚后,使患儿双腿伸展分开,然后用双手分别握住患儿双踝部做左右交叉运动,通过双腿交叉带动髋部,使骨盆旋转,再带动躯干使之旋转,最后带动肩部,使翻身完成。也可以通过肩部旋转带动躯干、骨盆和下肢,完成翻身。开始时由护理人员协助,最后尽可能让患儿自己完成翻身动作。

被动翻身的目的是使患儿逐渐掌握躯干调节,学会正确翻身时的身体协调动作,抑制异常的运动模式。

4. 坐起训练 从仰卧位到坐位,除做好翻身动作外,还要掌握在俯卧位用上肢支撑负重,练习从卧位坐起。

为让痉挛型患儿保持正确坐姿(屈髋90°,背部挺直),护理人员在患儿身后,将双臂从患儿腋下穿出,用双臂顶住患儿双肩,防止肩胛骨内收;同时用双手将患儿两大腿外旋分开,再用双手压住患儿膝部,使下肢伸直。

手足徐动型患儿坐位时易向后倾倒。治疗时,将患儿双腿并拢并屈曲,然后用双手握住患儿双肩，做肩关节内旋动作，拉伸肩胛带，使患儿双手置于身前，便于用手支撑和抓物玩耍。

对于弛缓型患儿，治疗时可将患儿放置于自己大腿之上，双手握住髋部略向下压，以刺激患儿抬头和伸直脊柱。这一体位有利于患儿将双腿分开，使手放在中线位活动。要避免患儿用"W"坐姿。

5. 站立训练

（1）四点跪、爬行训练：爬行是直立运动的先导，爬行训练可改善上下肢运动功能，使动作协调、运动和姿势对称。患儿可由俯卧位或坐位转为手膝四点跪位。护理人员可视患儿不同情况，在肩肘或膝髋部予以适当扶持。当患儿能独立跪稳时，可从侧方轻推患儿头肩部以训练平衡能力。当患儿能较好控制平衡时，可进行爬行训练。在爬行中要注意保持髋、膝关节的正常屈曲度。

（2）双膝直跪训练：在维持直跪姿势中，髋部控制是关键。护理人员可用双手扶住患儿髋部两侧，或一手托臀一手抵胸，使髋部充分伸展。在开始练习直跪时，患儿可能跪不稳，可以对上肢进行扶持，能跪稳时，逐渐撤除扶持。

（3）半跪、蹲起训练：在直跪的基础上作半跪训练，必要时可对髋、膝部予以扶持，以保持正确的半跪姿势（而且要学会左右两侧半跪），训练将重心由后腿转移至前腿，能够伸展髋、膝，上抬躯干，完成站起。同时要做从蹲位站起的训练。

（4）椅上坐位站起训练：正确的椅上坐位为头部保持正直，胸背挺直，髋、膝、踝均90°屈曲，脚掌平放于地。正确的坐位使全身重量合理分配到背部、臀部和下肢，使姿势对称，痉挛状况改善，患儿不易疲劳。当患儿能正确坐到椅上时，可训练坐位站起。先将双脚收回到椅子跟前，两脚稍分开，脚掌平放于地，让患儿上身前倾、屈髋、重心前移（必要时可给予帮助），当双肩与双脚平齐时，伸展膝、踝关节，完成站起。护理人员可扶持胸、膝部，避免向后跌倒。

6. 行走训练　从站立到行走，体现了一个由静止到运动的变化。最初的迈步训练可以是被动的，护理人员站在患儿后面，双手扶住患儿上臂近腋窝处，用自己的腿慢慢迈步，推动患儿的腿迈步。对下肢功能稍好的患儿可以用学步车或步行双杠进行训练，逐步过渡到独立步行。行走时，要使髋、膝关节充分伸展，全脚掌着地行走。

刚刚学会独立行走的脑瘫患儿，行走时常常步履蹒跚，必须进行步态矫正。当步行平稳后，可进行复杂步态训练及上下楼梯训练。

7. 躯干调节和平衡能力训练

（1）躯干调节：平时可经常对患儿做被动的躯干旋转和侧弯运动，训练躯干主动调节。可让患儿处于正确的坐位或站位，伸手拿取置于周围不同方向、距离略超臂长的各种玩具和其他物品，患儿要抓取这些物品时，就要作相应的躯干调节。

（2）平衡能力训练：可让患儿在松软的海绵垫或充气垫上行走，在蹦床上跳跃。鼓励患儿走斜面，走平衡木，上下楼梯。室内治疗常用平衡板进行。

（二）物理因子治疗

1. 低频脉冲电疗法　可配合低频脉冲电疗法（如神经功能电刺激），促进肌肉功能恢复，延缓肌肉萎缩，改善和增加局部血液循环。每日治疗1次，10～15次为一个疗程。

2. 水疗的应用　水疗是有利于脑瘫患儿全身或局部肌张力降低、运动能力提高的一种重要物理治疗手段。水疗室的室温一般保持在20～25 ℃，水温保持在27～30 ℃。大部分儿童喜欢玩水，脑瘫患儿也不例外。水的温度刺激和水波的机械刺激有利于患儿全身痉挛状况的缓解，使肌张力异常得到改善，从而能在水中完成各种正确的姿势和动作。另外，水的浮力减轻了患儿的负重,使患儿能较容易克服重力影响,发展自我控制能力,产生正常运动。水疗不仅可一对一进行,还可以开展集体性的趣味训练项目,刺激患儿产生更多的自主运动,提高对水疗的兴趣。

（三）作业疗法

作业疗法是以游戏的方式,通过作业活动,对饮食、穿衣、如厕、梳洗等日常生活活动能力及手的精细功能进行训练。训练前、后对患儿的日常生活活动能力评定,是制定针对性训练方案和判定治疗效果的参考依据。

1. 进食功能训练

（1）用手或汤匙进食:训练患儿自主进食,主要是训练患儿上肢的主动伸展,眼手协调,抓握与放开,手口协调,咬切,合唇,咀嚼和吞咽等动作或作业的完成。

（2）用筷子进食:在掌握用手或汤匙进食后,可逐渐训练患儿用筷子进食,重点是训练手指的协调性和灵活性,前臂的旋前和旋后。

（3）自行饮水的训练:主要是训练抓握与放开,手眼协调,手口协调,肘固定,合唇和吞咽功能。

2. 穿、脱衣训练

（1）穿、脱上衣:训练患儿坐位平衡,双手协调,抓握和拉取时拇指伸展和外展,认识衣服里外面及不同季节的衣服。

（2）穿、脱裤子:训练患儿基本体位转换,侧卧→仰卧、坐→站。

（3）穿、脱袜子:训练患儿坐位平衡,学习袜子的概念。

（4）穿、脱鞋:教患儿学习左、右鞋的概念。

3. 如厕训练　如厕训练包括:①扶扶手蹲坐在便盆上。训练患儿站立平衡、头的控制、身体的对称性、抓握和放开、髋的活动、膝的屈伸、踝的背伸、从站到蹲的体位转换和重心转移、脱裤子。②坐在便盆上。训练患儿的坐位平衡,头的控制,身体的对称性、肘伸直、躯干伸展、髋屈曲、踝背伸、下肢外展。③从便盆上坐起。训练患儿体位转换、运动中头的控制和身体的对称性、抓握和分开、肘伸直、躯干伸直、髋关节活动能力、膝伸直、下肢负重、重心转移、提上裤子。④大小便控制。训练患儿大小便控制和便后自我清洁的能力。

4. 梳洗训练　包括:①洗脸练习。训练患儿拧毛巾,手至脸的活动,肘屈伸。②洗手练习。训练患儿中线对位,手于中线位,学习手放平。③刷牙练习。训练患儿一手固定、一手活动,手越过中线,腕关节活动。④梳头练习。同刷牙,训练患儿肩关节的屈曲和伸展。⑤洗澡练习。淋浴或盆浴主要训练患儿进出洗浴区,坐位平衡,上肢运动,手眼协调,体位转换等。⑥上下床练习。训练头的控制,上肢抬高,肢体外展,躯干旋转,侧行等。

5. 手功能的训练　训练手的各种功能,尤其是精细功能的练习,如抓、握、捏不同质地、不同大小的物体,书写（文字说明和各种形状）,双手协调活动,如玩球,手指功能的训练,如折纸。

6. 高级运动功能练习　高级运动功能训练包括行走（侧行、倒行、绕行）,跨越不同障碍,跳（不同高度,单腿,原地跳绳）,踢球等。

（四）言语矫治

早期训练有利于刺激患儿语言能力发展,促进患儿语言交流能力的产生和应用。对于言语发育迟缓的患儿根据其年龄、训练频率、康复的效果设定短、长期目标,促进发音、使用语言符号、理解语言概念和含义,逐步训练患儿具有语言交往能力。对构音障碍的患儿训练包括基本语言运动功能的刺激和促进,改善呼吸,增加面部活动(如哭、笑等),以提高患儿的语言功能。

(五)矫形器的使用

低肌张力,防止关节屈曲、痉挛、畸形;促进运动功能发育,提高生活活动能力。还有一些支持设备可以矫正身体某一部分的不正确体位或姿势,经矫正后以正确的姿势或体位积极参与到主动活动中。

(六)文体治疗

根据小儿活泼、喜好嬉戏的特点,通过游戏、模仿体育竞赛等形式充分调动患儿主动参与的积极性,提高身体的协调性、灵活性、耐力等,以及与人交往、团结协作等言语、行为的能力,在娱乐中促进患儿的全面发展。

(七)心理康复

患儿常因身体缺陷而产生一定的心理障碍,如自闭、少语、缺乏自信,甚至自我否定。心理康复能帮助他们尽快地树立自信,促进躯体功能、认知智力、言语表达等的恢复。针对不同年龄段的患儿给予不同的心理康复方法。婴儿期,要帮助家长认识孩子的运动障碍,使之多理解,提供更多能满足婴儿需要的条件,发掘婴儿更多的潜能;幼儿期时患儿易出现不良情绪,应提供安全的方式让患儿发泄情绪,多给予抚摸,多做一些游戏帮助患儿建立愉快的心情;学龄前期,要帮助他们认识自己的身体状况,多与正常儿童交往,扮演不同角色,摆脱忧虑、恐惧,给予精神上的最大支持;青少年期,交流和自理非常重要,处理和治疗自我否定、帮助建立活动独立、指导就业是此期的重点。在儿童生长、发育的整个阶段,关注不同时期的心理问题,制定对策和治疗计划,使患儿身、心、智全面发展。

(八)其他康复治疗训练

1. 药物治疗　药物在必要时使用,配合康复功能训练,以减轻临床症状,如神经营养药、肌松剂、抗癫痫药等。

2. 手术治疗　为解除严重的不可逆的肢体痉挛,降低肌张力,恢复和改善肌肉平衡,矫正骨、关节及软组织挛缩畸形,为功能训练创造条件,可考虑手术治疗。手术分为神经手术和矫形手术。术后需要进行强化的物理治疗和作业治疗恢复肌力,并将功能发挥到最大水平。

3. 针灸治疗　针灸对脑瘫的恢复有一定的疗效,可配合使用。

五、康复护理指导

脑性瘫痪的治疗是长期的,患儿处在神经发育、生理发育、心理发育、早期不成熟阶段,所以康复治疗应是及时和长期的过程。在康复过程中,对患儿家长进行家庭康复训练的教育,提供一些家庭训练的指导方法是必要的。对有些患儿,达到社会生活完全独立是不现实的,可能在他们的一生中都离不开他人一定程度的支持与帮助,所以尊重、理解和耐心都是十分必要的。

1. 教育康复　脑瘫患儿中有52%合并智力低下,教育康复是非常重要且必不可少的,为患儿提供有系统、有计划、有评估的教育系统,获得学习机会,使其成长后能达到生活或工作独立。教育要个体化与生活化相结合,学习活动要有趣味和变化,学习环境也要多样化,内容也不能一成不变,学习中要多采用正性鼓励。

2. 社会服务　社会服务是协助脑瘫患儿解决重返社会时可能遇到的问题,如为患儿获得生活能力、促进全身发育、有一定的就业机会,社会能提供物质、政策或精神方面的帮助和支持。

（吴中华）

第四节　脊髓损伤的康复护理

一、概述

脊髓损伤是指因各种原因引起的脊髓结构、功能的损伤,导致损伤水平以下的运动障碍、感觉障碍、括约肌功能障碍及自主神经功能障碍。脊髓损伤分为外伤性脊髓损伤和非外伤性脊髓损伤。外伤性脊髓损伤的发病率因各国情况而有差别,发达国家比发展中国家发病率高。美国的发病率为 20/100 万～45/100 万,患病率为 900/100 万。我国北京地区的统计资料显示,年发病率为 68/100 万左右。各国资料显示脊髓损伤均以青壮年为主,年龄在 40 岁以下者约占 80%,男女比例为 4∶1。引起脊髓损伤的常见原因有交通事故、暴力、跌伤、体育事故自然灾害、战争创伤等及一些脊髓疾病,国外主要原因是车祸、运动损伤,我国则为高处坠落、砸伤、交通事故。脊髓损害的部位包括颈、胸、腰、骶和圆锥等节段和马尾。损伤的类型分为完全性脊髓损伤和不完全性脊髓损伤,前者即脊髓横贯性损害。因损害部位和损害类型的不同,患者可表现为四肢瘫、截瘫、偏瘫等。

二、主要功能障碍

脊髓损伤的主要临床特征是脊髓休克、运动和感觉障碍、体温控制障碍、痉挛、排便功能障碍、性功能障碍等。

（一）脊髓休克

脊髓休克是脊髓严重横贯性损伤急性期的表现。表现为立即发生的损伤平面以下的完全性弛缓型瘫痪,肌张力低下,腱反射消失,病理反射不能引出,各种感觉、括约肌功能都消失的一张临床现象。一般持续 2～6 周。脊髓休克的时间越长,表示脊髓损伤的程度越重,预后也越差。

（二）运动和感觉功能障碍

这是脊髓损伤最主要的功能障碍。

1. 横贯性损伤　脊髓横贯性损伤出现损伤平面以下所有运动和感觉功能缺失,因损伤平面不同,出现的功能障碍也不相同。

（1）高颈段损伤:损伤平面以下各种感觉缺失,四肢呈上运动神经元性瘫痪,括约肌功能障碍,四肢和躯干无汗。

（2）颈膨大损伤:双上肢呈下运动神经元性瘫痪,双下肢呈上运动神经元性瘫痪,损伤平面以下各种感觉缺失,括约肌功能障碍。

（3）胸髓损伤:双上肢正常,双下肢呈上运动神经元性瘫痪,损伤平面以下各种感觉缺失,尿便障碍,出汗异常。

（4）腰膨大损伤:双下肢呈下运动神经元性瘫痪,双下肢及会阴部各种感觉缺失,尿便障碍。

（5）圆锥和马尾损伤：可出现下肢瘫痪，感觉缺失位于肛周及会阴部，呈鞍状分布，并出现括约肌功能障碍。

2. 不完全性损伤征　因损害部位不同，可以出现各种临床综合征。

（1）半切综合征：只损伤脊髓半侧，出现损伤平面以下同侧上运动神经元性瘫痪，深感觉障碍及血管舒缩功能障碍，对侧损伤平面 2 个节段以下痛温觉障碍，触觉保留。

（2）中央束综合征：损害从脊髓中央开始发生，向外周扩散，出现双侧对称的阶段性分离性感觉障碍，即痛温觉减弱或消失而触觉保留。

（3）侧索损害：出现对侧肢体损伤平面以下上运动神经元性瘫痪和痛温觉障碍。

（4）前索损害：对侧病变水平以下的粗触觉障碍，刺激性病变出现病灶对侧水平以下难以形容的弥散性疼痛，常伴痛觉过敏。

（5）后索损害：对侧损害水平以下的深感觉障碍，感觉性共济失调。

（6）前角损害：呈阶段性下运动神经元瘫痪，肌肉萎缩，腱反射消失，无感觉障碍和病理反射，常伴肌束震颤。

（7）后角损害：病灶侧相应皮节出现同侧痛温觉缺失、触觉保留的分离性感觉障碍。

3. 脊髓震荡　脊髓震荡是指暂时性和可逆性的脊髓或马尾神经生理功能丧失，此型患者可见反射亢进，但没有肌肉痉挛。

（三）循环系统功能障碍

损伤平面在 T_6 以下，不影响循环系统的功能；损伤平面在 T_6 及以上，会使交感神经对心脏的调控受到影响，出现一系列症状，如：心动过缓、体位性低血压、水肿、深静脉血栓形成和肺栓塞等。

（四）呼吸系统功能障碍

损伤平面在 T_9 以下的脊髓损伤患者才具有正常的呼吸功能，颈髓特别是高位颈髓损伤的患者，因膈神经和肋间神经损害而致呼吸功能障碍，需要呼吸机辅助呼吸。因肺功能和咳嗽功能降低容易导致感染发生，痰液排出困难，从而引起肺炎或肺不张。

（五）自主神经反射增强

自主神经反射增强又称自主性反射障碍，见于 T_6 及以上损伤的患者。是一种急性的交感兴奋综合征，表现为血压异常升高，搏动性头痛，视物不清，心动过缓，受损平面以上皮肤潮红、出汗等。常见诱因有便秘、膀胱过度充盈、感染、疼痛等。

（六）神经源性皮肤

脊髓损伤后，受损平面以下的皮肤失去正常神经支配，出现痛温觉和触觉的损害，对压力的耐受性降低，不能根据所受压力的情况调整姿势。一旦某处皮肤受压时间过长，因局部血运障碍，容易发生压疮。在康复的预期目标中必须考虑采取相应的减压措施。

（七）神经源性膀胱

颈、胸、腰髓损害时可出现上运动神经元性膀胱，膀胱的肌肉痉挛，容积缩小，故小便的次数增多而每次量少。骶髓和马尾损伤可出现下运动神经元性膀胱，膀胱肌肉瘫痪，容积增大，出现假性尿失禁。

三、康复护理评定

(一)关于损伤平面的评定

损伤平面是指身体双侧有正常的运动和感觉功能的最低脊髓阶段,该平面以上感觉和运动完全正常。确定损伤平面时应注意:①损伤平面主要以运动损伤平面为依据,但在 $T_2 \sim L_1$ 节段的运动损伤平面难以确定,故主要以感觉损伤平面来确定。②运动和感觉损伤平面是通过检查关键肌的徒手肌力及关键感觉点的痛觉(针刺)和轻触觉来确定的。美国脊髓损伤学会(American Spinal Injury Association,ASIA)和国际脊髓学会(International Spinal Cord Society,ISCoS)根据神经支配的特点,选出一些关键肌和关键感觉点,通过检查,可以迅速确定损伤平面(表7-9)。③确定损伤平面时,该平面关键肌的肌力必须≥3级,该平面以上关键肌的肌力必须正常。④因身体两侧的损伤水平可能不一致,评定时需同时检查身体两侧的运动和感觉损伤平面,并分别记录(右——运动,左——运动;右——感觉,左——感觉)。

表7-9 损伤平面的确定

运动平面	感觉平面
C_2	枕骨粗隆外侧至少1 cm(或耳后3 cm)
C_3	锁骨上窝(锁骨后方)且在锁骨中线上
C_4	肩锁关节的顶部
C_5(肱二头肌、肱肌)	肘前窝的外侧(桡侧),肘横纹近端
C_6(桡侧伸腕长、短肌)	拇指近节背侧皮肤
C_7(肱三头肌)	中指近节背侧皮肤
C_8(指深屈肌)	小指近节背侧皮肤
T_1(小指展肌)	肘前窝的内侧(尺侧),肱骨内上髁近端
T_2	腋窝的顶部
T_3	锁骨中线第3肋间
T_4	锁骨中线第4肋间(乳线)
T_5	锁骨中线第5肋间($T_4 \sim T_6$ 的中点)
T_6	锁骨中线第6肋间(剑突水平)
T_7	锁骨中线第7肋间($T_6 \sim T_8$ 的中点)
T_8	锁骨中线第8肋间($T_6 \sim T_{10}$ 的中点)
T_9	锁骨中线第9肋间($T_8 \sim T_{10}$ 的中点)
T_{10}	第10肋间(脐)
T_{11}	第11肋间($T_{10} \sim T_{12}$ 的中点)
T_{12}	腹股沟韧带中点
L_1	$T_{12} \sim L_2$ 之间的1/2处
L_2 屈髋肌(髂腰肌)	大腿前中部

（续表 7 - 9）

运动平面	感觉平面
L_3 伸膝肌（股四头肌）	股骨内髁
L_4 踝背伸肌（胫前肌）	内踝
L_5 趾长伸肌（拇长伸肌）	足背第 3 跖趾关节处
S_1 踝跖屈肌（腓肠肌和比目鱼肌）	外踝
S_2	腘窝中点
S_3	坐骨结节
$S_{4\sim5}$	肛门周围 1 cm 范围内，皮肤黏膜交界处外侧（作为 1 个平面）

（二）运动功能评定

1. 运动评分

（1）肌力检查：肌肉的肌力分为 6 级。0 级，完全瘫痪；1 级，可见或触及肌肉收缩；2 级，去重力状态下进行全关节活动范围（ROM）的主动活动；3 级，对抗重力下进行全 ROM 的主动活动；4 级，肌肉特殊体位的中等阻力情况下进行全 ROM 的主动活动；5 级，正常，肌肉特殊体位的最大阻力情况下进行全 ROM 的主动活动（最大阻力根据患者功能假定为正常的情况进行估计）；5*级，正常，假定抑制因素（疼痛、废用）不存在的情况下，对抗重力和足够阻力情况下进行全 ROM 的主动活动，即认为正常；NT＝无法检查（疼痛、制动、截肢、大于 50% ROM 的关节挛缩）。

（2）检查部位：通过检查 10 对肌节（$C_5 \sim T_1$ 及 $L_2 \sim S_1$）对应的肌肉（见表 7-10），按照从上到下的顺序检查，使用标准的仰卧位及标准的肌肉固定法。体位及固定不当会导致其他肌肉代偿，影响检查的准确性。根据 ASIA 发布的 2011 版脊髓损伤神经学分类国际标准要求，在检查 4 级或 5 级肌力时应适应特殊体位（表 7-11）。

表 7-10 运动评分的 10 组关键肌肉

右侧评分	平面	关键肌	左侧评分
5	C_5	屈肘肌（肱二头肌、肱肌）	5
5	C_6	伸腕肌（桡侧伸腕长、短肌）	5
5	C_7	伸肘肌（肱三头肌）	5
5	C_8	中指屈指肌（指深屈肌）	5
5	T_1	小指外展肌（小指外展肌）	5
5	L_2	屈髋肌（髂腰肌）	5
5	L_3	伸膝肌（股四头肌）	5
5	L_4	踝背伸肌（胫前肌）	5
5	L_5	足拇长伸趾肌（拇长伸肌）	5
5	S_1	踝跖屈肌（腓肠肌、比目鱼肌）	5

表 7 - 11　肌力检查时的体位要求

平　面	肌　肉	体位要求
C_5	屈肘肌(肱二头肌、肱肌)	屈肘 90°,上肢置于身体一侧,前臂旋后
C_6	伸腕肌(桡侧伸腕长、短肌)	充分伸腕
C_7	伸肘肌(肱三头肌)	肩内收、屈曲 90°、无旋转,肘屈曲 45°
C_8	中指屈指肌(指深屈肌)	指间关节近端固定于伸展位,指远端充分屈曲
T_1	小指外展肌(小指外展肌)	手指充分外展
L_2	屈髋肌(髂腰肌)	髋屈曲 90°
L_3	伸膝肌(股四头肌)	膝屈曲 15°
L_4	踝背伸肌(胫前肌)	踝充分背伸
L_5	足踇长伸趾肌(拇长伸肌)	第 1 足趾充分伸展
S_1	踝跖屈肌(腓肠肌、比目鱼肌)	髋旋转中立位、屈和(或)伸中立位、外展和(或)内收中立位,膝充分伸展,踝充分跖屈

(3) 评分标准:评分时左右两侧进行,每组肌肉所得分值与测得的肌力相同,从 0 至 5 分不等,最高为 5 分,共 100 分。上肢双侧最高 50 分,下肢双侧最高 50 分,评分越高表示肌肉功能越佳,据此可评定运动功能。

2. 痉挛评定　目前临床上多用改良的 Ashworth 痉挛评定量表。评定时检查者徒手牵伸痉挛肌进行全关节活动范围内的被动运动,通过感觉到的阻力及其变化情况把痉挛分成 0～4 级(详见有关章节)。

3. 肛门自主收缩　肛门外括约肌(由 $S_{2\sim4}$ 阴部神经的躯体运动部分支配)检查应在检查者手指能重复感受到自主收缩的基础上,将检查结果分为存在和缺失(是或否)。给患者的指令应为"像阻止排便运动一样挤压我的手指"。若肛门自主收缩存在,则为运动不完全损伤。注意要将肛门自主收缩与反射性肛门收缩鉴别开,若 Valsalva 动作时出现收缩,则为反射性收缩,应记录为缺失。

4. 运动平面　运动平面主要通过前述的 10 块关键肌的检查来确定,肌力 3 级以上的最低关键肌即代表运动平面,前提是其上节段的关键肌肌肉本身功能正常。身体左右两侧的平面可以不同,最高的为单个运动平面。

(三) 感觉功能评定

同运动功能评定一样,感觉功能评定也是必查项目。采用 ASIA 和 ISCoS 的感觉评分(sensory scores,SS)来评定感觉功能。

1. 关键感觉点　感觉检查选择身体左右侧各 28 个皮节关键点。每个关键点检查轻触觉和针刺觉(锐、钝区分)。正常(与面颊部感觉一致)为 2 分,异常(减退或过敏)为 1 分,消失为 0 分,两侧最高共计 112 分,两种感觉之和最高 224 分。分值越高表示感觉越接近正常。

2. 肛门深部压觉　肛门深部压觉检查是检查者用食指插入患者肛门后对肛门直肠壁轻轻施压(该处由阴部神经 $S_{4\sim5}$ 的躯体感觉部分支配),还可以用拇指配合食指对肛门施压。结果可以为存在或缺失。如发现肛门处任何可以重复感知的压觉即意味着患者为感觉不完全损伤。对 $S_{4\sim5}$ 存在轻触觉或针刺觉患者,本检查非必查项目,但仍建议完成本项目的检查。

3. 感觉平面　感觉平面为针刺觉和轻触觉两者的最低正常皮节,由一个 2 分的皮节确定。感觉平面应左右分开确定,检查结果将产生 4 个感觉平面,即 R-针刺觉、R-轻触觉、L-针刺觉、L-轻触觉。所有平面中最高者为单个感觉平面,若身体一侧 C_2 至 $S_{4\sim5}$ 的针刺觉和轻触觉均正常,则该侧感觉平面记录为"INT",即"完整",而不是 S_5。

(四) 损伤程度的评定

1. ASIA 残损分级　依据鞍区功能的保留程度,脊髓损伤分为神经学"完全损伤"和"不完全损伤"。"鞍区保留"是指最低段鞍区存在感觉或运动功能(即 $S_{4\sim5}$ 存在针刺觉、轻触觉、肛门深部压觉或肛门括约肌自主收缩)。完全损伤指鞍区保留不存在;不完全损伤指鞍区保留存在。ASIA 残损分级用于对残损程度进行分级评定(表 7 - 12)。

表 7 - 12　AISA 残损分级

级别	程度	临床表现
A	完全损伤	鞍区 $S_4\sim S_5$ 无任何感觉和运动功能保留
B	不完全感觉损伤	神经平面以下包括鞍区 $S_4\sim S_5$ 无运动但有感觉功能保留,且身体任何一侧运动平面以下无 3 个节段以上的运动功能保留
C	不完全运动损伤	神经平面*以下有运动功能保留,且单个神经损伤平面以下超过一半的关键肌肌力小于 3 级(0～2 级)
D	不完全运动损伤	神经平面*以下有运动功能保留,且单个神经损伤平面以下至少有一半以上(一半或更多)的关键肌肌力大于 3 级
E	正常	检查所有节段的感觉和运动功能均正常,且患者既往有神经功能障碍,则为 E 级。既往无脊髓损伤则不能评为 E 级

　* 如果患者需要评为 C 或 D 级,还需满足下列条件之一:①肛门括约肌自主收缩;②鞍区感觉保留,同时身体一侧运动平面以下有 3 个阶段以上的运动功能保留。允许根据平面以下非关键肌是否保留运动功能来确定运动损伤完全与否(B 级或 C 级)。

　注:当依据平面以下运动功能保留的程度来区分 B 级或 C 级时,使用的平面为身体一侧的运动平面;区分 C 级或 D 级时使用的平面为单个神经平面。

2. 部分保留带　部分保留带(ZPP)仅用于完全损伤(AIS 为 A 级),指感觉和运动平面以下保留部分神经支配的皮节和肌节,保留部分感觉和运动功能的节段即为相应的感觉或运动 ZPP。按右侧和左侧以及感觉和运动分别记录。记录 ZPP 时,运动和感觉功能不一定一致,且运动平面以下记录为 ZPP 的肌肉运动应为主动收缩。ZPP 中不包括非关键肌,ZPP 不适用于不完全损伤。

3. 脊髓休克的评定　当脊髓与高位中枢离断时,脊髓暂时丧失反射活动能力而进入无反应状态的现象称为脊髓休克。脊髓休克时,损伤平面以下节段脊髓支配的骨骼肌紧张性降低或消失,外周血管扩张,血压下降,发汗反射消失,膀胱充盈,直肠内积聚粪块,提示躯体及内脏反射减退或消失。

脊髓休克是一种暂时现象,随时间推移,各种反射逐渐恢复。临床常用球海绵体反射是否出现来判断脊髓休克是否结束,该反射消失为休克期,反射的再次出现表示脊髓休克结束。但需注意的是圆锥损伤时该反射也消失,还有极少数正常人不出现该反射。检查方法:用食指徐徐插入患者肛门,另一手刺激龟头(女性刺激阴蒂),如明显感觉到肛门外括约肌收缩为阳性。脊髓休克结束的另一指征是损伤平面以下出现运动、感觉或肌张力增高与痉挛。

（五）ADL能力评定

截瘫患者用改良的Barthel指数，四肢瘫患者用四肢瘫功能指数（quadriplegic index of function，QIF）来评定。QIF包括转移、梳洗、洗澡、进食、穿脱衣服、床上活动、膀胱功能、直肠功能、护理知识等10项内容，评分采用0～4分的5级制，每项最高4分，经权重处理后得出总分。

（六）功能恢复的预测

对完全性脊髓损伤的患者，依据不同的损伤平面预测其功能恢复情况（表7-13）。

表7-13 损伤平面与功能恢复的关系

损伤平面	最低位有功能肌群	活动能力	生活能力
$C_{1\sim3}$	颈肌	依赖呼吸机维持呼吸，可用声控方式操纵某些活动	完全依赖
C_4	膈肌、斜方肌	需用电动高靠背轮椅，有时需辅助呼吸	高度依赖
C_5	三角肌、肱二头肌	可用手在平坦路面上驱动高靠背轮椅，须上肢辅助具及特殊轮椅	大部依赖
C_6	胸大肌、桡侧腕伸肌	可用手驱动轮椅独立穿上衣，基本独立完成转移，自己开特殊改装汽车	中度依赖
$C_7\sim T_1$	肱三头肌、桡侧腕屈肌、指伸屈肌、手肌	轮椅实用，可独立完成床-轮椅、厕所浴室间转移	基本自理
$T_{1\sim5}$	上部肋间肌、上部背肌群	轮椅独立，用连腰带的支具扶拐短距离步行	能自理
$T_{6\sim12}$	腹肌、胸肌、背肌	用长腿支具扶拐步行，长距离行动需要轮椅（可进行治疗性步行）	能自理
$L_{1\sim3}$	髂腰肌、股四头肌	带短腿支具扶杖步行，不需轮椅（可进行家庭功能性步行）	能自理
$L_4\sim S_1$	踝背伸肌、足拇长伸肌、踝跖屈肌	踝足矫形器、足托、单拐，可进行社区功能性步行	能自理

C_4水平的损伤，由于膈神经和支配呼吸肌的神经均受损，离开呼吸机难以维持生命，这种患者完全不能独立，但患者能自由控制头部运动，通过声控、舌控或颏控方式完成某些活动。C_7患者能自由控制上肢运动，T_1患者有完好的腕手功能，T_{12}患者能充分控制躯干活动。从生活能否自理看，C_4及以上患者为完全不能自理，C_7以下基本能自理，C_7以上基本不能自理。

（七）其他

对脊髓损伤患者，还需要进行神经源性膀胱的评定、性功能障碍的评定、心肺功能的评定、心理障碍的评定。

四、康复护理措施

不完全性脊髓损伤伤后 3 小时灰质出血少，白质无改变，病变呈非进行性、可逆；至伤后 6～10 小时，出血灶扩大不多；24～48 小时后神经组织水肿逐渐消退。完全性脊髓损伤后 3 小时灰质呈多灶出血，白质尚正常；伤后 6 小时灰质中出现增多、白质水肿；12 小时后白质中出现出血灶，轴突变性，灰质中神经细胞变性坏死；24 小时后灰质中心出现坏死，周围白质轴突发生退变。完全性脊髓损伤脊髓内的病变呈进行性加重，所以脊髓损伤的急救治疗是很重要的。因此，争取伤后 6 小时内进行手术减压，是脊髓恢复的最佳时期，若 6 小时内不能治疗，应力争 24 小时内予以治疗，尽可能保存损伤段脊髓白质。对于脊髓损伤患者来说，脊髓功能的恢复，其所完成的活动，胜过康复代偿功能。

（一）急性期的康复

急性期一般指患者伤后在骨科（脊柱外科）住院时，当临床抢救告一段落，患者生命体征和病情基本平稳、脊柱稳定即可开始康复训练。主要采取床边训练，及时处理并发症、防止废用综合征，为以后的康复创造条件。

1. 脊髓损伤的搬运　脊髓损伤可致严重残疾，损伤发生后，在抢救和转运过程中，抢救人员应具备相应的抢救和转运的知识和技术，有适当的运送工具，以免加重脊髓损伤的程度。对怀疑有脊髓损伤的患者应立即制动，制动体位有：①保持受伤时的姿势制动、搬运；②使伤者保持平卧位制动、搬运，立即转运至医院尽早抢救。

2. 良肢位训练　患者卧床时应注意肢体保持于功能位置。

3. 关节被动运动　对瘫痪肢体进行全关节范围的被动运动训练，每日 1～2 次，每一关节在各轴向活动 20 次即可，以防止发生关节的挛缩和畸形。

4. 体位变换　卧床患者应定时变换体位，每 2 小时翻身一次，以防压疮形成。

5. 早期坐起训练　对脊髓损伤已经手术治疗、脊柱稳定性良好的患者应早期开始坐位训练。从伤后或手术后 1 周左右开始，每日 2 次，每次 30 分钟。刚开始训练时将床头摇起 30°，如无不良反应，则每天将床头升高 15°，逐渐增加至 90°，并维持继续训练。一般情况下，从平卧到直立位需 1 周的适应时间，适应时间长短与损伤平面有关。

6. 站立训练　患者经过坐起训练后无直立性低血压等不良反应即可考虑用起立床进行站立训练。患者站起立床，从倾斜 20°开始，角度逐渐增加，8 周后达到 90°，如发生不良反应，应及时降低起立床的角度。训练时应保持脊柱的稳定性，佩戴矫形器或腰围，训练起立和站立活动。早期使用起立床具有下述优点：①调节血管紧张性，预防体位性低血压；②牵拉易于挛缩的软组织，保持髋膝踝关节有正常活动度；③使身体负重，预防骨质疏松和骨折及深静脉血栓形成；④刺激内脏功能，如肠蠕动和膀胱排空，防止泌尿系统感染；⑤改善通气，预防肺部感染。

7. 呼吸及排痰训练　脊髓损伤在 T_9 以上时，都可能会影响到呼吸功能，尤其是颈髓特别是高颈髓损伤的患者。故要训练患者腹式呼吸、咳嗽、咳痰以及体位排痰能力，促进呼吸功能，预防及治疗呼吸系统并发症。

8. 大、小便的处理　脊髓损伤后 1～2 周多采用留置导尿管，每日进水量达到 2 500～3 000 ml，并记录出入量。脊髓休克期内不进行夹管训练，休克期结束后根据患者情况逐渐增加夹管时间，之后采用间歇清洁导尿术，配合个体化饮水计划进行排尿训练。便秘患者要改变饮食结构，改变大便性状，必要时可用缓泻剂、润滑剂或灌肠等方法处理。

（二）恢复期康复

当患者受伤骨折部位稳定、神经损害或压迫症状稳定、呼吸稳定后即可进入到恢复期康复。

1. 肌力训练　肌力的恢复是随意运动的基础。在康复训练中,根据患者肌力检查的结果,选择性地使用相应的治疗方法。1、2级肌力的肌肉可用电体操或肌电生物反馈治疗;2级的肌肉可在抵消地心引力下进行主动或辅助训练,如水中训练;3级或以上肌力即视为正常,但仍需进行主动训练;4级肌力还应做抗阻力训练。

完全性脊髓损伤的患者训练的重点应是肩和肩胛带肌肉,特别是上肢肌、背阔肌和腹肌;不完全性脊髓损伤的患者,应对有肌力残留的肌肉一并训练。脊髓损伤的患者为了应用轮椅、拐或助行器,在坐位、卧位时都要重视肩胛带肌肉力量的训练,包括肱二头肌训练、肱三头肌训练、上肢支撑训练和握力训练。对使用低靠背轮椅的患者,还要进行腰背肌的训练,坐位时利用支撑架、卧位时采用举重、支撑等。

2. 垫上训练　①翻身训练:对于一些早期没有完全掌握翻身动作技巧的患者需要继续翻身练习;②牵伸训练:对腘绳肌、内收肌及跟腱要进行牵伸练习,可以帮助患者降低肌肉张力,缓解肌肉痉挛;③垫上运动训练;④手膝位负重及移行训练。

3. 坐位训练　对于躯干有一定肌力和控制力、双下肢各关节有一定活动范围,特别是双髋关节活动范围接近正常的患者可在床上或治疗垫上进行坐位训练。坐位训练包括长坐位(膝关节伸直)和端坐位(膝关节屈曲90°)两种姿势的训练;还包括坐位静态平衡训练和动态平衡训练(躯干向前后左右侧及旋转活动时的平衡);还需逐渐从睁眼状态过渡到闭眼状态下的平衡训练。

4. 转移训练　包括帮助转移和独立转移,是脊髓损伤患者必须掌握的技能。帮助转移有3人帮助、2人帮助、1人帮助;独立转移有患者独自一人完成转移动作。转移包括床与轮椅间转移、轮椅与坐便器间转移、轮椅与汽车间转移及轮椅与地之间转移等。训练时可以使用一些辅助器具,如滑板。

5. 步行训练

（1）治疗性步行:指行走仅用于训练,在别人帮助下短距离行走、穿脱支具、从坐到站的转移、平衡、帮助下行走、帮助从地面到椅子的转移、摔倒后帮助站起。治疗性行走无实用性,但有治疗价值,如减缓肌肉萎缩,减少压疮发生,防止骨质疏松,促进尿便排出。$T_6 \sim T_{12}$平面损伤的患者能做治疗性步行。

（2）功能性行走:指能独立走稳,姿势正常,不很费力,不需笨重的助行器,站立时双手能做其他活动,注意力可移开至其他活动上,有一定的耐力和速度,心脏能耐受。功能性行走又分为社区行走和家庭行走。社区步行指患者能连续行走900 m以上,能在家周围地区采购、散步、上公园、到附近医疗机构就诊,能独立进行日常生活活动;家庭步行与社区步行差不多,但步行耐力和时间较差,行走距离不能达到900 m,长距离行走仍需轮椅。$L_1 \sim L_3$平面损伤的患者大多只能达到家庭步行,极少数可达到社区性步行。

步行训练时宜先在步行双杠内进行站立及迈步行走训练,包括迈至步、迈越步和四点步训练。逐步过渡到平衡训练,然后再用双拐和支具在步行双杠外练习。步行训练要求上身正直、步伐稳定、步速均匀,$T_6 \sim T_8$患者可练习迈至步,$T_9 \sim T_{12}$患者可练习迈越步。耐力增强之后可以进行跨越障碍、上下台阶、摔倒及摔倒后起立等训练。

6. 轮椅训练　患者在脊髓损伤2~3月后,如果脊柱稳定性良好,坐位训练已经完成,可以独立坐 15 分钟以上时,可以进行轮椅训练。训练内容包括前向驱动、后项驱动、左右转训练、前轮跷起行走、旋转训练、上斜坡训练、跨越障碍训练、上下楼梯训练及安全跌倒和重新坐直的训练。轮椅训练每坐 30 分钟,必须用上肢撑起躯干或侧倾躯干,使臀部离开椅面以预防坐骨结节处发生压疮。

一般 C_4 及以上的患者选用颏控或颊控轮椅,C_5 及部分 C_6 患者以气控或手控电动轮椅,大部分 C_6 及 C_7 患者可使用手动轮椅。轮椅靠背的选择也很重要,手动轮椅靠背一般不超过两侧肩胛下角的高度,使患者在推动轮椅时,靠背不会碰到肩胛骨而影响上肢的活动,靠背的高度与患者的躯干的平衡功能有关,躯干平衡功能越差,所需的靠背越高。

7. 矫形器的使用　许多脊髓损伤截瘫患者为站立步行都需要使用下肢步行矫形器。一般 L_3 损伤平面以下的患者建议使用踝足步行器;$L_1 \sim L_3$ 平面损伤的患者建议使用膝踝足步行器;$T_8 \sim T_{12}$ 平面损伤的患者建议使用 Walkabout;T_4 平面以下损伤的患者建议使用往复式截瘫步行器。辅助支具技术的快速发展,已可使 C_5 平面以下的脊髓损伤患者通过支具的帮助站立或短距离行走。支具的各阶段应牢固固定于各阶段肢体,使应力分散,防止压疮的形成。

8. 日常生活活动能力的训练　脊髓损伤患者特别是四肢瘫患者因存在不同程度的躯干和上肢的功能障碍,训练日常生活活动能力尤为重要。大多数截瘫患者能独立完成一些日常生活活动,如梳头、剃须、口腔卫生、剪指甲等。其他自理活动如吃饭、梳洗、上肢穿衣等,应先在床上练习,然后过渡到轮椅上进行。洗澡应在床上或洗澡椅上在有人帮助下完成,适当应用一些辅助用具来协助完成。日常生活活动能力的训练应与手的功能训练结合进行。

9. 心理治疗　脊髓损伤患者的康复工作绝不仅仅局限于功能训练,还要强调患者在心理社会方面的适应,包括在悲伤时提供必需的社会支持和帮助,重塑自身形象,形成新的生活方式和对世界的认识,重新设计未来的计划,帮助患者在社会中找到自己的位置(详见有关内容)。

10. 其他　包括物理治疗,如功能性电刺激、超短波、紫外线等可减轻损伤,改善神经功能。另外,根据患者条件和恢复情况,可进行文体训练及职业康复训练。

（三）并发症的处理

1. 自主神经反射增强的处理　自主神经反射增强是一急症,多见于 T_6 以上脊髓损伤的患者,一旦发生,必须紧急处理,否则可引起脑血管意外或者失明。主要表现为头痛、突发血压升高、脉搏缓慢或加快、颜面潮红、多汗等。处理措施包括祛除诱因,控制血压,采取床边坐位或直立体位,使回心血流量减少降低心输出量。具体措施包括:①检查是否存在膀胱过度充盈,导尿管是否通畅。严重尿潴留患者可插导尿管导尿,缓慢排空膀胱。若排空过快,可导致痉挛,使血压再次升高。②检查是否存在直肠过度充盈,若直肠内有粪便积聚,需要手工清除。清除时宜先用麻醉药,待麻醉起效后,再用手工清除。否则,会因刺激直肠而使血压更高。③是否存在其他诱因,如疼痛、压迫、压疮、皮肤溃疡及局部感染等。④控制及监测血压,使血压稳定在正常水平。

2. 预防深静脉血栓形成　脊髓损伤患者中,深静脉血栓的发生率较高。早期被动活动肢体,对膝、髋关节做全关节活动,转换体位,应用起立床做站起训练等可预防深静脉血栓形成。如一侧肢体突然发生肿胀、胀痛、体温升高、肢体局部温度升高,要考虑下肢深静脉血栓形成。未发现和未处理的深静脉血栓可导致肺栓塞,甚至突然死亡。由于感觉功能缺失,患者可无疼痛、压痛等表现,因此,需每日测量大小腿周径,观察有无单侧肢体肿胀,当怀疑有血栓形成时,彩色超声多普勒检查有助于确诊。预防和治疗措施包括卧床休息、抬高患肢;如病情允许,可穿着弹力袜或缠弹力绷带;确诊后,可使用抗凝剂。

3. 异位骨化 异位骨化通常是指在软组织中形成骨组织。异位骨化在脊髓损伤患者中的发生率为 16%～58%,发病机制不明。异位骨化好发于髋关节,其次为膝、肩、肘关节及脊柱,一般出现在损伤发生后 1～4 个月,通常发生在损伤水平以下,病变局部多有炎症反应伴全身低热。脊髓损伤患者若出现不明原因低热均应考虑本病。本病的发生与运动治疗无关,休息不动并不能减少异位骨化的发生。处理措施包括应用消炎止痛药和其他药物、冷敷等,必要时手术。

五、康复护理指导

脊髓损伤的患者的康复是终生的,必须把脊髓损伤的基本知识,生活自理所需的技巧等教给患者与家庭成员,特别是不完全性损伤患者自我护理知识与技巧的掌握,对提高功能独立水平很有帮助。对感觉障碍的脊髓损伤患者,须教给患者与家庭成员一些基本的皮肤保养与护理知识,以防止压疮、皮肤感染及损伤,如:充足的营养,保持皮肤清洁,控制体重减少皮肤压力,经常变换体位,鞋子是否绑得过紧,引流袋是否绑得过紧等。

（吴中华）

第五节 周围神经病损的康复护理

一、概述

周围神经包括神经节、神经干、神经丛、神经末梢,分为脑神经(除外嗅神经和视神经)、脊神经和内脏神经。周围神经多为混合性神经,含有运动纤维、感觉纤维和自主神经纤维。周围神经纤维可分为有髓鞘和无髓鞘两种,脑神经和脊神经的运动和深感觉纤维多属有髓神经纤维,而痛温觉和自主神经多为无髓神经纤维。

周围神经病损分为周围神经损伤和周围神经病两大类。前者是由于周围神经丛、神经干或分支受外力作用而发生的损伤,如挤压伤、牵拉伤、挫伤、撕裂伤、切割伤、火器伤及医源性损伤等,病理改变为损伤远端神经纤维发生;后者是指周围神经的某些部位因为缺血、中毒、炎症、营养缺乏、代谢障碍等引起的病变,病理改变为轴突变性,与 Waller 变性基本相似。

二、主要功能障碍

周围神经损伤按 Seddon 方法可分为:①神经失用:神经轴突和神经膜均完整,神经传导功能暂时丧失,多由挤压或药物损害引起,一般可在 6 个月内完全恢复;②神经轴突断裂:神经外膜、神经束膜、神经内膜和施旺氏细胞(Schwann's cell)完整,神经轴突部分或完全断裂,出现 Waller 变性,运动和感觉功能部分或完全丧失,多为挤压或牵拉伤所致,可自行恢复,但需时较长(轴突自损伤部位向远端再生的速度为 1～2 mm/天);③神经裂伤:指神经的连续性中断,导致运动和感觉功能完全丧失,多为严重拉伤或切割伤所致,必须手术修复,术后神经功能可恢复或恢复不完全。

常见的周围神经病损有臂丛神经损伤、桡神经损伤、正中神经损伤、尺神经损伤、坐骨神经损伤、腓总神经损伤、胫神经损伤、腕管综合征、糖尿病周围神经病、三叉神经痛、特发性面神经麻痹、肋间神经痛、坐骨神经痛等。

周围神经损伤的功能障碍表现为：

1. 运动障碍　表现为运动神经刺激（肌束震颤、肌纤维颤搐、痛性痉挛等）、下运动神经元瘫痪，肌张力降低，肌肉萎缩。

2. 感觉障碍　表现为感觉减退或消失、感觉过敏，主观有麻木感、自发痛、感觉性共济失调等。

3. 反射障碍　表现为腱反射减弱或消失。

4. 自主神经功能障碍　表现为皮肤发红或发绀；皮温低；无汗、少汗或多汗；竖毛障碍、直立性低血压、指（趾）甲粗糙变脆等。严重者可出现无泪、无涎、阳痿及直肠膀胱功能障碍等。

三、康复护理评定

通过详细的病史和定位体征，可以初步判断神经受损的部位和程度。

（一）运动功能评定

1. 肌力评定　详见有关内容。

2. 关节活动范围测定　详见有关内容。

3. 患肢周径测量　用尺测量或容积仪测量患肢受累肢体周径并与对侧健康肢体相应部位进行比较。

4. 运动功能恢复等级评定　由英国医学研究会（BMRC）提出，将神经损伤后的运动功能恢复情况分为六级，简单易行，是评定运动功能恢复最常用的方法（表 7 - 14）。

表 7 - 14　周围神经病损后运动功能恢复评定表

恢复等级	评定标准
0 级（M0）	肌肉无收缩
1 级（M1）	近端肌肉可见收缩
2 级（M2）	近、远端肌肉均可见收缩
3 级（M3）	所有重要肌肉能抗阻力收缩
4 级（M4）	能进行所有运动，包括独立的或协同的运动
5 级（M5）	完全正常

（二）感觉功能评定

周围神经病损后感觉功能消失的区域往往比实际损伤要小，而且感觉消失区的边缘存在感觉减退区域。周围神经病损感觉功能恢复的评定可参照英国医学研究会的分级评定量表（表 7 - 15）。

表 7 - 15　周围神经病损后感觉功能恢复评定

恢复等级	评定标准
0 级（S0）	感觉无恢复
1 级（S1）	支配区皮肤深感觉恢复
2 级（S2）	支配区皮肤浅感觉和触觉部分恢复

（续表 7 – 15）

恢复等级	评定标准
3 级（S3）	皮肤痛觉和触觉恢复，且感觉过敏消失
4 级（S4）	感觉达到 S3 水平外，两点辨距觉部分恢复
5 级（S5）	完全恢复

（三）反射评定

常用的反射有肱二头肌肌腱反射、肱三头肌肌腱反射、桡骨膜反射、膝腱反射、踝反射等。评定时，患者要充分配合，并注意双侧对比。

（四）自主神经评定

常用的评定的方法有发汗试验。

（五）神经干叩击试验

神经干叩击试验（Tinel 征）对神经损伤的诊断和神经再生进程的判断意义较大。周围神经损伤后，近端可出现再生，再生的神经纤维开始呈枝芽状，无髓鞘，外界的叩击和解压可诱发其分布区疼痛、放射痛和过电感等神经过敏现象，即 Tinel 征。

（六）日常生活活动能力评定

详见有关内容。

（七）神经电生理评定

神经电生理检查对周围神经病损具有诊断和功能评定的价值。

1. 肌电图检查　肌电图检查可判断失神经的范围和程度及神经再生的情况，对周围神经病损有重要的评定价值。因神经损伤后的变性、坏死需要一段时间，失神经表现常在伤后 3 周左右出现，故检查最好在伤后 3 周进行。

2. 神经传导速度测定　神经传导速度测定既可以用于感觉神经也可以用于运动神经的功能评定，以确定受损部位，可以确定传导速度、动作电位幅度和末梢潜伏期，是对周围神经病损最有用的方法。

正常情况下，四肢的周围神经的传导速度一般为 40～70 m/s，周围神经损伤后神经传导速度减慢。

3. 体感诱发电位　体感诱发电位灵敏度高、重复性好、能对病变进行定量估计、对传导通路进行定位测定等优点。对常规肌电图难以发现的病变，体感诱发电位可容易做出诊断。

四、康复护理措施

周围神经病损的早期康复是防治各种并发症（炎症、水肿等），恢复期康复是促进受损神经的再生，以促进运动和感觉功能的恢复，防止肢体挛缩的发生，最终改善患者的日常生活和工作能力，提高生活质量。康复介入越早效果越好。

（一）早期康复

早期为发病后的 5～10 天。首要措施是去除病因，减少对神经的损害，预防关节挛缩的发生，为神经再生做好准备。具体措施有：

1. 受累肢体各关节保持功能位　务必将受累肢体各关节保持在功能位，必要时可应用矫形器、石膏托等器具支持。如垂腕时将腕关节固定于背伸 20°～30° 的功能位；足下垂时将

踝关节固定于背伸 $90°$ 的功能位。

2. 受累肢体各关节的主被动运动　因肿胀、疼痛、不良肢位、肌力不平衡等因素,周围神经病损后易出现关节挛缩和畸形,故受累肢体各关节应早期做全关节范围各轴向的被动运动,每天至少 $1\sim2$ 次,以保持受累关节正常活动的范围。如受损程度较轻,可进行主动运动。

3. 受累肢体肿胀的处理　损伤后局部毛细血管通透性增高、局部循环障碍、组织液外渗增多,导致局部肿胀。可采用抬高患肢、弹力绷带包扎、向心性按摩、被动活动、冰敷等措施缓解肿胀。

4. 受累部位的保护　受损部位因感觉缺失,易出现继发伤害,应注意加强保护。如戴手套、穿袜等。如出现外伤,应积极治疗,促进伤口早期愈合。

5. 物理治疗　如红外线、微波、超短波等物理治疗方法,既有利于改善局部循环障碍,促进炎症缓解,又有利于神经再生。

（二）恢复期康复

损伤局部的炎症水肿消退后,即进入恢复期。此时,早期的康复治疗护理措施仍可有选择地继续使用。此期的重点是促进神经再生、保持肌肉质量、增强肌力和促进感觉功能恢复。

1. 肌力训练　病损神经支配的肌肉的肌力在 $0\sim1$ 级时,进行被动运动、肌电生物反馈等措施;病损神经支配的肌肉的肌力在 $2\sim3$ 级时,进行助力运动、主动运动及器械性运动,但运动量不宜过大,以免肌肉疲劳,随着肌力增强,可逐渐减少助力;病损神经支配的肌肉的肌力在 $3^+\sim4$ 级时,可以进行抗阻练习,以争取最大肌力恢复,同时进行速度、耐力、灵活性、协调性与平衡性的专门训练。

2. 感觉训练　感觉训练中先进行触觉训练,选用软物(如橡皮)摩擦手指掌面皮肤;然后再进行振动觉训练。后期训练对多种物体的形状、大小、质地和材料的鉴别,可将一系列形状、大小、质地和材料不同的物体放入布袋中让患者用手触摸辨认。训练的原则是由大到小,有简单到复杂、由粗糙到质地纤细、由单一类别到混合物体。

3. 神经肌肉电刺激疗法　周围神经病损后 1 月内,肌肉萎缩得最快,宜早期采用神经肌肉电刺激疗法以保持肌肉的质量,迎接神经再支配。即使病损后数月仍有必要进行神经肌肉电刺激治疗。

4. 作业疗法　根据周围神经病损后功能障碍的部位、肌力及耐力情况,进行有关的作业治疗。如上肢周围神经病损的患者泥塑、打字、编织、木工、套圈、拧螺丝等操作;下肢周围神经病损的患者可进行可进行踏自行车、缝纫机等练习。

5. ADL 训练　在进行肌力训练时应注意结合功能性活动和日常生活活动性训练。如上肢练习梳头、洗脸、穿衣、伸手取物等动作;下肢练习踏自行车、踢球等动作。治疗中不断增加训练的难度和时间,以增加身体的灵活性和耐力。

6. 手术治疗　对保守治疗无效而又有手术指征的周围神经病损患者应及时进行手术治疗。闭合性神经损伤一般观察 3 个月,如果没有神经再生及好转的迹象,应考虑行手术治疗,如神经探查术、神经松解术、神经移植术、神经缝合术等。

7. 促进神经再生　选用神经生长因子、维生素 B_1、维生素 B_6、维生素 B_{12} 等药物,以及超短波、微波、红外线等物理治疗,有利于损伤神经的再生。

五、康复护理指导

指导周围神经病损患者学会日常生活活动自理;教会患者在日常生活活动中的防护措

施,指导并鼓励患者尽可能多用患肢;将康复训练贯穿于日常生活活动中,促进功能早日恢复。

（吴中华）

第六节 颈肩腰腿痛的康复护理

一、颈椎病的康复护理

（一）概述

颈椎病又称颈椎综合征,是由于颈椎间盘退行性改变、膨出、突出,颈椎骨质增生,韧带增厚、变性、钙化等原因,引起脊柱内外平衡失调,刺激或压迫其周围的神经血管、脊髓、肌肉等组织所引起的一系列功能障碍的临床表现。

颈椎位于头颅和第一胸椎之间,有 7 个椎骨,6 个椎间盘及所属的韧带构成。每个椎体都由椎体和椎弓构成。颈椎体积小、灵活性大、活动频率高,退行性改变发生较早,尤以椎间盘的退行性改变最为突出。椎间盘膨出或突出致使椎间隙狭窄,关节突关节重叠,椎体缘骨质增生,钩突关节增生等,通常以 C_5、C_6 椎体退行性改变最为常见。

长时间不正确的颈椎姿势和活动是引起颈椎关节退变的常见原因,如不良睡眠的方式、不当的工作姿势及不适当的体育锻炼、头颈部外伤、血管因素及颈椎的先天性畸形等因素。

（二）主要功能障碍

颈椎病的临床症状较为复杂。主要有颈肩背部疼痛不适、颈椎活动度下降、颈部肌肉力量下降、上肢麻木或乏力、感觉异常、头晕、耳鸣、恶心、视物模糊、心动过速、发作性昏迷、猝倒,甚至瘫痪等。

临床主要分型为:颈型颈椎病、神经根型颈椎病、椎动脉型颈椎病、交感型颈椎病、脊髓型颈椎病、混合型颈椎病六类。

1. 颈型颈椎病 症状以颈后疼痛、颈椎主动活动受限为主,常于长期伏案工作、学习、游戏及受寒后发作。主要体征为颈椎活动轻度受限,颈肩背部肌肉紧张、压痛。X 线片常显示颈椎退行性改变。

2. 神经根型颈椎病 在颈椎病中发病率最高,是由颈椎间盘侧后方突出、钩椎关节或关节突关节增生、肥大等原因刺激或压迫神经根所致。表现为颈神经根支配区感觉和运动障碍。好发于 $C_5 \sim C_6$、$C_6 \sim C_7$ 间隙。主要症状为颈肩部疼痛,一侧上肢放射性疼痛同时可伴有麻木症状。长期低头工作、咳嗽时加重。颈部僵直,活动受限,颈部肌肉痉挛,受累节段棘突压痛。椎间孔挤压试验阳性,颈神经根牵拉试验阳性。C_5 神经根受累时肩部前臂外侧痛觉减退,三角肌肌力减弱。C_6 神经根受累时拇指痛觉减退,肱二头肌肌力减弱,肱二头肌肌腱反射减弱或消失。C_7 或 C_8 神经根受累则中、小指痛觉减退,肱三头肌肌力减弱,肱三头肌肌腱反射消失,X 线片常显示颈椎曲度改变、椎间隙和椎间孔狭窄、骨质增生等表现。

3. 椎动脉型颈椎病 因椎动脉受刺激或受压导致椎-基底动脉供血不足。典型症状为转头时突发眩晕、头痛、视觉障碍、恶心、呕吐,四肢无力,共济失调,甚至倾倒,但意识清醒,卧床休息症状可消失。主要阳性体征为椎动脉扭转试验阳性。X 线片常显示钩椎关节增生,颈椎节段性不稳。

4. 交感型颈椎病　病变累及交感神经引发交感神经功能紊乱。临床症状多样,可为头晕、头痛、颈肩背痛,眼部胀痛、干涩或流泪,视物不清或彩视,耳鸣或耳聋,面部麻木或半身麻木,凉感,无汗或多汗,心动过速或过缓,心律不齐,心前区疼痛,恶心、呕吐,腹胀,腹泻,失眠,情绪不稳定,对疾病恐惧多虑等。无特定阳性体征,可有颈椎及椎旁压痛、心率和血压异常。X 线、CT、MRI 等检查结果与神经型颈椎病相似。

5. 脊髓型颈椎病　病变累及颈髓导致感觉、运动和反射障碍。发病缓慢,逐渐加重或时轻时重,外伤时可急性发病或致病情突然加重。初发症状常为双下肢无力、发紧、沉重,逐渐进展出现足下"踩棉花感",步态不稳。双手笨拙,精细动作困难,躯干有束带感等症状。同时可伴有肌力减弱、肌张力增高、四肢腱反射亢进。多数患者 Hoffmann 征阳性,部分患者 Babinski 征阳性等。CT 或 MRI 检查常显示某节段颈相应部位的颈髓受压。

6. 混合型颈椎病　两种及两种以上颈椎病类型并存时称为混合型颈椎病,通常是以某一型的临床表现为主,伴有其他类型的部分表现。临床常见的是同时存在两型或两型以上的各种症状。

(三)康复护理评定

1. 身体功能评定

(1)颈椎关节活动度的评定

分别评定患者颈椎前屈、后伸、侧屈、旋转的关节活动度是否受限。

(2)肌力评定

通过 0～5 级肌力评定患者颈部相关肌肉的肌力。

(3)感觉和反射的评定

检查患者的感觉功能是否异常,患者的生理反射是否正常,是否出现病理反射。

(4)疼痛的评定

常用的评定方法有视觉模拟评分法、口述分级品定法、简氏 McGill 疼痛调查表。

2. ADL 能力评定　对进食、洗澡、修饰、穿衣、大小便控制、如厕、转移、平地行走、上下阶梯等 ADL 能力的评定。

由于各型颈椎病的不同症状,患者在工作及休闲娱乐活动方面也会受到不同程度的活动受限和参与的局限。

3. 专项评定　颈部功能不良指数是对颈椎病患者功能水平的评测,内容包含 10 个项目,其中 4 项是主观症状,6 项是日常生活活动。具体评测项目为疼痛程度、自理情况、提重物、阅读、头痛、注意力、工作、驾车、睡眠和娱乐,每个项目评分为 0～5 分六个等级,总分 0～50 分,分数越高,功能越差。具体表现如下:

0～4 分——无功能丧失;

5～14 分——轻度功能丧失;

15～24 分——中度功能丧失;

25～34 分——严重功能丧失;

>34 分——功能完全丧失。

(四)康复护理措施

1. 卧床休息　卧床休息适用于症状严重的患者,通过卧床可减轻颈椎负荷,放松局部肌肉,减轻对颈椎间盘的压力,可促使局部充血、水肿的消退,有利于症状的减轻或消除。睡枕应软硬大小适中,仰卧位时,通常枕高 10～15 cm 为宜,置于颈后;侧卧位时,枕高应与肩宽一致,力求在卧位保持颈椎的生理曲度,使颈部和肩胛带的肌肉放松,缓解肌肉痉挛。

2. 颈椎牵引

(1)治疗作用:通过颈椎牵引调整和恢复椎管内外平衡,消除刺激症状,恢复颈椎正常功能。

(2)治疗方法

1)固定方法:用枕颌牵引法,患者坐位或卧位,松开衣领,全身放松。操作者将牵引带长带托于下颌,短带托于枕部,调整牵引带松紧并固定。

2)参数选择

牵引方式:可用连续牵引法和间断牵引法。

牵引角度:牵引角度范围在颈椎屈曲 $0°\sim30°$ 之间,角度越大,牵引力的作用节段越低。$C_1\sim C_4$ 节段牵引角度选择 $0°$,$C_5\sim C_6$ 节段牵引角度选择 $15°$,$C_6\sim C_7$ 节段牵引角度选择 $20°$,$C_7\sim T_1$ 节段牵引角度选择 $25°$。脊髓型颈椎病慎用牵引。

3)牵引重量:牵引重量应从小重量开始,因人而异。参考值为 $4\sim6$ kg,逐渐可增加至 $10\sim15$ kg,牵引最大重量与患者体质、颈部肌肉状况有关,须个体化调整。

4)牵引时间:通常每次 $15\sim30$ 分钟,每天 1 次,$20\sim30$ 次为一个疗程。

3. 手法治疗 针对个体化病变特点初期可提高痛阈,改善局部血液循环,加速渗出物的吸收,促进病变组织修复;后期可改善肩关节活动为主,松解关节粘连滑利关节,促进关节功能康复。

(1)推拿:可在颈、肩及背部适当施用揉、拿、捏、推、旋转复位等手法,对神经根型颈椎病,实施手法的部位还应包括患侧上肢;对椎动脉型和交感型颈椎病,实施手法的部位应包括头部。常取的腧穴有风池、太阳、印堂、肩井、内关、合谷等。

(2)关节松动术:对颈椎的棘突、横突或关节突关节实施手法,进行特异部位的分离、滑动、旋转等关节活动,从而改善颈椎活动度,缓解疼痛。

4. 物理因子治疗

(1)治疗作用:物理因子治疗可改善颈部组织的血液循环,消除炎症、水肿,镇痛,减轻粘连,解除痉挛,调节自主神经功能,促进神经肌肉功能恢复。

(2)治疗方法

1)低频和(或)中频电疗:常用低频、低频调制中频、等幅中频、干扰电等。选取可达到止痛、调节交感神经、促进血液循环、松解粘连、增强肌力等作用的参数,强度多在感觉阈上。

2)高频电疗:常用超短波、短波、微波等。急性期剂量宜小,多采用无热量;慢性期剂量可增加,多用微热量。

3)直流电离子导入:可选用中药、维生素 B 族药物等,根据药物极性连接同极性电极作为作用极,利用同极相斥的原理将药物导入体内。

4)磁疗:将磁极置于颈部和患肢,可产生镇痛、消肿、促进血液及淋巴循环等作用。

5)其他物理因子治疗:石蜡疗法、湿热敷疗法、超声波疗法等。

5. 手术治疗 ①反复发作且非手术治疗无效;②出现较重的临床表现并进行性加重,严重影响日常生活、工作和(或)学习及休闲娱乐活动。

6. 其他治疗 可根据患者的病情采用针灸、药物、矫形支具、颈椎操、健身气功等方式来达到治疗、预防颈椎病。

7. 心理护理 颈椎病的治疗和恢复期的治疗需要的时间相对较长,给患者介绍病情,鼓励患者积极主动地对颈部进行功能锻炼,树立战胜疾病的信心。

（五）康复护理指导

1. 避免颈椎病发病诱因　避免长时间伏案工作,注意颈部保暖,肩部避风、避寒。

2. 坚持颈部功能锻炼,如羽毛球、游泳、八段锦、易筋经等运动,防止关节功能障碍的加重及颈部肌肉萎缩。

3. 保持良好心态,合理安排日常生活活动、工作和(或)学习及休闲娱乐活动。

二、肩关节周围炎的康复护理

（一）概述

肩关节周围炎简称肩周炎,俗称凝肩、冻结肩、五十肩等,是指肩关节囊和周围组织的退行性改变和慢性非特异性炎症,导致肩部疼痛及活动受限的一组疾病。

（二）主要功能障碍

本病的临床以肩部疼痛和肩关节活动受限为主要表现。肩周炎早期以疼痛为主,后期则以功能障碍为主。期初肩痛表现为阵发性,多为慢性发作,以后逐渐加剧为持续性疼痛。疼痛可向颈背部、前臂放射。气候变化及劳累可使疼痛加重。静息痛及昼轻夜重为本病一大特点。后期肩关节周围软组织粘连,疼痛减轻,但是患者肩关节活动受限明显。严重者不能梳头、洗脸、刷牙等活动。

（三）康复功能评定

肩关节疼痛伴关节活动功能障碍和肌肉萎缩,肩部疼痛范围比较广泛,常波及三角肌、肱二头肌、冈上肌、冈下肌、肩胛下肌、小圆肌乃至胸小肌、胸大肌等肩关节周围的肌肉、肌腱和韧带。

影像学检查X线平片可无异常表现,关节造影显示肩关节腔减小,肩关节囊下部皱襞消失等改变。MRI检查可发现病变部位的特异性改变。

1. 身体功能评定

（1）肩关节活动度的评定:分别评定患者肩关节前屈、后伸、外展、内收、水平外展、水平内收、旋转的关节活动度是否受限。

（2）肌力评定:通过0~5级肌力评定患者肩部相关肌肉的肌力。

（3）疼痛的评定:常用的评定方法有视觉模拟评分法、口述分级品定法、简氏McGill疼痛调查表。

2. ADL能力评定　对梳头、洗澡、修饰、穿衣、如厕等ADL能力的评定。

由于肩周炎的不同症状,患者在工作及休闲娱乐活动方面也会受到不同程度的活动受限和参与的局限。

（四）康复护理措施

1. 推拿　患者坐位,于肩前侧、肩外侧和肩后侧分别施以一指禅推法、按揉法、滚法等手法,重点刺激肩内陵、肩髎、肩贞、秉风、臑俞等穴位,同时配合肩关节各方向的被动活动。

适量施以肩关节的前屈上举、外展上举和后伸后挽扳法以及肩关节摇法和拔伸法,在针对肩关节粘连时,其动作的力度和幅度必须是渐进性平稳缓和,切忌动作粗暴或使用蛮力。

在肩及上肢部施以拿法、搓法和抖法,最后以肩及上肢肩内陵、曲池、合谷等穴位的按揉法和拿法作为肩部治疗的结束手法。

2. 关节松动术 通过对肩关节的摆动、滚动、推动、旋转、分离和牵拉等,起到缓解疼痛、促进关节液流动、松解组织粘连和增加本体反馈的作用。在急性期,因疼痛剧烈,应多用Ⅰ级手法,即在肩关节活动的起始端小范围地松动。在缓解期,因肩关节活动受限,应多用Ⅱ、Ⅲ级手法。对于合并肩关节半脱位或严重骨质疏松的患者应慎用或禁用。

(1)附属运动:包括长轴牵引、向头侧滑动、向足侧滑动、前后向滑动、侧方滑动、旋转肩胛骨等。

(2)生理运动:包括前屈、后伸、外展、水平内收摆动、旋转摆动等。

3. 主动运动疗法 手指爬墙、拉法轮、体后拉手、肩关节旋转运动及中国传统功法(如八段锦、易筋经)等。通过被动运动、主动助力运动及主动运动可以有效缓解患者肩关节疼痛、关节活动受限症状。

4. 物理因子治疗护理 通过声、光、电、磁、水、石蜡及压力等物理因子的作用,改善肩部局部血液循环,减轻炎症反应,缓解肌肉痉挛,减轻软组织粘连,缓解疼痛。

(1)中频及低频电疗:常用低频、低频调制中频、等幅中频、干扰电等。电极摆放为患肩对置,选取可达到止痛、促进血液循环、松解粘连等作用的参数,强度多在感觉阈上。

(2)高频电疗:常用超短波、短波、微波等。急性期剂量宜小,多采用无热量;慢性期剂量可增加,多用微热量。电极摆放为患肩对置法。

(3)磁疗:常选用低磁场强度的脉冲磁场,磁极摆放为患肩对置法。

(4)超声波疗法:常选用中等超声强度移动法。

(5)其他理疗方法:可采用合适剂量的毫米波、红外线、蜡疗等方法进行患区直接法治疗。

5. 其他康复护理 针灸、药物、支具等康复护理也具有较好的治疗效果。肩关节周围炎是自限性疾病,一般病程较长但预后良好。处理不当会加重病变,延长病期,遗留永久性功能障碍。经非手术治疗无效者可选用手术治疗。

6. 心理护理 肩周炎的治疗和恢复期的时间相对较长,患者的疼痛及肩关节活动的受限程度相对较重,因此要对患者解释相关病情,实时告知患者的进步,鼓励患者积极主动地对肩关节进行功能锻炼,树立战胜疾病的信心。

(五)康复护理指导

1. 避免肩周炎发病诱因,注意肩部保暖,肩部避风、避寒。

2. 坚持肩关节功能锻炼,如羽毛球、游泳、八段锦、易筋经等运动,防止关节功能障碍的加重及肩部肌肉萎缩。

3. 保持良好心态,合理安排日常生活活动、工作/学习及休闲娱乐活动。

三、腰椎间盘突出症的康复

(一)概述

腰椎间盘突出症又称为"腰椎间盘纤维环破裂症""腰椎间盘脱出症",简称"腰突症",是临床常见的腰腿痛疾病之一。

本病是由于腰椎间盘退行性改变或腰部遭受外力而使椎间盘的髓核自破裂口突出,压迫腰部神经根或马尾神经,引起以腰痛和下肢放射性疼痛等为主要表现的临床常见病症。

本病好发于20～40岁之间的青壮年体力劳动者,男性多于女性,少年儿童极少发生此病,典型的腰椎间盘突出症常见于老年人。临床以 L_4～L_5 和 L_5～S_1 之间的椎间盘发病率最高。

1. 腰椎间盘突出症临床分型　分为膨出型、突出型、脱出型及游离型。

（1）膨出型：纤维环未破裂；膨出为生理退变，纤维环松弛但完整，髓核皱缩，表现为纤维环均匀超出椎体终板边缘。一般无临床症状，有时可因椎间隙狭窄、椎节不稳、关节突继发性改变，出现反复腰痛，很少出现根性症状。

（2）突出型：纤维环破裂，后纵韧带完整；髓核经纤维环裂隙向椎管内突出，后纵韧带未破裂，影像学表现为椎间盘局限性向椎管内突出，可无症状，部分患者出现典型神经根性症状、体征。此型通过牵引、卧床等保守方法可缓解，但由于纤维环裂隙愈合能力较差，复发率较高。

（3）脱出型：纤维环、后纵韧带均破裂；纤维环、后纵韧带完全破裂，髓核突入椎管内，多有明显症状体征，脱出多难自愈，保守治疗效果相对较差，大多需要微创介入或手术治疗。

（4）游离型：脱出的髓核在椎管内游走。脱出髓核与相应椎间盘不连接，可游离到椎管内病变的上或下节段、椎间孔等，其临床表现为持续性神经根症状或椎管狭窄症状，少数可出现马尾神经综合征，此型常需手术治疗。

2. 辅助检查

（1）X线检查：主要是排除其他病变，为本病诊断提供线索，常可提及腰部生理前凸减小或消失、椎间隙变窄等。

（2）CT或MRI检查：对本病可明确诊断及定位，CT和MRI从横断面和矢状面上提示突出物突出的方向、形态和程度，椎管的形态及大小。

（3）肌电图与神经电生理检查脊旁肌和相应节段肢体的肌电图检查发现失神经电位能够确诊该节段神经根受累，胫神经H反射异常提示神经根受累，趾短伸肌F波异常提示神经根受累。

（二）主要功能障碍

腰椎间盘突出症患者常有不同程度的功能障碍，如腰椎活动受限、腰痛和下肢疼痛影响日常活动能力，患侧下肢肌肉萎缩和麻木影响行走能力和工作能力，巨大突出者可影响排便和排尿等，康复评定主要包括疼痛评定、腰椎活动度评定、下肢的肌力和感觉评定、步态分析、日常生活活动能力评定、神经电生理评定等。

1. 疼痛　腰痛伴有下肢放射痛。腰痛反复发作，程度轻重不等，严重者不能久坐久立、翻身转侧困难，咳嗽、喷嚏或用力排便使腹内压增高时可引起疼痛加重，病变部位常有压痛和叩击痛；下肢放射痛多向一侧沿坐骨神经分布区域。

2. 坐骨神经痛　是由于神经根受到刺激，放射至患侧下肢引起的，多表现为股后部、小腿外侧、足跟、足背外侧及足趾疼痛。

3. 感觉异常　主观麻木感病程较长或神经根受压严重者，小腿后外侧、足背、足跟或足掌部常有局限性主观麻木感。马尾神经受压者可出现鞍区麻木。

中央型突出者，可出现会阴部麻木、刺痛、排便及排尿困难、双下肢疼痛。腰椎间盘突出较重者，常伴有患侧下肢肌肉萎缩，以趾背屈肌肌力减弱为多见。

4. 运动障碍及肌肉萎缩　受累神经支配的肌肉无力、萎缩。

5. 腰椎活动受限　腰椎间盘突出症患者可出现不同程度的关节活动受限。

（三）康复护理评定

1. 步态评定　疼痛较重者步态为跛行，又称减痛步态，其特点是尽量缩短患肢的支撑期，重心迅速从患侧下肢移向健侧下肢，并且患肢常以足尖着地，避免足跟着地震动引起疼痛，坐骨神经被拉紧。

2. 疼痛评定　多见于突出的椎间隙、棘上韧带、棘突旁以及受损神经干在臀部、下肢后侧的体表投影部位。检查时有明显的压痛、叩击痛，并可出现放射痛。常用的评定方法有视觉模拟评分法、口述分级评定法、简氏 McGill 疼痛调查表。

3. 姿势评定　脊柱姿势改变有脊柱侧弯、腰椎前凸增大、腰椎曲度平直或后凸等，其中以脊柱侧弯最为多见。脊柱为了使神经根避开突出物而保护性向一侧凸，因此，临床上可根据脊柱侧凸的方向，判断突出物与神经根的位置关系。腰段骶棘肌张力增高，两侧肌张力不对称也可导致脊柱侧弯或棘突偏歪。

4. 感觉评定　部分腰椎间盘突出症患者有下肢麻木的表现，感觉障碍区域按神经受累区域分析，股外侧和小腿外侧、外踝、足底为常受累的部位。

5. 肌力评定　腰椎间盘突出压迫神经根较重时出现下肢肌肉萎缩，常见胫前肌、腓肠肌、蹞长伸肌肌力减弱，引起足下垂。

6. 神经牵拉征　直腿抬高试验(如图7-1)及加强试验阳性，下肢后伸试验阳性，挺腹试验阳性等。

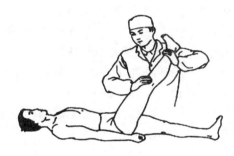

图 7-1　直腿抬高试验

7. 腰椎关节活动度评定　腰部各个方向的活动均受限，尤以前屈和后伸为甚。

（四）康复护理措施

1. 卧床休息　首先是要完全绝对卧床，早期急性期包括大小便都不要下床，这样可以解除体重、肌力和外来负荷对椎间盘的压力，是椎间盘突出症的基本治疗方法。

长期卧床可造成肌肉失用性萎缩、心血管疾病和骨质疏松等，因此，绝对卧床的时间最好不超过1周。患者卧床休息一段时间后，随着症状改善，应尽可能下床做简单的日常生活活动。下床活动时应小心，避免损伤。日常活动量要循序渐进地增加，在不加重腰腿痛症状的情况下，逐渐恢复至正常活动。

2. 腰椎牵引与护理　牵引的应用原则：①急性期腰痛和患侧下肢疼痛剧烈的患者一般不急于行牵引治疗，可卧床休息，用非甾体抗炎药减轻疼痛，用甘露醇、利尿剂及地塞米松减轻神经根水肿，待疼痛减轻后再行牵引治疗。②对于侧隐窝狭窄明显，下肢直腿抬高度数小于30°的患者，可试行慢速牵引，牵引重量从体重的10%逐渐增加，根据患者的反应调整。慢速牵引1～2次，若患者出现腰痛和患侧下肢疼痛减轻，可行快速牵引。③慢速牵引5～7次或快速牵引2次，疼痛症状无缓解。

3. 推拿治疗与护理　推拿治疗可以改善局部微循环、缓解肌肉痉挛、改善关节功能、松解神经根粘连、使突出物回纳，改变突出物与神经根、神经根与周围组织的关系及消炎止痛等功能。

如急性期疼痛较剧者，施以肌松类手法，可按先下肢后腰骶、先健侧后患侧、先周围后患处痛点的顺序进行手法治疗,循序渐进,轻柔缓和。初次发病但症状较轻及恢复期疼痛缓解者,继肌松类手法后可施以牵引、整复类手法。而病程迁延日久者,可适当增加整复类手法。如刺激腰部夹脊穴、阿是穴、肾俞、大肠俞、环跳、委中、阳陵泉、承山等穴,以及肌肉紧张痉挛处。

(1)肌松类手法:滚法、揉法、推法、按法、点法、拿法、拍法、击法、下肢抖法和振法。

(2)牵伸类手法:拔伸法、屈曲法、牵拉法、牵抖法、背法。

(3)被动整复类手法:扳法(包括腰部斜扳法、直腰旋转扳法、弯腰旋转扳法、后伸扳法)、直腿抬高法、足蹬法、折腰法、摇法和绞腰法。

适应证和禁忌证:①腰椎间盘突出症推拿治疗的适用人群为初次发作、病程短(3个月以内)者,症状和体征较轻者。②禁忌证为巨大中央型腰椎间盘突出,突出物与神经根严重粘连,伴较严重的腰椎管狭窄、腰椎滑脱、侧隐窝狭窄,以及有脊椎骨质病变者。

4. 物理因子治疗与护理 物理因子治疗的作用有镇痛、消炎、促进组织再生、兴奋神经肌肉和松解粘连等,在腰椎间盘突出症的非手术治疗中是不可缺少的治疗手段。如直流电药物离子导入疗法、电脑中频治疗、超短波治疗、红外线治疗、石蜡治疗物理因子治疗对减轻因神经根受压而引起的疼痛、改善患部微循环,消除神经根水肿,减轻因神经刺激而引起的痉挛,促进腰部及患肢功能的恢复起着非常重要的作用。

5. 经皮阻滞疗法与护理 经皮肤将药物注射到疼痛部位,阻断疼痛传导,以减轻或消除疼痛的方法称为经皮阻滞疗法。腰椎间盘突出症常用骶裂孔注射阻滞疗法。骶裂孔注射是将药液经骶裂孔注射至硬膜外腔,药液在椎管内上行至患部神经根处发挥治疗作用。

6. 关节松动治疗与护理

(1)姿势综合征需矫正姿势;

(2)功能不良综合征出现力学变形时需用屈曲或伸展原则;

(3)椎间盘后方移位时,若伸展可使疼痛向心化或减轻,则用伸展原则;椎间盘前方移位时,若屈曲使疼痛向心化或减轻,则用屈曲原则;神经根粘连时用屈曲原则。

7. 运动训练与护理 腰椎间盘突出症患者应积极配合运动疗法,以提高腰背肌肉张力,改变和纠正异常力线,增加韧带弹性,活动椎间关节,维持脊柱的正常形态。

(1)早期练习方法

腰背肌练习:①五点支撑法:仰卧位,用头、双肘及双足跟着床,使臀部离床,腹部前凸如拱桥,稍倾放下,重复进行。②三点支撑法:待腰背稍有力量后,在前法的基础上改用三点支撑法。仰卧位,双手抱头,用头和双足跟支撑身体,抬起臀部。③飞燕式:俯卧位,双手后伸置臀部,以腹部为支撑点,胸部和双下肢同时抬起离床,如飞燕,然后放松。

(2)恢复期练习方法

1)体前屈练习:身体直立双腿分开,两足同肩宽。以髋关节为轴,上身尽量前倾。双手可扶在腰两侧,也可自然下垂,使手向地面接近。做1~2分钟后还原,重复3~5次。

2)体后伸练习:身体直立双腿分开,两足同肩宽。双手托扶于臀部或腰间,上体尽量伸展后倾,并可轻轻震颤,以加大伸展程度。维持1~2分钟后还原,重复3~5次。

3)体侧弯练习:身体直立双腿分开,两足同肩宽,双手叉腰。上身以腰为轴,先向左侧弯曲,还原中立,再向右侧弯曲,重复进行并可逐步增大练习幅度。重复6~8次。

4)弓步行走:右脚向前迈一大步,膝关节屈曲,角度大于$90°$,左腿在后绷直,此动作近似武术中的右弓步。然后迈左腿呈左弓步,左右腿交替向前行走,身直立,挺胸抬头,自然摆臀。每次练习 5～10 分钟,每天 1～2 次。

5）后伸腿练习:双手扶住床头或桌边,挺胸抬头,双腿伸直交替后伸摆动,要求摆动幅度逐渐增大:每次练习 3～5 分钟,每天 1～2 次。

6）提髋练习:身体仰卧,放松。左髋和左腿尽量向身体下方送出,同时右髋和右腿尽量向上牵引,使髋关节做大幅度的上下扭动。左右交替,重复 1～8 次。

7）蹬足练习:仰卧位,右髋、右膝关节屈曲,膝关节尽量接近胸部,足背勾紧。然后足跟用力向斜上方蹬出,蹬出后收缩大腿和小腿肌肉,维持约 5 秒,最后放下还原。左右腿交替进行,每侧下肢练习 20～30 次。

8）伸腰练习:身体直立双腿分开,两足同肩宽。双手上举或扶腰,同时身体做后伸动作,逐渐增加幅度,并使活动主要在腰部而不是髋骶部。还原休息后再做,重复 8～10 次。动作要缓慢,自然呼吸不要屏气,适应后可逐渐增加练习次数。

9）悬腰练习:两手悬扶在门框或横杠上,高度以足尖刚能触地为宜,身体呈半悬垂状。然后身体用力,使臀部左右绕环交替进行。疲劳时可稍做休息,重复进行 3～5 次。

8. 心理护理　腰椎间盘突出症患者的疼痛症状明显,因此要对患者解释相关病情,鼓励患者积极主动地进行腰椎功能锻炼,避免消极情绪。

（五）康复护理指导

1. 治疗期间患者宜卧硬板床休息,并用护腰带保护腰部,避免过早进行弯腰活动。

2. 病情好转后,适当进行腰背肌肉的功能锻炼,如游泳、八段锦、易筋经等运动促进康复。

3. 保持良好心态,合理安排日常生活活动、工作/学习及休闲娱乐活动。注意腰椎在活动及坐位姿势中保持正确姿势,如需要搬运重物,应避免弯腰的动作,尽量采取屈膝蹲下的方式搬运,同时让物体尽量靠近身体;久坐时,尽量保持端坐位,足部可以平放于地面。

4. 病情过长,经推拿治疗无效者,可考虑综合治疗。

（许明高）

第七节　关节炎的康复护理

一、概述

骨关节炎是指由多种因素引起的关节软骨纤维化、皲裂、溃疡、脱失而导致的关节疾病。骨关节炎是一种常见的、发病率随年龄增加的以关节软骨退变、破坏及伴有相邻软骨下骨板、关节边缘骨质增生、骨赘形成为特点,主要影响膝关节、髋关节、远端指间关节及脊柱关节,使其功能受损的慢性、进行性关节疾病。

骨关节炎临床表现为关节的红、肿、热、痛、功能障碍及关节畸形,严重者导致关节残疾、影响患者生活质量。病因尚不明确,其发生与年龄、肥胖、炎症、创伤及遗传因素等有关。

其病理特点为关节软骨变性破坏、软骨下骨硬化或囊性变、关节边缘骨质增生、滑膜增生、关节囊挛缩、韧带松弛或挛缩、肌肉萎缩无力等。

临床分型及表现骨关节炎可分为原发性和继发性两类。

原发性骨关节炎多发生于中老年,无明确的全身或局部诱因,与遗传和体质因素有一定的关系。继发性骨关节炎可发生于青壮年,可继发于创伤、炎症、关节不稳定、慢性反复的积累性劳损或先天性疾病等。

二、主要功能障碍

主要表现为患者关节疼痛、关节肿胀、关节僵硬、关节摩擦感、关节活动受限等症状。

初期为轻度或中度间断性隐痛,休息时好转,活动后加重,疼痛常与天气变化有关。晚期可出现持续性疼痛或夜间痛。关节局部有压痛,在伴有关节肿胀时尤为明显。

手部关节肿大变形明显,部分膝关节因骨赘形成或关节腔积液也会造成关节肿大。后期可在关节部位触及骨赘。在早晨起床时出现关节僵硬及发紧感,也称为晨僵,活动后可缓解。关节僵硬在气压降低或空气湿度增加时加重,持续时间一般较短,常为几分钟至十几分钟,很少超过 30 分钟。由于关节软骨破坏、关节面不平,关节活动时出现骨摩擦感,多见于膝关节。由于关节肿痛,活动减少,肌肉萎缩,软组织挛缩等引起关节无力,活动受限。发生缓慢,早期表现为关节活动不灵,以后关节活动范围减小。还可因关节内的游离体或软骨碎片出现活动时的"交锁"现象。部分患者可发生膝关节屈曲或内、外翻畸形,尤以膝内翻畸形为多见。

三、康复护理评定

通常根据患者的临床症状、体征和体格检查,通过影像学检查确定病变的具体部位,然后根据骨关节炎导致的功能障碍,主要对感觉功能、运动功能、平衡功能及日常生活活动进行康复评定。

(一)感觉功能评定

主要对疼痛进行评定。一般采用视觉模拟评分法。具体方法是在纸上画一条 100 mm 长的横线,横线的一端为 0,表示没有疼痛;另一端为 100,表示剧烈的疼痛;中间部分表示不同程度的疼痛。患者根据疼痛的自我感觉,在横线上标记出疼痛程度的具体位置。0 表示没有疼痛;30 以下表示有患者有能忍受的轻微疼痛;40 至 60 表示患者疼痛稍重,但不影响睡眠,尚能忍受;70 至 100 表示疼痛难以忍受,影响睡眠。

在国内,除了患者对疼痛的主观评定外,还有压痛积分法,根据检查压痛时患者的表现进行评定,具体评分标准如下:0 分为无压痛;1 分为轻压痛;2 分为明显压痛;3 分为重度压痛,按压时有退缩反应。

(二)运动功能评定

1. 关节活动度、肌力及肌耐力评定　疼痛和炎症通常影响关节的运动功能,因此,应当对受累关节的活动度、肌力及肌耐力进行评定。关节活动度评定、肌力评定及肌耐力评定参见康复评定相关章节。

2. 15 m 步行时间测定　15 m 步行时间测定适用于髋、膝及踝关节骨关节炎,能够综合评估疼痛及炎症对关节功能及步行能力的影响。因此,髋、膝、踝关节骨关节炎患者通常进行 15 m 步行时间评定。

3. 握力测定　对手指和腕关节骨关节炎患者可以利用握力计来评定其运动功能,还可以测定手和前臂肌肉力量,以及腕和手指关节疼痛的程度。

(三)平衡功能评定

髋、膝、踝关节骨关节炎患者的本体感觉障碍常常影响其调节平衡的功能,而平衡功能障碍又可能成为关节损伤、加重骨关节炎病理改变,甚至导致患者跌倒的原因。所以,对髋、膝、踝关节骨关节炎患者进行平衡功能评定非常重要。

（四）日常生活活动评定

日常生活活动能力评定主要直接测试患者的日常生活活动情况，可以采用改良 Barthel 指数评定表（表 7 - 16）。

表 7 - 16　改良 Barthel 指数评定量表（MBI）

ADL 项目	完全依赖 1 级	最大帮助 2 级	中等帮助 3 级	最小帮助 4 级	完全独立 5 级
修饰	0	1	3	4	5
洗澡	0	1	3	4	5
进食	0	2	5	8	10
用厕	0	2	5	8	10
穿衣	0	2	5	8	10
大便控制	0	2	5	8	10
小便控制	0	2	5	8	10
上下楼梯	0	2	5	8	10
床椅转移	0	3	8	12	15
平地行走	0	3	8	12	15
坐轮椅*	0	1	3	4	5

注：* 表示仅在不能行走时才评定此项。

评定结果：正常 100 分；≥60 分，生活基本自理；41～59 分，中度功能障碍，生活需要帮助；21～40 分，重度功能障碍，生活依赖明显；≤20 分，生活完全依赖。

（五）社会参与能力评定

骨关节炎导致关节结构异常、功能障碍及活动受限，可影响患者工作、社会交往及休闲娱乐，降低患者的生活质量。因此根据患者的情况对其进行社会参与能力评定十分必要，如职业评定、生存质量评定。

四、康复护理措施

骨关节炎的治疗是减轻或消除关节疼痛、保护关节，减轻受累关节的负荷、恢复关节功能，改善关节活动范围、增强肌力、改善步态和步行能力、改善日常生活活动能力，提高生活质量。

1. 物理因子治疗　治疗具有改善局部血液循环、消炎止痛、防治关节软骨退变及改善关节功能的作用。包括热疗、冷疗、超声波疗法、脉冲磁疗法、低能量激光疗法及经皮神经电刺激疗法等。其中，经皮神经电刺激疗法对缓解骨关节炎患者的关节疼痛具有肯定的效果，超声波疗法以及低能量激光疗法对于改善骨关节炎软骨组织结构、减少软骨细胞凋亡及延缓疾病进展具有积极作用。针灸、推拿等也可取得较好效果。

2. 运动治疗　运动治疗能够有效缓解关节疼痛，增强关节稳定性，主要包括有氧运动、肌力训练及关节活动度训练。采用运动疗法应遵循的原则：因人而异、主动运动为主、被动运动为辅、循序渐进、持之以恒、舒适、无痛、局部运动与全身运动相结合、避免过度运动。运动疗法形式：主动运动、助力运动、抗阻运动、伸展运动、全身性耐力运动、被动运动。

对于骨关节炎急性发作期的患者，受累关节宜休息，以减轻疼痛，避免病情加重。非急性发作期的患者应进行自我行为疗法（如减少不合理的运动，适量活动，避免不良姿势，避免长时间跑、跳、蹲，减少或避免爬楼梯）、减肥、有氧锻炼（如游泳、骑自行车等）、关节功能训练（如膝关节在非负重位进行屈伸活动，以保持关节的最大活动度）、肌力训练（如髋关节骨关节炎应注意外展肌群的训练）等。

关节松动技术：急性期关节肿胀、疼痛明显时，采用Ⅰ、Ⅱ级手法；慢性期伴有关节僵硬和关节周围组织粘连、挛缩时，采用Ⅲ、Ⅳ级手法。

按摩、针灸：具有活血通络，消炎止痛的作用。其中针灸缓解骨关节炎疼痛的效果较为明显。

3. 作业治疗　对骨关节炎患者的作业治疗主要包括功能性训练、ADL 训练、使用合适的辅助装置及家庭环境改造。在对骨关节炎患者实施作业治疗时，应重视能量节约技术。因为能量节约技术可以让骨关节炎患者维持足够的肌力，更有效地完成 ADL 及日常工作，保持良好的姿势。对于病变关节，应当特别重视关节保护技术的应用，要在消除或减轻重力的体位或使用合适的辅助具的前提下进行 ADL 及日常工作。

关节保护技术是防止关节进一步损害的主要方法，主要包括：①避免同一姿势长时间负重；②保持正确体位，以减轻某个关节的负重；③保持关节正常的对位对线；④工作或活动的强度不应加重或产生疼痛；⑤更换工作程序，以减轻关节的应激反应。

4. 康复辅具　对于骨关节炎患者，适当使用辅助装置或适应性工具，可保护受累关节，并节约能量。支具常用于炎症性关节或不稳定关节，有利于消肿止痛，保护关节功能。

5. 其他治疗　可根据患者的病情采用药物治疗、手术治疗等治疗方式。

6. 心理护理　骨关节炎的治疗和恢复期的治疗需要的时间相对较长，给患者介绍病情，鼓励患者积极主动地对关节进行功能锻炼，树立战胜疾病的信心。减轻患者焦虑，加强患者在治疗方面的合作及自我形象的行为转变。

五、康复护理指导

康复护理指导有助于预防和控制疼痛及关节活动障碍。

1. 避免关节过度负重，避风避寒。

2. 保持良好心态，合理安排日常生活活动、工作/学习及休闲娱乐活动。

（许明高）

第八节　骨折后的康复护理

一、概述

骨折是指由于各种原因导致骨的连续性发生完全或部分性中断。骨折的原因通常有直接暴力、间接暴力、肌肉拉伤、积累性损伤、骨病等，其中外伤最多见。根据骨折同时软组织损伤情况分为开放性骨折和闭合性骨折；根据骨折是否容易固定分为稳定性骨折和不稳定性骨折。骨折的愈合过程分为血肿机化期（2～3 周）、骨痂形成期（4～8 周）、骨性愈合期（8～12 周）、塑形期（2～4 年）四个阶段。

（一）骨折的临床特征

骨折患者都有外伤史,外伤也是引起病理性骨折的重要因素,尽管引起骨折的暴力可能较小。骨折发生后均有不同程度的疼痛与压痛。骨折时骨组织或周围软组织血管破裂出血,局部肿胀,有些还会出现淤斑,血肿的部位及大小对判断骨折的部位及严重程度很有帮助。骨折移位大者可出现肢体畸形,这是由于骨折断端移位较大造成的。如两断端重叠移位可出现短缩畸形;骨折远端由于失去正常的骨连续性在重力和肌肉牵拉的作用下,可出现旋转畸形和成角畸形。骨折部位有叩击痛。在检查或移动患肢时会出现异常活动及骨折断端摩擦而产生的骨擦音,而且畸形会更加明显,这是骨折的重要表现。X线检查是确定骨折部位、程度及骨折类型的可靠方法。

（二）骨折的临床处理原则

骨折临床处理的三大原则是复位、固定和康复治疗。这三者是有机结合、互相配合的过程,不能截然划分。骨折复位是骨折治疗的基础;复位后需要固定,只有固定牢靠,才能保持骨折不再移位,并有利于骨折愈合及功能恢复,因此,固定是骨折治疗的关键;骨折治疗不仅要求愈合坚固,恢复原有的解剖形态及力学性能,而且要求患者早日恢复功能,重返社会,所以康复治疗是患者恢复功能的保证。

康复可促进骨折的愈合,缩短疗程,减少粘连,避免肌肉萎缩,增进关节活动范围,促进伤肢运动功能的恢复。康复治疗要遵循早期康复、整体康复及循序渐进的原则。

二、主要功能障碍

骨折后的功能障碍主要表现为疼痛、肿胀、肌肉反射性痉挛、关节活动度下降、肌力下降等。此外,肌肉失去骨应有的杠杆作用,特别是合并有神经损伤时,会丧失正常功能。

三、康复护理评定

（一）评定内容

1. 骨折对位对线、骨痂形成情况检查,了解是否有延迟愈合或不愈合,有无假关节、畸形愈合,有无感染、血管神经损伤、骨化性肌炎。

2. 关节活动范围测定。

3. 肌力评定。

4. 肢体长度及周径测量:骨折后,肢体的长度和周径可能发生变化,测量肢体长度和周径是必要的。

5. 感觉功能评定。

6. ADL 能力评定:对上肢骨折患者重点评定生活自理能力情况,如穿衣、洗漱、清洁卫生、进餐、写字等;下肢骨折患者重点评定步行、负重等功能。

（二）骨折愈合的评定标准

1. 时间　骨折愈合的时间因患者的年龄、体质不同而异,并与骨折的部位密切相关。

2. 临床愈合标准　①骨折断端局部无压痛,无纵向叩击痛。②骨折断端局部无异常活动(主动或被动)。③X线片显示骨折线模糊,有连续性骨痂通过骨折线。④在解除外固定的情况下,上肢能平举 1 kg 重物达 1 分钟;下肢能不扶拐在平地连续行走 3 分钟,并不少于 30 步。⑤连续观察 2 周骨折处不变形。

3. 骨性愈合标准 ①具备上述临床愈合的所有条件；②X线片显示骨小梁通过骨折线。

四、康复护理措施

（一）康复护理作用

骨折愈合是骨连续性的恢复，最后完全恢复原有的骨结构和性能，是骨再生的过程。从组织学和生理学的变化来看，骨折愈合可分6期，即撞击期、诱导期、炎症期、软骨痂期、硬骨痂期及重建期。骨折愈合期间要求患肢制动，但长时间制动会造成患者的心血管、呼吸、消化、泌尿等系统的功能下降和制动肢体的肿胀、肌肉萎缩、肌力和耐力下降、组织粘连、关节囊挛缩、关节僵硬等诸多并发症。患者长期卧床可产生焦虑、抑郁、对疼痛耐受力下降、失眠等反应，严重者可出现幻觉及注意力和定向障碍。

康复治疗的作用是协调骨折长期制动与运动之间的矛盾，预防或减少上述并发症的发生，控制或减轻组织肿胀，减轻肌肉萎缩，防止关节粘连僵硬，促进骨折愈合，有利于患者的功能恢复，并早日重返社会。

（二）康复护理方法

根据骨折愈合的过程，康复治疗可分为早期和后期两个阶段。可综合运用运动疗法、物理疗法、作业疗法、假肢和矫形器技术以及职业训练等手段，改善或代偿肌肉骨骼系统的功能，使患者能够回归家庭和社会。

1. 骨折固定期护理 疼痛和肿胀是骨折复位固定后最主要的症状和体征，持续性肿胀是骨折后致残的最主要原因。因此要及早开始康复治疗。

（1）主动运动：是消除水肿的最有效、最可行和花费最少的方法。主动运动有助于静脉和淋巴回流。

1）伤肢近端与远端未被固定的关节，需行全范围关节运动，每天数次，以保持各关节的活动度，防止挛缩，尽可能进行主动运动和抗阻运动，以防止肌肉萎缩，改善患肢血液循环。

2）骨折固定部位进行肌肉有节奏的等长收缩练习，以防止肌肉废用性萎缩，并使骨折端挤压产生应力，有利于骨折愈合。无痛时可逐渐增加用力程度，每次收缩持续5秒钟，每次练习收缩20次，每天进行3~4次。

3）关节内骨折所致的关节功能障碍，为减轻障碍程度，在固定2~3周后，如有可能应每天短时取下外固定装置，在保护下进行受损关节不负重的主动运动，并逐步增加关节活动范围，运动后继续维持固定。

4）对健肢和躯干应尽可能维持其正常活动，可能时应尽早起床。必须卧床的患者，尤其是年老体弱者，应每天做床上保健操，以改善全身情况，防止压疮、呼吸系统疾患等并发症。

（2）患肢抬高：有助于肿胀消退，为了使肢体抬高收效，肢体的远端必须高于近端，近端要高于心脏平面。

（3）物理因子治疗：能改善肢体血液循环，消炎、消肿，减轻疼痛，减少粘连，防止肌肉萎缩，促进骨折愈合。

1）温热疗法：传导热疗（如蜡疗）、辐射热疗（如红外线、光浴）均可应用。

2）超短波疗法或低频磁疗：可使成骨再生区代谢过程加强，纤维细胞和成骨细胞提早出现。

对软组织较薄部位的骨折（如手、足部骨折）更适合用低频磁场治疗，而深部骨折适合超短波治疗。此法可在石膏外进行，但有金属钢板内固定时禁用。

3）音频电或超声波治疗：可减少瘢痕与粘连，促进骨痂生长。

2. 骨折愈合期护理　此期的康复目标主要是消除残存的肿胀，软化和牵伸挛缩的纤维组织，增加关节活动范围和肌力，训练患者的平衡及协调功能，训练患者的 ADL 能力，最终实现患者生活自理，避免活动的受限和社会参与方面的局限。

（1）恢复关节活动度：①主动运动：受累关节进行各运动轴方向的主动运动，轻柔牵伸挛缩、粘连的组织。运动时应遵守循序渐进的原则，运动幅度逐渐增大。每个动作重复多遍，每天数次。②助力运动和被动运动：刚去除外固定的患者可先采用主动助力运动，以后随着关节活动范围的增加而相应减少助力。对组织挛缩、粘连严重者，可应用被动运动，但被动运动方向与范围应符合解剖及生理功能。动作应平稳、缓和、有节奏，以不引起明显疼痛为宜。③关节松动技术：对僵硬的关节，可配合热疗进行手法松动。治疗师一手固定关节近端，另一手握住关节远端，在轻度牵引下，按其远端需要的方向（前或后、内或外、外展或内收、旋前或旋后）松动，使组成关节的骨端能在关节囊和韧带等软组织的弹性范围内发生移动。对于中度或重度关节挛缩者，可在运动与牵引的间歇期，配合使用夹板，以减少纤维组织的回缩，维持治疗效果。④关节功能牵引：轻度的关节活动度障碍经过主动、助力及被动运动练习，可以逐步消除。

关节活动度练习前做适当的热疗也可增强练习的效果。若关节活动度停止进步，应根据实际功能恢复程度采取相应的对策。

（2）恢复肌力：逐步增加肌肉训练强度，引起肌肉的适度疲劳。骨折时，如不伴有周围神经损伤或特别严重的肌肉损伤，伤区肌力常在 3 级以上，则肌力练习应以抗阻练习为主，可以按渐进抗阻练习的原则做等长、等张肌肉收缩练习或等速收缩练习。肌力练习应在无痛的运动范围内进行。肌力的恢复为运动功能的恢复提供了必要条件，可恢复关节的稳定性，防止关节继发退行性改变。

（3）物理因子治疗：局部紫外线照射，可促进钙质沉积与镇痛。红外线、蜡疗可作为手法治疗前的辅助治疗，具有促进血液循环，软化纤维瘢痕组织的作用。音频电、超声波疗法可软化瘢痕、松解粘连。局部按摩对促进血液循环、松解粘连有较好的作用。治疗结束后冷敷15～20 分钟有利于消肿止痛。

（4）恢复：ADL 能力及工作能力：可采用作业治疗和职业前训练，改善动作技能与技巧，增强体能，从而恢复至患者伤前的 ADL 及工作能力。

（5）平衡及协调功能练习：应逐步增加动作的复杂性、精确性，加强速度的练习与恢复静态、动态平衡及防止跌倒的练习。在下肢骨折后，肌力及平衡协调功能恢复不佳，是引起踝关节扭伤或因跌倒引起再次骨折及其他损伤的重要原因，对老年人威胁更大，需特别注意。

3. 常见骨折的康复护理

（1）手和手指的骨折：早期合理使用矫形器，尽早进行作业治疗，以恢复手的精细功能及日常生活活动能力。

（2）骨折：注意前臂的旋转功能练习，应避免因前臂的固定制动而忽略手部的活动。在进行肘关节活动功能训练时应避免暴力及不合理的牵拉而损伤肘关节或导致骨化性肌炎。

（3）肱骨骨折：固定制动期间应重视前臂及手部的运动，尽早活动肩关节，但避免对骨折处施加剪切、扭转等不良应力。

（4）踝关节周围骨折：固定制动期间应抬高患肢，及早在卧位下进行髋、膝关节运动，以减轻下肢水肿，保持关节活动度。

（5）膝关节骨折：已行手术内固定者，应尽早开始接受 CPM 治疗。骨折不影响关节面者应鼓励患者尽早扶拐下地活动，进行患肢部分负重及步行训练。

（6）股骨颈骨折：早期指导和鼓励患者床上运动，练习呼吸体操。注意借助矫形支具，让患者能尽早离床活动。

（7）脊柱骨折：应注意保护脊柱的稳定，避免影响脊髓。单纯性骨折卧床无需固定者，早期应在床上仰卧，使脊柱处于过伸位。没有明显疼痛即可开始四肢运动、呼吸练习、背肌练习，练习中避免脊柱前屈及旋转。在矫形器辅助下，及时指导患者下床适当运动。

（8）骨盆骨折：骨折无移位者，无明显疼痛后即可在卧位下进行下肢屈伸及等长收缩练习。对有移位或采用了固定器具的患者，练习进展宜缓慢，若患者有外固定则需要尽早指导患者做下肢和躯干肌肉的等长收缩；去除外固定后，则应开展下肢关节和躯干全关节活动范围的练习，并进行行走训练。

心理护理：骨关节骨折对患者的躯体和心理都会产生巨大的影响，产生抑郁或焦虑情绪，护理人员应予以充分的理解，积极进行心理疏导，使患者能面对现实，保持乐观情绪，积极配合康复治疗。

五、康复护理指导

1. 教会正确的功能锻炼方法　骨折早期应注意固定的稳妥，在肿胀消退和疼痛减轻后再开始运动。运动要循序渐进，持之以恒。遵照医生制订的符合个体化的康复治疗计划进行训练，并取得患者家属的配合，才有可能尽早把肢体的功能恢复到最大限度。

2. 保持非固定关节和肢体的全范围活动　为防止关节囊挛缩、关节液减少、关节粘连，最后造成关节的活动范围减少，同时也可使肌肉得到运动，减少肌力的下降和肌肉萎缩，患肢非固定关节和非固定肢体的关节应每天进行 1～3 次全关节各轴向全范围的活动，每次活动 5～10 下。以主动活动为主，如有困难可适当加以助力。

3. 注意劳动保护和交通安全，预防骨折的发生。

4. 合理饮食，加强体育锻炼，提高体质，预防骨质疏松。

（许明高）

第九节　截肢后的康复护理

一、概述

截肢是指经骨或关节将肢体全部或部分截除，其中经关节平面的截肢称为关节离断。截肢的目的是将已失去生存能力、危害健康和没有生理功能的肢体截除，并通过体疗训练和安装假肢，使该残肢发挥其应有的作用。而截肢术的目标是切除病变肢体部分及重建具有生理功能的残端。截肢的康复是指从截肢手术到术后处理、康复训练、临时和永久假肢的安装和使用到重返社会的全过程。因此，对截肢者进行积极的康复护理，及时地安装理想的假肢，使之最大限度地发挥代偿功能，让患者能生活自理，参加适当的工作具有重要的现实意义。

（一）截肢原因

1. 严重创伤　肢体的血供受到不可修复的破坏,或组织的损害到了无法进行合理的肢体功能重建的程度,包括机械性损伤、烧伤、冻伤、电击伤。

2. 周围血管疾病所致的肢体缺血坏死　常见闭塞性动脉炎所致肢体坏死。

3. 严重感染　虽用药物和切开引流仍不能控制而呈蔓延趋势,甚至威胁患者生命的急性感染,如气性坏疽;以及某些慢性感染,长期反复发作难以根治引起广泛破坏和肢体严重畸形、功能丧失,甚至诱发癌变者。

4. 肿瘤　肢体原发恶性肿瘤未发现有远位转移者;有些恶性肿瘤虽已转移,但若因破溃感染或病理骨折而发生严重疼痛,截肢可作为减轻患者症状之用,某些肢体良性肿瘤对组织破坏范围很大,虽做局部切除亦只能残留一个无功能的肢体,在这种情况下可考虑截肢。

5. 神经疾病或外伤所致麻痹肢体并发经久不愈的营养性溃疡　此时考虑截肢及安装假肢改善功能。

6. 先天发育异常　先天发育异常的肢体确无任何功能,并安装假肢有利于患者全身功能改善。有时需要观察一定时间才决定是否截肢。

（二）截肢类型

1. 上肢截肢　肩胛带截肢、肩关节离断、上臂截肢、肘关节离断、前臂截肢、腕关节离断、掌骨截肢、指骨截肢(图 7-2)。

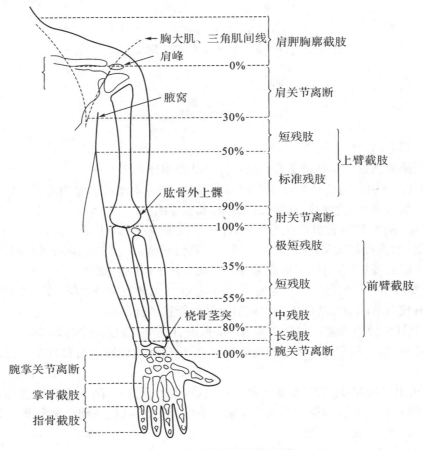

图 7-2　上肢截肢部位及名称

2. 下肢截肢　半骨盆截肢、髋关节离断、大腿截肢、膝关节离断、小腿截肢、足部截肢(图7-3)。

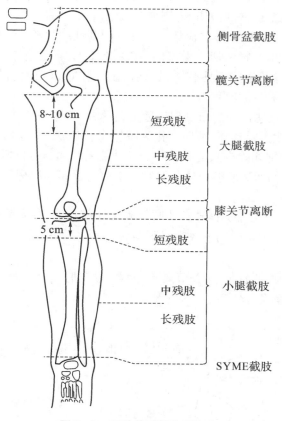

图 7-3　下肢截肢部位及名称

（三）截肢后康复的基本作用

截肢后康复治疗包括保持全身健康和促进功能重建两个方面。

1. 康复治疗可以防止持续卧床引起的并发症,对年老体弱者尤为重要。康复治疗还能改善残端的血液循环,消除残端的瘢痕粘连和其他原因引起的疼痛。

2. 康复治疗可防止截肢的关节挛缩,保持及改善残肢的关节活动度,可防止废用性肌肉萎缩的发生,增强残存肌肉的肌力,保持适当的肌力平衡,以便更好地操纵假肢,稳定近端关节和保持正确的姿势,也有助于形成完好的残端以便于假肢的安装。

3. 康复治疗可对抗截肢所引起的运动不足,保持患者的全身健康,改善心肺代谢功能以及增强有氧代谢的能力以适应安装假肢后运动的能量消耗增加。

4. 康复训练使患者能够独立正确地装卸假肢,能够学会假肢的基本操作技术,熟练掌握假肢操作技巧,提高利用假肢活动的效率和耐力,达到利用假肢进行日常生活活动和职业活动的目的。

5. 通过康复治疗,使患者能够正确面对截肢,避免悲观情绪,对截肢和使用假肢产生良好的心理适应,从而能够积极主动地配合康复治疗,使肢体功能达到最大限度的恢复。

（四）截肢者康复的目标

截肢康复的最终目标是帮助截肢者发挥残肢最佳的代偿功能,回归社会,从事力所能及的工作。为此,康复的专业人员必须自始至终地对康复的各个阶段,对每一个环节进行认真的评估和处理,通过各种手段,解决患者存在的各种不利因素,以发挥假肢的最佳代偿功能。因此,对截肢者的康复不是单纯的假肢装配和训练,它是一个系统工程,包括截肢前对患者全身及伤、病肢体的全面检查和评估;截肢手术及术后处理;运动治疗;声、光、电、磁等物理治疗;残肢评定;对不适合假肢穿戴的非理想残肢的处理;临时假肢的穿戴及穿戴后的评定和训练;正式假肢的穿戴和训练;患者的心理康复,职业前的训练,直至回归社会和家庭。

二、主要功能障碍

1. 关节活动度、肌力下降　长期卧床或制动可导致患者残肢的失用性肌肉萎缩及关节挛缩的发生,进而患者关节活动度下降,产生肌力下降。同时,残端的瘢痕粘连和其他原因可引起疼痛。

2. 心肺功能下降　由于长期卧床可导致患者心肺代谢功能以及有氧代谢的能力下降。

3. ADL 能力障碍　截肢可导致不同程度的 ADL 能力受限,影响患者生活质量。

4. 心理障碍　由于患者无法正确面对截肢,产生悲观情绪,从而无法积极主动地配合康复治疗。

三、康复护理评定

截肢后康复的主要目的是尽可能地重建丧失的肢体功能,防止或减轻截肢对患者身体健康和心理活动造成的不良影响。截肢后康复由外科医师、康复医师、假肢师、康复治疗师、患者及患者家属共同合作完成,是手术、假肢装配和康复治疗密切结合的统一过程,其中康复治疗是贯穿整个康复过程的重要内容。

(一)一般性评定

包括患者年龄、性别、截肢日期、原因、部位、截肢水平、术后伤口处理、精神状况、家庭及工作情况、经济情况等。目的是判断患者能否安装假肢,能否承受穿戴后康复训练及能否有终身穿戴假肢的能力。

(二)残肢的评定

残肢的状况对假肢的安装和佩戴假肢后的代偿功能有直接的影响,理想残肢穿戴假肢后,经过一段时间的康复训练会有很好的代偿功能。

1. 残肢的外形　以圆柱形为最佳,而非圆锥形。残肢外形的不良会影响假肢接受腔的穿戴。残肢有无骨端凸出部。

2. 关节活动度　上肢的肩、肘关节活动度受限直接影响上肢假肢的功能,下肢的髋、膝关节活动度受限,对下肢假肢的代偿功能也会产生不良影响,甚至不能穿戴假肢。

3. 残肢畸形　残肢畸形直接影响接受腔的适配,大腿截肢的髋关节屈曲外展畸形,小腿截肢的膝关节屈曲畸形是最常见的两种畸形,一般均与截肢手术后不良体位及未进行早期康复训练有关。

4. 皮肤软组织情况　是否存在溃疡、瘘管、瘢痕等,注意皮肤松弛度,尤其是皮肤血运和皮肤的神经营养状况更为重要。

5. 肌力评定　肌肉力量强弱对假肢佩戴和功能发挥十分重要。对于上肢截肢,残存肌肉的多少及其产生的肌电信号,是判断能否佩戴肌电假手的重要依据。

6. 截肢部位、残肢长度、周径　它对假肢种类选择、残肢对假肢的控制能力、悬吊能力、稳定性、步态和代偿功能等有着直接的影响。

7. 疼痛评定　包括残肢痛、幻肢痛的评定。

8. 单侧上肢截肢日常生活活动能力（ADL）评价　主要评价穿脱上衣、穿脱假肢、穿脱袜子、系扣子、翻书页、穿针、钥匙的使用、书写、用筷子进食、削水果皮共计 10 项动作、100 分，能独立完成，每项计 10 分，不能完成 0 分。

9. 下肢截肢日常生活活动能力（ADL）评价　主要评价站立、上楼梯、下楼梯、粗糙地面行走、手拐的使用、单拐的使用、双拐的使用、迈门槛、平地前进 5 m、平地后退 5 m，共计 10 项动作，计 100 分，能独立完成，每项计 10 分，不能完成 0 分。

四、康复护理措施

（一）术后早期护理

1. 心理护理　与患者建立相互信任支持的关系，有利于咨询、讨论和治疗，提高患者信心。

2. 保持功能位　注意残肢伸展位，防止关节挛缩，可使用支具、石膏、皮肤牵引固定残肢功能位。关节一旦出现挛缩，将对假肢设计、安装和步行训练带来严重影响。如：小腿截肢患者避免大腿下垫枕头，让髋、膝关节呈屈曲位，其功能位髋膝关节伸展。大腿截肢患者避免两腿中间摆放枕头，导致髋关节外展，应取患侧在上方侧卧位，让髋关节保持内收功能位。上肢截肢术后 1～2 天可离床活动，下肢截肢术后 2～3 天练习坐起。若全身情况良好，术后 5～6 天可扶拐离床活动。术后 7～14 天（组织基本愈合）早期被动运动和助力运动，改善残肢关节活动度。

3. 残肢定型　改善残肢静脉回流，缓解肿胀及松弛的组织，拆除缝线后即用弹力绷带包扎。大腿截肢用宽 15 cm、长 4.5 m 的绷带，小腿和上臂截肢用宽 10 cm、长 4.5 m 的绷带。绷带包扎采用远端紧近端松方法，但避免出现循环障碍。保持每四小时包扎一次，夜间不解掉绷带。

（二）假肢安装前期护理

1. 残肢卫生　残肢皮肤应保持清洁和干燥。注意不要擦伤皮肤，预防水泡、湿疹、真菌感染、细菌感染。

2. 残肢脱敏　目的为消除残端感觉过敏，使残肢能够适应外界的触摸和压力，为安装假肢接受腔作准备。残端在不同的表面负重，从弹性表面逐渐过渡到不同硬度和质地，反复练习，逐渐增加到耐受为止；按摩也可以用于脱敏治疗，主要作用是预防和松解粘连的瘢痕组织；残肢的弹力绷带缠绕包扎。

3. 维持关节活动度和肌力

（1）维持与改善关节活动度训练

1）肩胛胸廓关节活动度训练：上臂截肢术后没能及时进行维持关节活动度训练，造成肩胛胸廓关节挛缩，导致患者假肢操作训练的困难。

训练方法：患者坐位，康复医师一手固定截肢侧肩胛骨下角，一手固定上臂残肢，让患者主动完成肩胛骨向上方移动（耸肩），向外侧移动（外展），向下移动，向脊柱方向移动（内收）。如主动活动，康复医师给予协助，达到正常活动范围。注意训练时患者躯干保持稳定，防止出现代偿动作。同时运动范围要充分。

2）肩关节活动度训练：患者坐位，双侧上肢外展、上举，尽量靠近头部，然后返回原位置，再从前方上举，上臂触头，返回原位置，双侧完成后伸动作。最后上肢自然下垂，做向内、外旋转运动。每日训练两次，5分钟/次。

3）髋关节活动度训练：患者俯卧位，康复医师一手置于患者臀部，另一手固定大腿残肢，利用双手向下和向上反方向用力扩大髋关节活动范围。髋关节挛缩患者还需持续被动牵拉训练。注意加力速度缓慢，避免粗暴手法，防治关节及软组织损伤。同时注意有无骨质疏松，防治出现病理性骨折。

4）膝关节活动度训练：患者俯卧位，康复医师双拇指抵于膝关节近端，利用其四指合力使膝关节被动伸展。患者俯卧位，在膝关节下方垫一软垫，康复医师一手固定臀部，一手置于残肢远端向前下方施加外力，使膝关节尽量伸展，并在活动受限的角度维持外力，扩大活动角度。患者坐位，宽尼龙带固定患者大腿治疗台上，康复医师双手固定残端，令患者用力屈曲膝关节与康复医师相对抗完成等长运动，当患者感到疲劳时令其放松，康复医师迅速做膝关节被动伸展。

（2）增强肌肉训练

1）上臂截肢的肌力训练：在不产生肢体运动情况下（等长运动），让患者分别完成屈曲、伸展、外展、内收全力肌肉收缩，3次/日，每次各方向持续3～10秒，每次间隔2～3分钟。训练中康复医师施加阻力方向与残肢呈直角，部位和姿势适应变换。为提高患者上肢肌肉耐力，可用滑轮、重锤，练习残肢抗阻力运动，重锤重量定为患者连续运动10次所能对抗的最大阻力，牵引力方向与肢体呈直角，速度不宜过快，肌肉收缩到极限后维持2～3秒，3次/日，每次间隔2～3分钟。

2）前臂截肢的肌力训练：训练方法与上臂截肢相同，还可利用弹簧和橡皮条练习。

3）大腿截肢的肌力训练：大腿截肢容易出现髋关节屈曲外展外旋位挛缩，康复中加强伸肌和内收、内旋肌的肌力训练。

方法：患者仰卧位，训练床上放置矮凳，残肢置于矮凳上，将臀部抬起，反复训练提高臀大肌的肌力；患者坐位，断端下方置一软垫，患者双上肢上举，练习提臀离床动作；患者侧卧位，患肢在上方，残肢内侧置于矮凳上，断端支撑，反复练习骨盆上抬离床动作，提高大腿内收肌群的肌力。

4）小腿截肢的肌力训练：小腿截肢容易出现膝关节屈曲挛缩，应增强伸肌肌力练习。徒手抵抗运动：患者将膝关节置于训练床一端，固定膝关节上方，康复医师双手握紧患者残肢，让患者完成膝伸展运动，康复医师给予抵抗，反复进行，提高伸肌肌力。利用重锤的等长运动：患者坐位，膝关节呈伸展位，残端系牵引绳，过高滑轮绳的另一端加沙袋，其重量加至患者不能保持伸展的最大量。患者膝关节伸直位保持6秒，休息2～3分钟，反复训练3回，每日训练一次，一周后测量患者伸展位可承受重量，调整沙袋后继续训练。

4. 平衡训练

（1）坐位平衡训练：大腿截肢患者常伴有坐位平衡功能下降。可让患者坐在平衡板上，双手交叉向前方平举，康复医师位于患者身后，一手扶患者肩部，一手扶患者骨盆，双手交叉用力，使平衡板左右摇摆，提高患者坐位平衡能力。

（2）跪位平衡训练：坐位平衡反应出现后，先行膝手卧位平衡训练，患者保持膝手卧位，让身体重心向患肢移动，同时施加外力破坏患者的身体平衡，诱发患者的调整反应能力。在平衡能力提高的基础上，可练习健侧下肢和另一侧上肢抬起的两点支撑训练，患者跪位，康复医师双手扶患者骨盆,协助患者完成重心左右移动、患者负重、身体调整反应等各项训练。

(三)日常生活活动能力性护理

当假肢修理或患者不使用假肢时,训练患者利用健侧肢体熟练掌握日常生活技能是非常重要的,增加患者独立性,增强患者生活信心。

(四)假肢安装期护理

假肢安装后,需在康复医师及假肢技师的指导下进行操控假肢的训练。

1. 上肢假肢训练护理　包括操控和使用训练。操控训练包括穿脱假肢、各关节的运动、前臂旋转和机械手的开合等。使用训练是在操控训练基础上练习日常生活活动动作。训练患者学会拿住各种用具的方法,尽快独立生活,如拿汤勺、牙刷、穿衣服等,可采用模型或实物模拟日常生活,让患者充分利用假肢。一般假手持物练习要从大物品开始练习,如宽约4 cm 方木块,逐渐过渡到利用跳棋进行训练,动作熟练后,加大难度,如柔软物品的抓放训练,最后练习握持光滑物品、形状复杂物品,如钢笔、玻璃杯等。

2. 下肢假肢训练护理　操控训练包括训练穿脱假肢,站立、平衡、行走等功能。使用训练则让患者掌握迈进后退、节律行走、上下楼梯、过障碍等动作。站立位平衡训练:佩戴假肢后,患者立于平衡杠内,手扶双杠,反复练习重心转移,体会假肢承重的感觉和利用假肢支撑体重的控制方法。然后练习双手离开平衡杠的患肢负重,单腿平衡等。当患者能够较好地掌握平衡时,进行接抛球训练,根据患者能力,将球抛向上、下、左、右各个方向,让患者在改变体位时也能够保持身体平衡。

步行训练:患者将重心向假肢侧转移,控制能力等均应与穿脱假肢、步行训练同时进行,患者在进行独立步行时,往往产生不安和恐惧,这也是造成步态异常的主要原因之一。另外由于患者过分依赖拐杖,让独立步行迟迟不能掌握。可利用康复医师双手代替拐杖,在保护患者安全前提下,指导步行的节律和协调,同时不断调整辅助量,这样让患者尽快达到独立步行的水平。如患者双侧下肢步幅不等时,可在地面画脚印、横线、放置障碍物等标记,要求患者按训练计划进行,使其假肢的摆动、控制形成习惯。

(五)常见并发症的康复护理

1. 幻肢痛　截肢后仍存有已截除肢体的幻觉,发生在幻肢的疼痛称为幻肢痛。其表现不同,如针刺样、瘙痒、冰冷感、烧灼感、蚁爬感等,可伴有感觉过敏、异常排汗、自主神经系统功能不稳定。

常用方法:①物理治疗:超声、低频脉冲电疗、按摩、水疗、皮神经刺激等;②药物镇痛:一般性疼痛可选择阿米替林、奋乃静。也可使用曲马多缓释片联合塞来昔布胶囊、依托考昔等镇痛。较严重疼痛,可选择卡马西平、苯妥英钠等;③心理疗法:利用催眠、合理情绪疗法;④针灸治疗;⑤尽早安装假肢,比如术后即可安装临时假肢。

2. 残端痛　常见原因:①炎症,软组织蜂窝织炎、残端皮下滑囊炎;②皮下神经粘连、神经瘤形成;③骨端过长、骨刺形成;④血管病、糖尿病截肢患者,残端血运差,缺血引发疼痛;⑤假肢适配不良。

五、康复护理指导

1. 注意心理调节　截肢对患者的躯体和心理都会产生巨大的影响,产生抑郁或焦虑情绪,护理人员应予以充分的理解,积极进行心理疏导,使患者能面对现实,保持乐观情绪,积极配合康复治疗。

2.教会患者正确的功能锻炼方法,要遵循以患者为中心的康复理念通过运动治疗、作业治疗、康复工程技术、环境改造等方式综合治疗,从而使患者真正地回归家庭,回归社会,实现自我人生价值。

（许明高）

第十节　骨质疏松症的康复护理

一、概述

骨质疏松症是指伴随增龄衰老或医学原因引起的,以骨量丢失、骨显微结构退变为特征,致使骨脆性增加、骨折危险频度增大、易于骨折的退行性、代谢性骨病。临床以骨痛、骨密度降低、身高变矮、轻微外伤即易引起骨折为主要表现。骨质疏松是一种跨学科的复杂疾病,也是当前国际上研究最活跃的课题之一。

1.骨质疏松症的分类　主要分为原发性骨质疏松症和继发性骨质疏松症。原发性骨质疏松症包括绝经后骨质疏松症（Ⅰ型）和老年性骨质疏松症（Ⅱ）型,占骨质疏松发病总数的85%～90%。继发性骨质疏松症主要由疾病等医学原因和不良嗜好所致,占骨质疏松症发病总数的10%～15%。此外还有特发性骨质疏松症,确切病因尚不清楚,临床上罕见,可能与基因缺陷和遗传因素有关。

2.发病情况　本病的发病情况与地区环境、食物因素、营养水平以及种族的不同而有所不同。在整个人口中,年过40岁患有骨组织总量的减少,女性较男性范围广泛,发生也较早。无论男性或女性在49岁以前骨质疏松症的患病率均在10%以内,而50岁以后患病率明显增加,女性为著。我国现有老年人口1.3亿,预计2050年将达2亿5千万,其中25%～70%患有骨质疏松。

3.病因学/危险因素　原发性骨质疏松的危险因素主要有骨密度峰值、性别、年龄、绝经年龄、体型、体重,骨质疏松的家族史、种族、个人不良生活习惯（营养、酗酒、吸烟、运动）等。

骨密度峰值:人体骨密度随年龄而不断变化。20～39岁时的骨密度达最高值称为骨密度峰值,低骨密度峰值会较早达到骨质疏松的低骨量水平,而高骨密度峰值较晚甚至不出现骨质疏松的低骨量水平;男性较女性低。妇女峰值较男性低10%～20%,是Ⅰ型发生的主要危险因素,骨质疏松常发生在老年妇女,而无症状的脊柱压缩性骨折亦较常见。妇女年过45岁每增加5岁,股骨颈骨折发生率增加近1倍。但在男性和黑人妇女中则无此类现象。

年龄是影响骨矿含量的主要因素,20～40岁达峰值。女性45岁骨密度下降明显,较男性快2～3倍,70岁时由峰值骨量减少1/3。男性65岁骨密度下降明显。女性绝经年龄愈早骨质疏松发生愈早而且程度愈重。骨质疏松阳性家族史者发病率明显增高,阴性家族史者发病年龄较低。原发性骨质疏松的发生与发展很大程度取决于遗传因素,占80%,后天因素的影响仅占20%～30%。白种人比黑种人与黄种人更易发生骨质疏松,黑种人比白种人高10%,在所有种族中女性骨质疏松患病率均远高于男性。此外,运动缺乏对骨强度的影响比重（40%）远远超过了与骨代谢相关激素、钙及维生素D对骨强度的影响,是导致OP的重要原因。

继发性骨质疏松症主要由疾病等医学原因所致。如长期使用糖皮质激素、免疫抑制剂、肝素等抗凝剂或利尿剂引起的药物性骨质疏松。

4. 骨质疏松与骨质疏松症的区别　骨质疏松是骨的退化过程和现象,骨量减少,骨强度降低,不一定有临床症状或骨折发生,尚属于生理性的退化范围之内。骨质疏松症是指骨质疏松达到一定程度出现全身骨痛症状或伴发骨折等临床征象的病理状态,称之为骨质疏松症。

二、主要功能障碍

（一）疼痛

病人可有腰背酸痛或周身疼痛,负荷增加时疼痛加重或活动受限,严重时翻身、起立、坐及行走都有困难,腰背痛是骨质疏松症最常见的症状。初起时的腰部疼痛只在活动时出现,稍微休息即可缓解。随着时间的推移,骨质疏松程度加重,将出现持续的腰背部疼痛,虽经休息也容易缓解,有时还伴有多处骨关节痛、软组织抽搐痛或神经放射状痛。在腰背部疼痛的情况下,如果再长时间地保持某一种姿态不变如久站、久坐等都可促使疼痛加重,在用力或持拿重物时可以诱发疼痛加重。若伴有骨折(无论有明显外伤或不明显外伤史),原有的持续疼痛症状会有所加重。

（二）骨折

脆性骨折是指轻度外伤或日常活动后发生的骨折。发生脆性骨折的常见部位为肋骨、腰椎、髋部、桡、尺骨远端和股骨的近端。

1. 髋部骨折以老年性骨质疏松症病人多见,通常于摔倒或挤压后发生。

2. 腰和胸椎压缩性骨折常导致胸廓畸形;后者可出现胸闷、气短、呼吸困难,甚至发绀等并发肺部感染。

3. 脊柱压缩性骨折多见于绝经后骨质疏松症病人。

（三）脊柱变形

骨质疏松症严重者,可有身高缩短和驼背。这是骨质疏松症的又一主要症状。人体的脊椎椎体本来是松质,很容易因骨质疏松而改变。当骨质疏松病人的内分泌紊乱,骨代谢异常,钙的大量丢失,骨小梁萎缩,骨量减少,导致骨结构松散,骨强度减弱等种种因素,使脊椎的承重能力减退的情况下,即使承受本身体重的重力,也可使椎体逐渐变形,若在椎体前方压缩,即呈楔形变形。特别在胸11到腰3。由于这些关节活动度大,其承受重力也相应地多于别的椎体,多个椎体变形后,脊柱随之前倾,腰椎生理前凸消失,出现了驼背畸形,若驼背畸形继续发展则腰背疼痛症状会日益加重。

由于年龄增加和活动量少等因素,身体各组织、器官会出现退行性改变,椎体间软组织的退行性改变使椎体间的间隙变窄,因骨质疏松引起骨结构松散,强度减弱,原有呈立柱状的椎体,每个约高 2 cm,受压变扁后,每个椎体可以减少 1～3 mm。24 节椎体的缩减和椎体间隙变窄,使人体的身高可以缩短约几厘米,甚至更多。随着年龄的增长,骨质疏松程度加重,驼背曲度加大,增加了下肢各关节的负重,出现了多关节的疼痛,尤其是膝关节的周围软组织紧张、痉挛,膝关节不能完全伸展,疼痛更加严重。

三、康复护理评定

（一）临床评定

1. 临床症状评定　主要根据有无骨痛、身高变矮、骨折等临床表现并结合年龄、绝经否、病史、骨质疏松家族史等进行诊断。骨质疏松症的常见症状为腰背部疼痛和脊柱畸形、沉重感或疲倦感,应注意与腰背疼痛病症鉴别。

2. 骨痛分级评定　目测类比定级法(VAS 法):在纸上画一根 10 cm 长横线,0 端表示无痛,10 端表示剧痛,让受试者根据自己体验到的疼痛程度,在线上划出某一位置,再进行测量分析。

3. 腰背叩和(或)压痛评定法——积分法　0 分:无叩和(或)压痛;1 分:轻叩和(或)压痛;2 分:明显叩和(或)压痛;3 分:重度叩和(或)压痛,按叩和(或)压时退缩反应。

(二)X 线定性诊断评定

常根据骨皮质厚度、骨小梁粗细数量、骨髓腔横径与骨皮质厚度比及骨髓腔与周围软组织之间的密度差来判断。但误差可达 30%～50%,一般认为骨量丢失达 30%,X 线检查始能反映骨质疏松表现,其准确性受到许多因素的影响,故较少应用。

(三)定量诊断评定

双能 X 线评定被认为是目前骨质疏松症诊断的金标准,其精确度较高,重复性好,它是以双能 X 线骨密度吸收仪(DEXA)在前后位测得的腰椎及髋部骨密度值为依据的。依照 1995 年 WHO 规定的骨质疏松症诊断标准,用同性别的骨量峰值,减去所测得的骨量值(BNJD)来衡量:

正常骨量:≤1SD 者为正常骨量范围;

骨量减少:−1SD～−2.5 SD 者为骨量减低;

骨质疏松症:≤−2.5 SD 为骨质疏松症;

重度骨质疏松症:BMD 差值≤−2.5 SD 同时伴有脆性骨折,为重度骨质疏松症。此外还有 Q-CT(定量 CT)测量法、定量超声测量法等。

(四)生化评定

骨形成代谢指标:PICP(Ⅰ型前胶原羧基前肽),bALP(骨碱性磷酸酶),BGP(血清骨钙素)等;骨吸收代谢指标:HOP(尿羟脯氨酸)、Ⅰ型胶原交联末端肽(NTX)、TRAP(抗酒石酸酸性磷酸酶)、酸性磷酸酶(ACP)以及空腹尿钙/肌酐比值等。

(五)日常生活活动(ADL)评定

采用改良 Barthel 记分法。Barthel 评定将 ADL 能力分为良、中、差 3 级:大于 60 分为良;60～41 分为中,有功能障碍,稍依赖;小于 40 分为差,依赖较明显或完全依赖。

(六)骨质疏松症椎体骨折评估—Genant 方法

椎体变形并非均由骨折所致,而椎体骨折后则一定存在不同程度的椎体变形。可通过肉眼直视观察得出半定量的分析,根据椎体高度的减少及椎体形态的改变可以判断和其他非骨折椎体变形的鉴别。方法:从 T4～LA 通过肉眼观察而不需测量其高度;正常椎体为 0,轻度变形为 1 级,即椎体前、中或后方高度减少 20%～25%。中度变形为 2 级,即椎体前、中或后方高度减少 25%～40%。严重变形为 3 级,称为 Genant 半定量方法,方法简捷,但必须经过多年训练的医生进行其总评估。

四、康复护理措施

(一)治疗目标

骨质疏松症治疗的目的在急性发病期主要是缓解或控制疼痛、防止废用综合征;在慢性期主要是减低骨丢失、降低骨转换率、降低骨折发生率,并控制骨质疏松引起的骨痛。

(二)基本技术与方法

1. **药物治疗**　以促进骨形成、抑制骨吸收为基本原则。抑制骨吸收药物如雌激素、降钙素、钙剂、二磷酸盐、活性维生素 D 衍生物等。促进骨形成药物如活性维生素 D 衍生物、氟化物(易导致成骨不全)、同化性皮质类固醇(雄性激素及其衍生物)、孕激素、PTH 片段、生长激素、骨生长因子(BGP，BMP 等)。

2. **运动治疗**　运动治疗是防治骨质疏松的非常重要的方法。1989 年 WHO 明确提出骨质疏松治疗的三大原则是补钙、运动疗法和饮食调节。1992 年北京国际 OP 会议再次肯定除了补钙和饮食调理之外，运动是防治骨质疏松的重要方法之一。运动治疗能促进性激素分泌、促进钙吸收、增加骨皮质血流量、促进骨形成，运动应力负荷在骨内产生微电位，促进骨形成，运动通过提高肌力改善骨密度，可见运动对骨质疏松症的防治具有普遍的临床意义。

慢性期以耐力性项目如步行、健身跑、骑自行车、游泳、登山、原地跑、上下楼梯等为主。平常以躯干伸展训练为主、屈曲训练为辅的运动治疗为佳。可采用下列方法，每日 1～2 次。①俯卧位，背肌训练；②膝手卧位，背肌训练；③仰卧位，抬腿，腹肌训练；④搭桥腹肌训练；⑤五点支撑法：仰卧位，用头、双肘及双足跟着床，使臀部离床，腹部前凸如拱桥，稍倾放下，重复进行；⑥四点支撑法：在前法锻炼的基础上，改为四点支撑法，即仰卧位，双手抱头，用双肘和双足跟支撑身体抬起臀部；⑦三点支撑法：在前法锻炼的基础上，待腰背稍有力量后改为三点支撑法，即仰卧位，用头和双足跟支撑身体抬起臀部。

3. **物理治疗**　物理因子具有较好的止痛效果。骨质疏松最常见的症状就是疼痛，如何缓解疼痛乃当务之急，非甾体类消炎镇痛药对绝大部分身患骨质疏松的老年人来说是不可能长期使用的，因此选择性地运用各种物理因子对骨质疏松引起的急慢性疼痛应作为首选方法。此外物理治疗还能减少组织粘连、改善肢体功能活动、改善局部血循环、促进骨折愈合，预防深静脉血栓形成、增加局部应力负荷，促进钙磷沉聚、增强肌力、防止肌肉萎缩、促进神经功能修复、防止继发性骨质疏松。最新物理因子治疗可选用骨质疏松干预治疗系统。

4. **作业治疗**　指有目的、有针对性地从日常生活活动、职业劳动、认知活动中选择一些作业，指导患者进行训练，以达到最大限度地恢复患者躯体、心理和社会方面的功能，增进健康、预防劳动能力的丧失、预防残疾的发生和发展。

5. **支具、腰围技术**　骨质疏松最常出现的问题是脊柱变形、椎体压缩骨折。因此在治疗中佩戴适合的腰围、支具是缓解疼痛、矫正姿势、预防骨折发生、配合治疗顺利进行的重要措施之一。如弹性腰围既限制脊柱的过度屈伸又使其能自如地侧弯及旋转、预防椎体出现压缩骨折。骨质疏松最常出现的问题是脊柱变形、椎体压缩骨折。因此在运动治疗中佩戴适合的腰围、支具是缓解疼痛、矫正姿势、预防骨折发生、配合运动治疗顺利进行的重要措施之一。

6. **中医康复治疗**　中医认为骨质疏松与肾虚关系密切。肾虚病因学研究证实肾虚者骨密度较正常人显著降低，骨质疏松的肾虚检出率为 89.92%，远高于非骨质疏松者。由此，中医认为肾虚是骨质疏松的基本病机，补肾则理当作为其康复治疗的基本原则，同时肾虚者气必虚，气虚则血运无力，常因虚致瘀，故补肾与活血应并举，在补肾活血的基本原则上辨证运用中医方法进行治疗。内治可选健步虎潜丸或河车大造丸加减，外治可用骨痛宁搽剂。

五、康复护理指导

1. **治疗原则** 早期诊断、早期治疗原则;补钙为主、止痛为辅原则;物理治疗为主、药物治疗(抗骨质疏松药物)为辅原则;长期坚持运动治疗与饮食营养相结合的原则及综合治疗原则。

2. **营养调理** 适量的蛋白质摄入是确保骨基质胶原成分的基本来源,对骨的再建提供了重要的营养素。膳食中应有足量钙(如牛奶及乳制品、大豆及豆类制品、鱼类、坚果以及黑芝麻等食物中均含有较丰富的钙)和磷(鱼、肉等),当食物中钙的摄取不足或骨质疏松较重,需快速补充钙剂时也可采用口服元素钙,每日以 $500\sim800$ mg 为宜,如碳酸钙 D_3 片(钙尔奇 D)有较好的吸收率和生物利用度,并适合于老年人服用。

3. **预后** 骨质疏松症影响患者的主要是疼痛和骨折。长期的疼痛是折磨患者的主要因素,并可能导致心理的改变。而骨折的出现,病人需长期静养,这将造成病人丧失独立生活能力下降和恐惧,再摔跤再骨折的恐惧以及抑郁的心理状态。除了沉重的经济负担,骨质疏松还导致了数以千万计的人残废和早逝,已成为一个严峻的医学问题和社会问题,因而也成了国内外学者的研究热点。

(胡大胜)

第十一节 关节置换术后的康复护理

一、概述

关节置换术是用生物相容性与机械性能良好的金属或非金属材料制成的假体,置换被疾病或损伤破坏的关节,使僵硬、强直或畸形关节恢复成无痛、有良好运动功能的一种关节成形手术。此术又分半关节置换和全关节置换两种方式。它可以达到切除病灶、消除疼痛、恢复关节功能的目的。术后功能锻炼对关节置换术的效果,有时比手术本身更具有重要的意义。

二、主要功能障碍

(一)疼痛

早期的疼痛多因手术创伤引起,后期可因术后被动活动髋膝关节使得部分挛缩的肌肉被伸展而出现疼痛,也可能因焦虑所致肌紧张和疼痛加剧;另外,局部肿胀、压迫、感染和血栓性静脉炎的发生也会引起疼痛。全膝关节置换术后病人可能比全髋关节置换术后病人的疼痛更剧烈、时间更长。一般典型的全膝关节置换术后病人术后中等度疼痛至少 $24\sim48$ 小时,甚至更长。全膝关节置换术后病人常因疼痛而保护性屈曲膝关节,从而对关节活动度的改善带来困难。

(二)关节挛缩

多为屈曲挛缩,常因体位不当或未行早期关节活动使得关节不能有效伸展、长期处于屈曲状态所致,特别是术前即有关节挛缩者术后更易发生。

(三)感染

发生率为 $3\%\sim5\%$,发生感染的原因可能有以下几点:

1. 血源性感染　术前或术后存在其他部位的感染灶(牙龈炎、扁桃体炎等)。

2. 术中污染　植入物未严格消毒灭菌、手术区污染等。

3. 术后伤口引流管引流不畅,治疗护理时未严格按照无菌操作原则。

4. 伤口脂肪液化。

5. 手术或麻醉可对人体免疫系统产生不良影响,手术后1周内白细胞功能下降,假体上磨损下来的碎片特别是钴、铬等合金损害机体的防御机制,骨水泥单体释放影响细胞的吞噬作用,也可造成感染。

（四）神经损伤

THA术后病人神经损伤的发生率为0.08%～3.7%,表现为患肢感觉运动障碍,膝及足背伸展无力。其原因有:

1. 手术中牵拉伤、电凝造成的灼伤、骨水泥固化过程中的灼伤。

2. 术中拉钩不当或术后血肿形成引起的压迫性损伤。

3. 缺血、低血压、全身血容量减少使坐骨神经的血液供应减少,导致缺血性损伤。

KA术后病人腓总神经损伤发生率为0.3%～0.4%,表现为小腿后外侧麻木,足趾背伸肌力下降。多发生于下肢过度牵拉或延长,其次因局部石膏或血肿压迫或体位不当造成腓骨小头受压所致。

（五）深静脉血栓形成(DVT)

由于术中出血、血液成分的改变使血液处于高凝状态,而术后卧床制动使血流速度减慢,若同时合并静脉壁损伤,促使凝血激活酶的形成和血小板的聚集,导致术后深静脉血栓容易形成。护理中,需密切观察病人术侧肢体有无肿胀、疼痛、血液循环障碍,以便尽早发现DVT。据报道,人工关节置换手术后DVT总发生率为47.1%。全髋关节置换术术后DVT发生率为40.0%,可发生于术后数天内,也可发生于术后数月甚至更长时间,高峰在术后1～3天内。在没有任何预防措施下,单侧全膝关节置换术术后DVT的发生率＞50%,而同期双侧全髋关节置换术术后DVT发生率＞75%。与全髋关节置换术相比,全膝关节置换术术后DVT主要发生在小腿静脉内,少有近端孤立的静脉血栓,很少形成危及生命的近端栓子。

（六）焦虑与恐惧

一方面,由于长期关节功能障碍以及疼痛的折磨,病人日常生活不能自理,导致病人的心理失衡;另一方面,相当一部分病人对手术的期望值很高,但又担心手术效果不理想以及术后可能出现的并发症,从而产生心理上的障碍,如焦虑、恐惧等。

（七）日常生活活动能力

受限疼痛、关节活动度减小等将限制病人步行、上下楼梯、个人卫生、穿脱裤鞋袜等活动能力。

三、康复护理评定

关节置换术的目的是尽可能纠正关节存在的疼痛、不稳、畸形、运动障碍和病变。手术成功的标准是置换的关节能无痛地、完善地代替关节的功能和患者对置换后关节的近、远期满意度。因而在术前、术中和术后应进行综合评定。常用的髋关节和膝关节评定方法有:

（一）Charnley髋关节功能评定

见表7-17。

表 7 - 17 Charnley 髋关节功能评定表

得分	疼痛	运动	行走
1	自发性严重疼痛	0°～30°	不能行走,需双拐或手杖
2	起步即感痛、一切活动受限	60°	用或不用手杖,时间距离有限
3	能耐受可有限活动	100°	单杖辅助、距离限<1小时无杖难行走、能长站
4	某些活动有痛,休息能缓解	160°	单杖能长距离走、无杖受限
5	轻或间隙痛、起步明显活动后缓解	210°	无需支具但有跛行
6	无疼痛	260°	正常

(二)HSS 膝关节功能评定

见表 7 - 18。

表 7 - 18 HSS 膝关节功能评定表

项目		标准	得分
疼痛(30分)	任何时候均无痛	30	
	行走时无痛	15	
	行走时轻微痛	10	
	行走时中度痛	5	
	行走时严重痛	0	
	休息时无疼痛	15	
	休息轻微疼痛	10	
	休息中度疼痛	5	
	休息重度疼痛	0	
功能(22分)	行走、站立无限制	22	
	行走 5～10 街区(>2 500 m)	10	
	行走 1～5 街区(500～2 500 m)	8	
	行走少于 1 街区(500 m)	4	
	不能行走	0	
	能上楼梯	5	
	能上楼梯但需支具	2	
	屋内行走无需支具	5	
	屋内行走需要支具	2	
活动度(18分)	每活动 8 度得 1 分,最高 18 分		
肌力(10分)	优:完全能对抗阻力	10	
	良:部分对抗阻力	8	
	中:能带动关节活动	4	

（续表 7 - 18）

项目		标准	得分
	差:不能带动关节活动	0	
	屈膝畸形	10	
	无畸形	10	
	小于 5°	8	
	5°～10°	5	
	大于 10°	0	
屈膝畸形（10 分）	无畸形	10	
	小于 5°	8	
	5°～10°	5	
	大于 10°	0	
稳定性（10 分）	正常	10	
	轻微不稳定 0°～5°	8	
	中度不稳定 5°～15°	5	
	严重不稳>15°	0	
减分项目	单手杖	−1	
	单拐杖	−2	
	双拐杖	−3	
	伸直滞缺 5°	−2	
	伸直滞缺 15°	−5	
	每 5°外翻扣 1 分	−1	
	每 5°内翻扣 1 分	−1	

评定结果:优>85 分,良 70～84 分,中 60～64 分,差<59 分。

（三）X 线平片评定

可确定人工关节假肢置换的位置、角度,假肢部件的状态,假体有否松动等,有益于术后问题的分析和处理。

四、康复护理措施

（一）髋关节置换术后的康复

术后 3 周内术侧髋关节下垫软枕呈稍屈曲,并保持外展 30°中立位,穿防外旋鞋,两下肢间置软枕。在床上行臀大肌、臀中肌、股四头肌和小腿三头肌等长收缩训练。如为关节囊前切开的髋关节前入路术,术后一周开始练习坐位被动屈髋活动。若为关节囊后切开的髋关节后入路术,则屈髋活动延至术后 3 周开始。术后 3 周扶双拐下床站立活动。如假体由骨水泥固定者,术后 3 周患肢可部分负重,并逐渐增加负重量,6 周后完全负重。若未用骨水泥固定,部分负重时间延至 6 周开始,完全负重要等到 12 周。

1. 关节活动度训练 术后3周行髋关节主动和被动活动训练,以屈髋为主,同时行外展及内收到0°位和旋转活动训练,并教会家属帮助患者训练。

2. 肌力训练 术后即开始对臀大肌、臀中肌、股四头肌和小腿三头肌作静止性等长肌力训练,逐渐到作等张肌力训练,以后发展到各种抗阻肌力训练。使患者具备足够肌力,以保持关节的稳定性和良好的站立及行走功能。

3. 站立和行走训练 应训练由坐到用双拐辅助站位,2~3天后开始患肢部分负重,并逐渐增加负重量使站立能力加强后,再过渡到单拐行走,以后逐渐减少单拐负重量,并由单拐过渡到手杖,最后逐渐到不用手杖行走。再进行上、下楼梯、过障碍物及过门槛的训练。

(二)膝关节置换术后的康复

术后即应抬高患肢、保持中立位和主动或被动踝关节伸屈及旋转运动。术后第一天行股四头肌等长收缩训练,尽力作踝关节背屈和伸膝运动,每次持续5~10秒,每小时50次。术后第2天拔除引流物后开始做膝关节被动活动,从0°~40°开始,每天逐天增加5°~10°,每次训练1小时,每天2~3次。尚可坐在床边做膝关节被动屈伸活动、股四头肌主动等张收缩训练,当股四头肌肌力得到一定恢复,可进行膝关节主动屈伸活动训练以提高肌力。术后1周后可用双拐下地(用骨水泥固定患者术后4天开始下地),并在治疗师的指导下逐渐加大患肢部分负重量,当股四头肌肌力达到能稳定膝关节时,应增加行走训练强度,逐渐过渡到用单拐,再去拐用手杖行走,力争膝关节屈曲达90°活动范围。术后2~6周以增强肌力训练为主,继续保持关节活动范围训练、日常生活活动能力训练和作业治疗。

人工关节置换术后随诊时间:第一次为术后1.5~2个月、第二次为术后4个月、第三次为术后1年,以后每年复诊1次。如有异常应随时就诊。

五、康复护理指导

(一)饮食的护理

由于老年人肠道吸收功能差,极易引起低蛋白、低维生素及贫血。营养不良又可以导致骨折愈合缓慢甚至不愈合,因此护士应鼓励患者多进高蛋白、高热量、易消化并富含维生素的食物,多吃青菜、水果,多饮水,以保持大便通畅,增强机体抵抗力,促进伤口愈合。护士一定要落实患者的饮食量,食入太少时,适当增加静脉补液量,必要时输血。

(二)基础护理

患者需长期卧床,生活不能自理,应协助其保持正确、舒适的体位;帮助患者解决日常生活中的困难,满足其生活需要,并注意防止压疮、坠积性肺炎、尿路感染等。

(三)康复训练

1. 关节置换术后3天 术后回病房麻醉清醒后可行股四头肌等长收缩训练,踝关节、趾关节运动,直腿抬高运动,促进血流,防止血栓形成。

2. 关节置换术后4~7天 一般在术后4天,患者已无明显疼痛,此时康复锻炼的目的是促进膝关节活动,膝关节伸屈活动范围应达到90°以上,可在医生的指导下借助CPM机进行关节活动度训练。建议使用CPM机的方法是:术后第4天开始每天使用6~12小时,开始伸屈范围在0°~45°,以后每天伸屈范围增加10°,出院时可达到95°以上。

(四)心理护理

由于传统观念的影响,患者置换人工关节时顾虑多,心里不踏实。多数患者术后不敢活动,怕疼痛,担心切口裂口。护士要针对患者的复杂心理,及时做好解释、安慰工作,介绍关节膝置换的有关知识,使患者对疾病有初步的认识。通过谈话增加患者对手术的认识和信心,解除患者思想负担,树立战胜疾病的信心,保持良好的心态配合治疗。

（胡大胜）

第十二节　冠心病的康复护理

一、概述

冠心病是冠状动脉粥样硬化性心脏病的简称,也称为缺血性心脏病,是指冠状动脉粥样硬化导致管腔狭窄和阻塞,引起心肌缺血、缺氧的心脏病。其基本病变是心肌供血不足。冠心病是当今威胁人类健康的主要疾病之一。在欧美此病占心脏病死亡数的 50%～75 %,我国占心脏病死亡数的 10%～20%。近年来有上升的趋势。2000 年其死亡率居我国城区第三、乡区第四位。根据冠状动脉病变的部位、范围、血管阻塞程度和心肌供血不足的发展速度、范围和程度将冠心病分为症状型冠心病、心绞痛型冠心病、心肌梗死型冠心病、缺血性心肌病型冠心病、猝死型冠心病五种。冠心病的康复目标不仅是为了提高生活质量,也可通过控制危险因素而减少复发、降低发病率和死亡率。

二、主要功能障碍

冠心病患者与脑血管病患者在功能损伤方面不同,主要影响的不是肢体的功能,而是患者的体力,造成患者的残疾主要表现为运动能力和耐力的减退,具体体现在以下方面:

1. 心绞痛发作　患者在劳累、情绪激动、寒冷、饱食、急性循环障碍等诱因下,心脏负荷增加,耗氧量增加,使得已有冠状动脉粥样硬化的心肌缺血、缺氧,诱发心绞痛(称劳力性心绞痛)。常把活动诱发心绞痛分为 4 级:①Ⅰ级:重体力活动后诱发心绞痛;②Ⅱ级:中等日常体力活动后诱发心绞痛;③Ⅲ级:较轻的日常体力活动后诱发心绞痛;④Ⅳ级:轻微体力活动后诱发心绞痛。心绞痛的发作限制了患者的活动,影响患者的休息。

2. 心功能减退　冠心病患者可伴有慢性心功能不全,尤其急性心肌梗死可引起心功能不全。目前通用的是纽约心脏病学会 1928 年提出的心功能不全分级方案。主要是根据患者自觉的活动能力分为 4 级:Ⅰ级,患者患有心脏病,但活动量不受限制,平时一般活动不引起疲乏、心悸、呼吸困难或心绞痛;Ⅱ级,心脏病患者的体力活动受到轻度限制,休息时无自觉症状,但平时一般活动下可出现疲乏、心悸、呼吸困难或心绞痛;Ⅲ级,心脏病患者体力活动明显受限,小于平时一般活动即引起上述的症状;Ⅳ级,心脏病患者不能从事任何体力活动,休息状态下也出现心衰的症状,体力活动后加重。

这种方法简便易行,但仅凭患者的主观陈述,因个体间差异较大,有时症状与客观检查有很大差距。为此,1994 年美国心脏病学会增加了客观检查,如心电图、负荷实验、X 线、超声心动图等客观依据,将心功能不全分为 A、B、C、D 四级。这两种方法同时应用,相互补充。心功能的减退,妨碍患者正常的工作和生活。

3. 心理负担加重　由于患者经常出现心绞痛、心律失常,同时因为心功能不全导致活动耐力减退。另外,一些高危因素的存在、患者对疾病认识的欠缺,使得患者心存恐慌,造成极大的心理负担而出现焦虑、抑郁的情绪,不利于患者的康复。

三、康复护理评定

冠心病的康复评定包括病史、体格检查、冠心病危险因素的评估、心理社会评定以及心肺功能的专项检查。其中最主要的是运动试验。运动试验能定量地了解身体和心肌的需氧代谢能力,以及在心率、血压增加时的耐受能力,对冠心病康复治疗具有非常重要的意义,为制定运动处方、指导患者恢复日常生活活动和作业性活动、决定冠心病预后、确定恢复工作和其他病前所从事的活动提供客观依据。

在运动试验中,通过一些重要的参数变化来反映心脏和整个身体的情况,包括症状、体征、心脏电生理指标、血流动力学指标和以耗氧量和二氧化碳排出量等为基础的一系列代谢指标,如代谢当量、无氧代谢阈等,以及患者感觉的运动量评分。

四、康复护理措施

冠心病的康复治疗主要是医疗性运动(有氧训练、力量训练等),配合心理治疗、作业治疗、行为治疗、危险因素纠正等。康复计划应力求最小的危险和最大的恢复。冠心病康复治疗分为住院期康复(Ⅰ期)、出院期康复(Ⅱ期)和慢性冠心病或慢性期康复(Ⅲ期)。

(一)运动康复的适应证和禁忌证

1. 适应证 ①无症状性冠心病;②稳定性心绞痛;③急性心肌梗死;④戴有心脏起搏器;⑤经皮冠状动脉腔内血管成形术后;⑥冠状动脉旁路术后;⑦心脏移植术后。

2. 禁忌证 ①急性全身性疾病,或发热超过38 ℃以上;②新近全身或肺部栓塞;③血栓性静脉炎;④安静时血压≥26.7 kPa/13.3 kPa(200/100 mmHg),或不能用药物解释的血压低于平常2.7 kPa(20 mmHg);⑤不稳定性心绞痛;⑥急性心包炎或心肌炎;⑦严重的主动脉狭窄;⑧严重的心律失常;⑨失代偿性心力衰竭。

(二)治疗分期及实施

1. 冠心病Ⅰ期康复(住院期的冠心病康复) Ⅰ期康复目标是争取尽早生活自理和尽早出院,并且从监视下的活动过渡到家中无监视和安全的活动。当患者无明显心绞痛、气短;安静心率<110 次/分;活动时ST段变化不超过1 mm;血压基本正常,病情无加重时,即可开始渐进性体能活动和教育。首先进行渐进的关节活动范围训练,再从被动活动过渡到低强度的主动抗阻运动,以减少、消除绝对卧床所带来的不利影响。开始各关节各方向活动5~10次;床上、床边坐位训练5~10分钟,每天2次,运动强度1~1.5 METs。并同时进行ADL训练,如床上自行翻身、进食、刷牙、洗脸、梳头、床边便桶等。在患者转出监护室后,即可开始早期行走练习。早期的步行训练可在运动平板上进行,开始用坡度为0,1.6 km/h的速度走10~15分钟,随着耐力的改善可以逐渐增至4.8 km/h。活动时心率增加应<10 次/分,并且不应出现缺血或心律不齐等不良反应。在运动最初3分钟后和增加运动速度之前要测量血压。在此时期血压增高不应超过2.7 kPa(20 mmHg)。如果训练中血压开始降低应该停止训练。在这一时期患者可进行渐进性的作业治疗活动:以增强自我照顾和日常生活活动的耐力。经过约2周的活动,运动能力一般可达到2~3 METs。

住院期间,应对患者进行健康教育。主要解释心脏疾病的解剖和生理、药物治疗的目的、戒烟、有益于心脏健康的饮食以及康复过程和目标等。健康教育的形式可以个别或患者小组的形式举行,时间不要太长,尽量让患者家属参加。鼓励患者签订书面戒烟计划,可应用针灸、戒烟糖和可乐定片，帮助抑制患者的烟瘾。

2. 冠心病Ⅱ期康复（出院期的冠心病康复）　Ⅱ期康复目标主要是保持并进一步改善出院时的心功能水平，逐步恢复生活完全自理，过渡到恢复正常的社会生活，提高生活质量。

出院后至病程的 12 周左右一般为冠心病Ⅱ期，即恢复初期。患者最常用的锻炼方法是行走，包括户内外行走，须每天进行。行走可逐渐增强其耐力，从 15～30 分钟开始，在可耐受的情况下逐渐增加行走速度。此阶段应在医院门诊康复科进行监护下的有氧运动锻炼，活动强度为最大心率的 40%～50%。在进行较大运动强度活动时，可采用远程心电图监护系统监测，或由有经验的康复人员多次观察康复治疗程序，以确立安全性。对于没有异常表现的患者，可以通过自我监护或在家属的帮助下过渡到无监护活动，应安全稳步地提高运动负荷。Ⅱ期康复程序见下表 7 - 19。

表 7 - 19　Ⅱ期康复程序

活动内容	第一周	第二周	第三周	第四周
门诊宣教	1 次	1 次	1 次	1 次
散步	15 分钟	20 分钟	30 分钟	30 分钟×2 次
厨房工作	10 分钟	10 分钟	10 分钟×2 次	10 分钟×3 次
看书或电视	15 分钟×2 次	20 分钟×2 次	30 分钟×2 次	30 分钟×2 次
保健按摩	保健按摩学习	保健按摩×1 次	保健按摩×2 次	保健按摩×2 次
缓慢上下楼	1 层×2 次	2 层×2 次	3 层×1 次	3 层×2 次

这一时期对患者和家属的健康宣教仍很重要，尤其应着重于行为的调整。如果有健康生活方式意识的吸烟患者，会按有规律的计划进行锻炼，而且一旦停止吸烟就会戒掉。而单独的锻炼计划，往往于心理健康不利，如自尊、信心及家庭活动等方面。这一时期对家庭的咨询同样重要，在这方面应注意避免把患者当无法治疗对待。

这一阶段一般需要 6～12 周。对于进展顺利、无明显异常表现的患者，6～8 周即可达到 6METs 的运动负荷，并顺利地进入心脏康复的第Ⅲ期。

在恢复后期应进行功能性运动试验，以评估身体负荷能力和心血管功能。试验中一旦 ST 段显著下移即可评估出最大身体负荷能力。功能性试验的结果可用于决定患者是否能恢复工作、锻炼及性活动，并且可用于评价治疗效果。进行运动试验的早晚主要取决于心脏损伤的范围、患者年龄、重返工作的迫切性。

3. 冠心病Ⅲ期康复（慢性冠心病或恢复中期康复）　Ⅲ期康复目标是巩固Ⅱ期康复成果，控制危险因素，改善或提高心血管功能和身体活动能力，最大限度地恢复其生活与工作。

病程的 12 周以后至 6～12 个月为慢性期或恢复中期，完成冠心病康复计划大约需 12 周，此时运动试验证实患者可安全完成 7～8METs 的运动强度，为了保持已改善的身体状况，进一步改善心血管功能和提高耐力，应继续体能锻炼。可以按最后一次运动处方靶心率的相同负荷水平继续锻炼，运动强度依具体个人情况逐渐增加。康复训练的基本原则是：①根据年龄、性别、个性爱好、疾病诊断和病期、相应的临床表现、治疗目标、患者的心理状态和需求等，因人而异制定康复方案。②遵循生理学规律的训练原则，即掌握运动技能和学习适应性过程循序进行训练。③从量变过程到产生质变，训练效果的维持需要长期锻炼。如果在训练计划中要休假，也应该制订与运动形式相类似的练习计划或其他类似的活动，以便在假日期间坚持锻炼。④根据病人兴趣选择训练项目,兴趣可以提高患者参与并坚持康复治疗的积极性和主动性;⑤全面整体的原则。

适用于慢性冠心病的最基本治疗方法是等张和节律性的有氧运动,主要是应用大肌群活动。最常用的运动有行走、慢跑、骑自行车、游泳等,无论哪一种方法都要注意安全,尤其是那些有中度或有明显骨质疏松的患者应防止出现骨折或意外。近年来肌力练习(等长和抗阻练习)和循环力量训练是新的有氧训练方法,对左心室功能良好的患者应用这些方法的危险性很低。但是左心室功能损害的患者抗阻训练可能出现失代偿,因而对此类患者以及未控制的心律失常或不稳定心绞痛的患者不应做这些训练。对于恢复工作后需做重体力劳动、高强度运动以及年老需增强肌力减少髋骨折的患者,在增强心血管功能的同时,改善肌力及耐力也很重要。无论哪种类型的运动练习,运动处方中都应明确写出应做的准备活动(热身运动)、训练活动和整理活动。

强化的和高水平的第Ⅲ期冠心病康复,可能需要 6～12 个月,这是一个漫长的艰苦训练过程,要帮助和鼓励患者坚持按运动处方的要求进行,以维持康复效果,提高生存质量。

五、康复护理指导

1. **基本原则** 个性化、循序渐进、持之以恒、趣味性、全面性。
2. **基本方法** 步行、登山、游泳、骑车、中国传统形式的拳操。
3. **注意事项** ①制定安全有效的运动处方;②每次训练必须包括:准备活动、训练活动、结束活动;③定期检查和修正运动处方;④不适的处理。
4. **健康教育** 疾病简介;合理安排饮食;心理指导;掌握运动康复处方;正确服药。

(胡大胜)

第十三节　慢性阻塞性肺病的康复护理

一、概述

慢性阻塞性肺疾病(chronic obstructive pulmonary,COPD)是一种重要的慢性呼吸系统疾病,主要是指慢性阻塞性支气管炎和阻塞性肺气肿。由于大气污染、吸烟人数的增加,COPD 近 10 多年来有增加的趋势。这类病变通常具有气道阻塞和实质性肺疾病,表现为慢性咳嗽、咳痰及进行性加重的呼吸困难,长期缺氧和呼吸不畅严重影响患者的日常生活和工作,甚至出现焦虑、抑郁等心理问题,给患者及家庭都带来了极大的痛苦和经济负担。COPD是一种不可逆性改变,即使进行规范的药物等治疗,也不能控制其病情的发展,最终可能会发展成慢性肺源性心脏病、呼吸衰竭、心力衰竭等严重并发症。因此,目前国内外学者均十分强调 COPD 的康复治疗,以稳定、逆转肺疾病的病理生理和病理心理改变,争取患者在现有的肺的病理或生理功能损害和全身状况调节下,能发挥最大的呼吸功能潜力,从根本上提高患者的生存质量。

二、主要功能障碍

1. **有效呼吸减低** 由于 COPD 患者气道阻力增加,肺泡过度积气,通气减少;同时由于肺泡毛细血管床减少,换气功能障碍,使得有效呼吸减低。另外,感染、呼吸道分泌物增多,使得病情进一步加重,患者表现咳嗽、咳痰、气促、呼吸困难等。

2. 病理呼吸模式 肺气肿使得膈肌活动范围受限,通气量减少。患者为弥补呼吸的不足,以胸式呼吸为主,甚至使用辅助呼吸肌(如胸大肌等),形成病理呼吸模式,更进一步限制了有效呼吸。辅助呼吸肌的参与,使耗氧量增加,更加重了缺氧和呼吸困难,并可能出现呼吸肌无力。

3. 感染和潜在窒息的可能 COPD 患者多为老年人,机体抵抗力下降,同时因为存在呼吸困难,使得患者活动减少甚至长期卧床,易于出现呼吸系统感染,痰液增多,因气道阻塞,咳嗽无力,有潜在窒息的危险。

三、康复护理评定

评定包括病史采集和体检等,最基本的则是呼吸功能检查和运动功能评估。

(一)呼吸功能检查

COPD 的严重程度通过测定呼吸通气功能确定。早期常无异常,如发展到有小气道阻塞时,逐渐表现为最大呼气流量-容量曲线降低,此指标比第一秒用力呼气量(FEV1)更为敏感。当病情发展成合并肺气肿时,表现为通气功能障碍,如 FEV1、最大呼气中期流速(MMEF)、最大通气量(MMV)等降低;肺活量(VC)正常或轻度下降;功能残气量(FRC)、残气量(RV)、肺总量(TLC)均增大。COPD 病人 FEV1 一般小于正常预计值的 80%,而严重 COPD 患者 FEV1 可低于正常预计值的 35%。患者肺顺应性降低,弥散力正常或轻度减少。根据 FEV1 下降程度,可将 COPD 分为 3 级:I级 FEV1≥70%;II级 FEV1≥50%;III级<50%。

(二)动脉血气分析

早期无变化,随着病情发展,动脉血氧分压(PaO_2)下降,进一步出现二氧化碳分压($PaCO_2$)升高,甚至代偿性呼吸性酸中毒,pH 降低。

(三)运动功能试验

呼吸运动功能试验的目的是为了解掌握患者运动能力的大小,了解其在运动时是否需要氧疗,并指导制定安全、适宜、个体化的运动治疗方案。通过运动功能试验可获得最大耗氧量($VO_2 max$)、定量运动耗氧量、无氧阈等资料。主要的测定方法有:

1. 渐进运动试验 在功率自行车或步行器上,有规律、有间隔逐渐增加活动等级至患者的耐受极限(最大负荷),或达到预测最大心率的 85%,并常规监测心率、呼吸率、血压、ECG、PaO_2、$PaCO_2$、SaO_2、呼吸商、无效腔量与潮气量比值等。还可应用呼吸困难分级表评定病人呼吸困难或下肢疲劳度。

2. 耐力运动试验 要使康复计划更有效,应分别于训练计划开始前和完成时,用一些运动耐力的标准测量进行评估,如在步行器或固定自行车上用次最大负荷(由开始的渐进练习试验测得)测定耐力,常选用最大负荷的 75%~85%作为固定负荷,并记录其速度和时间。

3. 计时步行距离测定 6 分钟或 12 分钟的计时步行距离是呼吸康复中最常用的评定运动功能的方法。这种方法容易掌握,不需要特殊仪器,所需要的练习也与日常活动密切相关,在步行测验中,应嘱患者逐渐增加步行速度和时间。

(四)呼吸困难评定

呼吸困难是 COPD 患者的最主要症状,也可能是影响病人生活质量的最重要因素。呼吸康复的最主要目标之一就是帮助病人减轻这一症状。两种评定呼吸困难的方法是：在运动试验或训练过程中用力性呼吸困难的评定和在日常生活活动中的总体呼吸困难的测定。根据美国医学会《永久损伤评定指南》(GEPI)1990年修订第三版的资料，将呼吸困难分为三级(表7-20)。

表7-20 呼吸困难分级

分级	特　点
轻度	在平时行走或上缓坡时出现呼吸困难，在平地行走时，步行速度可与同年龄、同体格的健全人相同，但在上缓坡或上楼梯时则落后
中度	与同年龄、同体格的健全人一起在平地行走时或爬楼梯时有呼吸困难
重度	在平地上按自己的速度行走超过4~5分钟后出现呼吸困难，患者稍用力即出现气短，或在休息时也有气短

（五）日常生活活动能力评定

呼吸疾病患者尤其是严重的COPD患者常常有日常生活或活动方面的障碍。评定主要包括自我照顾、日常活动、家务劳动、购物和做饭、交通（活动性）以及人际关系。

（六）心理评定

COPD患者由于呼吸困难和对窒息的恐惧，经常处于持续紧张不安的焦虑状态，因而胸壁肌紧张程度增加，使呼吸更为困难。另外，COPD患者由于慢性缺氧，可引起器质性脑损害，表现出认知、情绪等障碍。因此，需要对COPD患者进行相应的心理评定。

四、康复护理措施

（一）康复目标

1. 支持和改善心肺功能　通过物理医学手段治疗和预防并发症。
2. 消除疾病遗留的功能障碍，开展积极的呼吸和运动训练，发掘呼吸功能潜力。
3. 提高机体能量储备，改善或维持体力，提高其对运动和活动的耐力。
4. 提高机体免疫力，改善全身状况，增加日常生活自理能力，减少对住院的需求。
5. 改善心理状况，缓解焦虑、抑郁、紧张、暴躁等心理障碍。

（二）康复方案

1. 药物治疗　患者在开始康复之前应给予适当的药物治疗，包括支气管扩张剂、皮质激素、抗生素、黏液溶解剂、祛痰药和抗过敏药等。根据情况给药，同时根据需要湿化空气、摄入充足的液体以及促进气道分泌物的清除。在呼吸道感染过程的初期应尽早给予药物治疗。

2. 清除气道分泌物

（1）体位引流：通过适当的体位摆放，使患者受累肺段内的支气管尽可能地垂直于地面，利用重力作用促使肺叶，特别是肺段气道内的分泌物引流，配合有效的咳嗽将分泌物排出。其原则是病变部位放在高处，引流支气管开口于低处。根据肺段不同的解剖部位而取不同的体位与角度。每天做2~3次，每次5~10分钟。应注意：不要让位于上位的病肺引流物污染了位于低位的正常肺和支气管。对于年老体弱、严重心脏病、心力衰竭、明显呼吸困难和发绀者应禁忌。

（2）胸部叩打、震颤：临床上体位引流时配合应用胸部叩拍技术，可使黏附在支气管里的分泌物脱落并移至较大的支气管而较易排出。叩打或震颤宜轻而有节奏，操作时嘱患者缓慢用腹式呼吸，呼气时进行叩打和震颤，反复数次。

（3）咳嗽控制与调节：咳嗽是呼吸系统的一种防御性反应，可因气道受到刺激产生反射性咳嗽，也可以在主观控制下产生自主性咳嗽。COPD 患者必须控制浅而频繁及暴发性的无效咳嗽，配合用力呼气技术进行有效咳嗽，可在深吸气之后采取"哈咳"，可减轻疲劳，减少诱发支气管痉挛，提高咳嗽咳痰的有效性。并可压迫下胸和上腹部，以助痰液排出。

3. 呼吸练习

（1）腹式呼吸：患者取仰卧位、半卧位或坐位，一只手放在腹部，另一只手放在胸部，先闭嘴，经鼻腔做深吸气，同时隆起腹部，使放在腹壁上的手感到运动，而放在胸上的手使胸廓运动保持最小。可在腹部放一个小重物以进行抗阻力呼吸训练。开始每日 2 次，每次 10～15 分钟。以后逐渐增加次数和时间，争取成为自然呼吸习惯。

（2）缩唇呼吸：患者经鼻吸气后，缩唇吹口哨样缓慢呼气，一般吸气 2 秒呼气 4～6 秒钟。呼气流量以能使距口唇 15～20 cm 处的蜡烛火焰倾斜而不熄灭为度，以后可逐次延长距离至90 cm，并逐渐延长时间。

4. 有氧运动　患者通过适当的运动训练主要是有氧训练。为使训练能成功和持久，训练方法应结合患者个体情况、兴趣和环境，并且简单易行又不昂贵。户外步行（走平路）即是一种简单易行又有效的方法。游泳、踏车、爬山、上下楼梯、做呼吸操、气功等也是有效的锻炼方法。运动强度以临床运动测验参数为指导。初始阶段运动 5～10 分钟，每天 4～5 次，逐步适应后可延长至 20～30 分钟，每天 3～4 次。

5. 作业治疗　①通过使用适当的辅助器具和周密的活动安排与活动简化，减少活动中能量的消耗；②通过安排日常生活活动训练（如家务劳动等），提高患者的自理能力和作业活动能力。

6. 氧疗　COPD 患者如 PaO_2 持续低于 6.6 kPa（50 mmHg）或氧饱和度（SaO_2）＜90%，给氧具有关键作用。可通过导管、面罩或机械通气给氧，SaO_2 上升至＞90% 或 PaO_2＞8.0 kPa（60 mmHg）而不使 $PaCO_2$ 上升超过 1.3 kPa（10 mmHg）。如条件允许，COPD 患者进行每天 10～15 小时的低流量持续家庭氧疗，能延长寿命和明显改善生活质量。

7. 营养支持　COPD 合理的膳食安排、食品的调配、科学的烹饪方法、正确的饮食制度，可以积极地影响病情的转机，改善代谢功能，增强机体抵抗力，促进疾病的恢复。

五、康复护理指导

1. 健康教育　为获得满意的康复治疗效果，对患者及其家属进行健康教育，提高他们的积极配合和主动参与意识是非常重要的。内容包括疾患状况、肺的解剖和生理学、药物治疗以及各种适宜的呼吸练习方法和锻炼技术理论基础和实际操作。可根据需要教给患者家庭氧疗的技术。

要让患者和家属意识到，预防和提高治疗 COPD 的效果首先应戒烟。病人的承诺，医务人员提供帮助，及使用尼古丁替代剂等，都会给戒烟提供有效的方法。教育方法可采用个别指导，也可以小组形式指导。

2. 心理治疗　心理社会支持治疗是 COPD 康复治疗方案中的一个重要组成部分。患者往往会认为 COPD 是慢性和不能治愈的,常感到无望和无法应付这种疾病。抑郁很常见,尤其会因害怕呼吸困难而产生焦虑、否认、发怒和孤立自己等心理行为障碍。因此,心理治疗可改善异常的心理状态,有助于患者以积极主动的态度参与康复治疗,提高疗效。

(胡大胜)

第十四节　糖尿病的康复护理

一、概述

糖尿病是一种代谢障碍性疾病,有遗传倾向。它主要由于体内胰岛素的相对或绝对不足而导致糖、脂肪和蛋白质代谢的紊乱,其临床表现是高血糖及尿糖。糖尿病的病程长,特别是高血糖得不到控制的患者容易导致脑、心、肾、神经、眼和周围血管等组织器官的并发症,成为糖尿病致死和致残的主要原因。其发病情况随着人们生活水平的提高、人口老化、生活方式的改变以及诊断技术的进步而迅速增加。1996 年我国糖尿病协作组对全国 11 省市 20～75 岁人群进行流行病学调查,结果发现糖尿病的患病率为 3.21%,糖耐量降低患病率为 4.76%。据 WHO 近期报告,全世界约有 1.35 亿糖尿病患者。糖尿病已成为严重威胁人类健康的世界性公共卫生问题。为此 1991 年国际糖尿病联盟宣布,每年的 11 月 14 日定为世界糖尿病日。对这种高发疾病除进行防治之外,对已出现并发症的患者实施有效的康复治疗是十分必要的。实践证明康复治疗可有效地改善糖尿病患者周围组织对胰岛素的敏感性,提高靶细胞胰岛素受体及受体后功能,辅助降低血糖。同时康复治疗还能提高糖尿病患者的心肺功能和体力活动能力,改善生活质量,是糖尿病综合治疗中重要治疗方法之一。

(一)原发性糖尿病

1. 病因

(1)遗传因素:研究证实糖尿病的遗传易感基因,位于人类第 6 对染色体短臂上。有人在白种人中发现了 12 个糖尿病易感基因相关位点,以此可以解释部分糖尿病家族的聚集性。但易感基因只能赋予个体对该病的易感性,而糖尿病的发病常受到环境因素的影响。

(2)病毒感染:目前认为病毒感染是最重要的环境因素之一。已知与糖尿病有关的病毒有柯萨奇病毒、腮腺炎病毒、风疹病毒、巨细胞和脑炎心肌炎病毒等。有关研究证实人类对病毒诱发糖尿病的易感性,是受遗传控制的。病毒感染可直接损伤胰岛组织,也可能损伤胰岛组织后诱发自身免疫反应,导致胰岛功能障碍而引起糖尿病。

(3)免疫因素:目前已发现在糖尿病患者的循环血液中有一组自身抗体,主要有三种:①胰岛细胞自身抗体;②胰岛素自身抗体;③谷氨酸脱羧酶自身抗体。因此造成胰岛 B 细胞的免疫性损伤,而引起糖尿病。

2. 分型

(1)Ⅰ型糖尿病:其特点为:①起病较急;②典型病例见于青少年,但任何年龄均可发病;③血浆胰岛素水平低;④必须依赖胰岛素治疗;⑤胰岛细胞抗体常阳性。

(2)Ⅱ型糖尿病:其特点为:①起病较慢;②典型病例见于中老年;③血浆胰岛素相对降低,且在糖刺激后呈延迟释放;④胰岛素效应较差,单用口服降糖药物一般可以控制血糖。

（二）继发性糖尿病及其他原因引起的糖尿病

1. 胰源性　由于胰腺切除、胰腺炎、胰癌等引起的胰岛素分泌不足。

2. 内分泌性　①垂体性糖尿病，由于生长激素分泌过多，见于肢端肥大症；②类固醇性糖尿病，由于皮质醇类激素分泌过多，见于库欣综合征；③胰升血糖素瘤所致的糖尿病，见于胰岛 A 细胞瘤；④胰生长抑素瘤所致的糖尿病，见于胰岛 D 细胞瘤。

3. 药源性及其他　多种药物、化学物品可影响糖代谢，例如糖皮质激素、女性口服避孕药等可引起糖耐量异常；妊娠期糖尿病等。

二、主要功能障碍

（一）代谢紊乱综合征

Ⅰ型糖尿病，因其胰岛素分泌绝对不足，空腹或餐后经常出现高血糖和尿糖。病人有多尿、口渴、多饮、易饥、多食等症状。因蛋白质代谢障碍，病人表现有消瘦、乏力、组织修复和抵抗力降低，儿童患者可出现生长发育障碍和延迟。脂肪代谢障碍而导致血脂增高。Ⅱ型糖尿病，由于胰岛素分泌的相对不足，因此物质代谢紊乱的程度较轻，症状也较轻，不少病人甚至无代谢紊乱症状。

（二）糖尿病慢性病变

1. 心、血管病变　大、中动脉粥样硬化主要侵犯主动脉、冠状动脉、大脑动脉、肾动脉和肢体外周动脉等部位，引起冠心病、急性脑血管疾病、肾动脉硬化、肢体动脉硬化等。

2. 糖尿病性肾病变　糖尿病性肾病变主要改变为肾小球微血管病变、肾动脉硬化和慢性肾盂肾炎。肾小球硬化症是肾微血管病变的结果，其典型临床表现是蛋白尿、水肿和高血压。晚期伴氮质血症，最终导致肾衰竭。

3. 眼部病变　糖尿病视网膜病变是微血管病变另一种重要表现，可出现视网膜出血、水肿、微血栓、渗出等病变。视网膜新生血管最终导致视网膜脱离，是糖尿病人失明的主要原因。此外糖尿病还可引起白内障、青光眼、屈光改变、虹膜睫状体病变等。

4. 神经病变　糖尿病性神经病变可累及神经系统的任何一部分，以多发性周围神经病变最常见，通常为对称性如袜子、手套分布的感觉障碍，后期可有运动神经受累表现，自主神经损坏也较常见，因此影响胃肠、心血管、泌尿系统和性器官功能。

（三）感染及其他并发症

常见的有疖、痈等皮肤化脓感染，反复发作有时可引起败血症或脓毒血症。另外，还有皮肤真菌感染。糖尿病合并肺结核以及肝硬化、胆囊病、牙周病等也较多见。

（四）糖尿病并发骨质疏松症

近年来，有关资料表明糖尿病患者大约有 50％的人发生骨质疏松。糖尿病发生骨质疏松的原因大概有：胰岛素的缺乏导致成骨细胞活性降低；糖尿病酸中毒导致破骨细胞活性增加；糖尿病肾病引起继发性甲状旁腺功能亢进；糖尿病控制不好时的负钙平衡；糖尿病血管病变导致对骨的血供减少等。

三、康复护理评定

糖尿病的康复评定包括胰岛功能评定、糖尿病慢性病变评定、心理评定。

（一）胰岛功能评定

1. 血糖测定　空腹血糖≥7.0 mmol/L 或任意时刻血糖≥11.1 mmol/L，并排除非糖尿病性血糖增高，可视为胰岛功能异常。如果低于以上标准则视为糖尿病得以控制。

2. 口服葡萄糖耐量实验（OGTT）　当空腹血糖或饭后血糖未达到以上标准者，须进行口服葡萄糖耐量实验。正常为：空腹血糖为 6.9 mmol/L；口服葡萄糖 30 分钟时血糖为 11.1 mmol/L；口服葡萄糖 60 分钟时血糖为 10.5 mmol/L；口服葡萄糖 120 分钟血糖为 8.3 mmol/L；口服葡萄糖 180 分钟时血糖为 6.9 mmol/L。如在该实验中有三点达到或超过上述正常限值，亦应视为胰岛功能不正常。

3. 糖化血红蛋白（GHb）及糖化血浆白蛋白测定　外周血糖化血红蛋白正常值为血红蛋白总量的 4%～6%。未控制的糖尿病人其含量可较正常人高 2.4 倍。糖化血浆白蛋白与 GHb 测定的意义相同。控制糖尿病后 GHb 约在 2 个月后可降至正常或接近正常，而血浆白蛋白则在 2～3 周降至正常。

4. 胰岛素和 C-肽测定　血胰岛素水平测定对评价胰岛 B 细胞功能有重要意义，正常人空腹基础血浆胰岛素水平为 35～145 pmol/L。C-肽和胰岛素以等分子数从胰岛细胞生成及释放。由于 C-肽清除率低，肝对其摄取率低，周围血中 C-肽/胰岛素的比例常大于 5，且不受外源性胰岛素的影响，故能较准确反映胰岛 B 细胞功能，正常人基础血浆 C-肽水平约为 0.3～0.6 pmol/L。血浆胰岛素和 C-肽水平测定有助于了解胰岛 B 细胞功能。

5. 其他改变　未控制的糖尿病人较多出现高血脂，因此观察血脂的变化也是评定胰岛功能的一个参考指标。常以甘油三酯升高为主（＞2.2 mmol/L），胆固醇增高次之（＞6.0 mmol/L），高密度脂蛋白常降低。

（二）糖尿病慢性病变的评定

1. 冠心病的评定　运动试验是心脏负荷试验的一种，是无创伤性、可靠、安全的心脏功能评定方法。我国目前较广泛地应用运动负荷试验，对冠心病的诊断和判定病情及预后、药物和手术疗效做出评价，常选用踏车试验和活动平板试验。

2. 脑血管疾病的评定　包括：①运动障碍的评定；②肌力的评定；③日常生活活动能力的评定；④语言障碍的评定；⑤精神神经障碍的评定；⑥知觉障碍的评定。

3. 糖尿病性肾病的评定

Ⅰ期：以肾小球滤过率增加和肾体积增大为特征，肾血浆流量正常或稍增。经用胰岛素控制后，上述变化可恢复正常。

Ⅱ期：此期尿蛋白排出虽增加，但尿蛋白排除率＜30 mg/24 h，休息后可恢复。

Ⅲ期：即早期糖尿病肾病，以尿蛋白排除率持续 30～300 mg/24 h 为特征。肾小球滤过率后期开始下降。此期多始于糖尿病发病后 10～15 年。

Ⅳ期：即现性糖尿病肾病，以持续蛋白尿＞500 mg/24 h 为特点，并出现肾病综合征（即大量蛋白尿、低蛋白血症、高度水肿、高胆固醇血症）。此期多开始于糖尿病发病后 15～20 年。

Ⅴ期：即终末期肾衰竭，以氮质血症为该期的特征。肾小球滤过功能渐进性下降，血肌酐和尿素氮明显增高，而发展为尿毒症。此期多见于糖尿病发病后 25～30 年。

4. 糖尿病性视网膜病变的评定　按眼底改变分为六期。

Ⅰ期：以后极部为中心，出现微血管瘤和小出血点。

Ⅱ期：出现黄白色硬性渗出及出血斑。

Ⅲ期：出现白色棉絮斑和出血斑。

以上 3 期（Ⅰ～Ⅲ期）为单纯性视网膜病变。

Ⅳ期：新生血管形成或玻璃体积血。

Ⅴ期：眼底出现新生血管和纤维增生。

Ⅵ期：继发性视网膜脱离，失明。

以上 3 期（Ⅳ～Ⅵ期）为增殖性视网膜病变。

5. 糖尿病性周围神经病变

（1）对称性多发性周围神经病变：双侧对称性远端感觉障碍为对称性多发性周围性神经病变的主要临床症状。突出表现为双下肢麻木针刺样痛、灼痛或钻凿痛，夜间加重。早期表现是麻木，随病情发展，其冷热觉、触觉也减弱和消失，经常出现烫伤和外伤。病情进一步加重，可使运动神经受累。

（2）非对称性多发性单神经病变：这类病变多侵犯肢体远端，以运动障碍为主，一般以上肢的臂丛神经、正中神经最常受累，如上肢不能高举后旋、腕下垂等。下肢以股神经、闭孔神经、坐骨神经损害较为多见。如下肢肌肉软弱无力、起立行走困难、足下垂等。

（3）糖尿病自主神经病变

1）泌尿生殖系统功能障碍：最常见的是膀胱功能障碍，由于膀胱排空障碍而导致的残余尿量增多、尿潴留，继而引发尿路感染出现尿急、尿频或尿失禁。阳痿在男性病人中占半数左右，呈缓慢进展，进行性加重。女性则出现月经失调。

2）心血管功能障碍：常出现平静状态下心动过速。病情进入中晚期可出现体位性低血压，病人从卧位起立时，收缩压下降超过 30 mmHg，因此病人常感到头晕、视物不清、昏倒。

3）消化系统功能障碍：食管蠕动减弱或消失，严重时偶有吞咽困难。胃张力降低，排空时间延长，病人常出现饭后腹胀、消化不良等。肠道功能紊乱表现为腹泻与便秘交替出现或清晨腹泻。

6. 糖尿病骨质疏松的评定

（1）出现经常性的腰、背、髋部疼痛，或出现持续性肌肉钝痛。

（2）易发生骨折。骨质疏松的糖尿病人在微小的外伤时即可发生骨折，最常见的是足部骨折。此外前臂外侧端、肱骨近侧端及股骨颈均可发生骨折。

（3）骨折后的愈合较正常人缓慢。

（4）凡糖尿病患者有骨痛症状，可以通过 X 线检查观察骨质疏松情况。

（5）实验室检查：①血清钙、磷降低，碱性磷酸酶升高。②24 小时尿中钙、磷排出量增多。

（三）心理评定

根据对病人的观察、病人自己的口述、向病人家属或病房工作人员搜集资料来完成。糖尿病患者的心理改变，主要是对疾病的有关知识缺乏而产生的忧郁、睡眠障碍以及焦虑。评定如下：

1. 抑郁情绪（0～4 分）

（1）只在问到时才诉说。（1 分）

（2）在谈话时自发地表达。（2 分）

（3）不用言语也可以从表情、姿势、声音或欲哭中流露出这种情绪。（3 分）

（4）病人的自发语言和非言语表达（表情、动作），几乎完全表现出这种情绪。（4 分）

2. 入睡困难(0～2分)

(1) 主诉有时有入睡困难,即上床后半小时仍不能入睡。(1分)

(2) 每晚均有入睡困难。(2分)

3. 睡眠不深(0～2分)

(1) 睡眠浅,多噩梦。(1分)

(2) 半夜(晚12点以前)曾醒(不包括上厕所)。(2分)

4. 早醒(0～2分)

(1) 有早醒,比平时早醒5小时,但能重新入睡。(1分)

(2) 早醒,醒后无法重新入睡。(2分)

5. 精神性焦虑(0～4分)

(1) 问到时诉说。(1分)

(2) 自发地表达。(2分)

(3) 表情和言谈流露出明显忧虑。(3分)

(4) 表情惊恐。(4分)

评分标准:①5级评分法:"0"无;"1"轻度;"2"中等;"3"重度;"4"严重。②3级评分法:"0"无;"1"轻～中度;"2"重度。

四、康复护理措施

(一)卫生宣传

1. 目的 是通过对糖尿病患者及其家属的宣传教育,使患者通过自己和家属的共同努力,改变自己不健康的生活习惯,通过自身行为的改变,控制危险因素和疾病的进一步发展。

2. 主要内容

(1) 什么是糖尿病:糖尿病是一种由遗传基因决定的,与感染、肥胖等环境因素促发有关的,临床以多饮、多食、多尿、消瘦为主要特征,实验室检查以高血糖、高血脂、高黏血症为主要标志的,常易出现各种并发症的全身慢性代谢性疾病。

(2) 糖尿病对人体健康有哪些危害:目前对糖尿病患者生命威胁最大的是心血管并发症,约70%以上糖尿病人死于心血管病变的各种并发症,而且血管病变非常广泛,不论何种血管均可累及。据报道在我国糖尿病高血压的患病率是28%～48%;糖尿病患者病死率的40%～70%是由于糖尿病性心脏病引起,其中半数以上死于糖尿病并发冠心病;糖尿病合并脑血管病的发病率为16.4%～18.6%,其中主要为脑梗死,因糖尿病视网膜病变失明的患者,约占全部失明患者的25%;糖尿病性肾病发展为肾衰竭,比一般肾脏病高17倍。

(3) 合理及时治疗糖尿病有哪些重要意义:①糖尿病虽不能治愈但经合理的及时的治疗,可以良好地控制血糖,使患者同正常人一样工作和学习,同样享有正常的寿命。②合理和及时的治疗,可明显延缓糖尿病人的病情进展,减少并发症的发生,降低糖尿病的病死率。

(4) 糖尿病康复医疗的内容及意义:糖尿病的康复医疗包括医疗体育、饮食控制及各种物理疗法、中医康复医疗等。这些措施都有助于改善体内的胰岛素的分泌和利用,调节糖、脂肪、蛋白质代谢,有利于糖尿病人病情的控制。坚持康复医疗,可减少治疗费用,因为康复医疗措施如医疗体育、物理疗法等,大都费用低廉,长期坚持行之有效,可减少各种药物的应用,而减少治疗费用。

(5) 预防糖尿病的发生需了解哪些医学知识:①糖尿病的发病因素与相关的危险因素;

②与糖尿病有关的基础医学知识;③糖尿病的一般临床表现与诊断标准;④糖尿病的治疗常识和康复保健措施;⑤预防糖尿病的具体方法和措施。

(二)饮食疗法

1. 目的　是通过饮食疗法减轻胰岛的负担,控制血糖升高以减轻症状和减缓并发症的发生与发展,维持合理的体重,保持患者基本营养需求,使患者身心处于最佳状态。

2. 原则与方法

(1) 合理控制总热量:以能维持标准体重为宜。①休息者饮食的热量标准为每日每公斤63～84 kJ;②轻体力劳动者饮食的热量标准为每日每公斤体重84～126 kJ;③中度体力劳动者饮食的热量标准为每日每公斤体重126～147 kJ;④重体力劳动者饮食的热量标准为每日每公斤体重147～160 kJ以上;⑤孕妇、乳母、营养不良者及消耗性疾病者应酌情增加,肥胖者酌减。使病人体重下降到正常标准上下,常可使本病得到满意的控制。

(2) 食物中糖、蛋白质、脂肪分配比例:①蛋白质按成人每日每公斤标准体重0.8～31.2 g计算,占总热量的25%～30%,孕妇、乳母、营养不良和有消耗性疾病者可酌情加至1.8 g左右。②脂肪量可根据血脂高低及饮食习惯等需要而定,每日每公斤标准体重0.6～1.0 g,占总热量的20%～25%。③其余为糖类,占总热量的45%～55%。

(3) 热量分布:三餐热量分布大概为1/5、2/5、2/5,或分四餐,1/7、2/7、2/7、2/7,可按病人的饮食习惯及病情控制情况调整。

(4) 粗纤维饮食:可减慢糖的吸收,减低血糖等。国内有试用海生植物、玉米梗叶等。此类食品还能通便,减轻便秘。糖尿病饮食中的纤维含量每天以10～20 g为宜。

(三)药物疗法

药物疗法包括控制血糖的现代医学和传统医学疗法。

1. 现代医学疗法

(1) 口服降糖药治疗:主要包括磺脲类和双胍类两类药物。磺脲类可改善Ⅱ型糖尿病患者的胰岛素受体或受体后缺陷,主要适应证是单用饮食疗法,不能获得良好临床和生化控制的非胰岛素依赖型糖尿病;双胍类主要适应症状轻、体型肥胖的非胰岛素依赖型糖尿病,如果疗效不够满意,可加用磺脲类。

(2) 胰岛素治疗:适用于:①所有Ⅰ型糖尿病;②Ⅱ型糖尿病经饮食及口服降糖药治疗未获得良好控制者;③糖尿病急性代谢紊乱-酮症酸中毒和高渗性昏迷,乳酸性酸中毒伴有高血糖,胰岛素治疗是急救治疗中必需和关键的;④合并重症感染和消耗性疾病,并发进行性视网膜病变、神经病变、肾小球硬化症,或并发急性心肌梗死、脑血管疾病等急性疾患的糖尿病患者;⑤伴有外科病于施行大手术前后,糖尿病患者妊娠期和分娩时。

2. 传统治疗　需辨证论治。为使用方便,在此介绍几种治疗糖尿病的中药单方:

(1) 地骨皮50 g,加水1 000 ml,慢火煎至500 ml代茶饮。

(2) 僵蚕适量,研末,每次饭前5 g冲服。

(3) 鲜麦冬全草,每日30～50 g水煎连服3个月。

(4) 海参,每日30 g水煎顿服,连用1个月。

(5) 冬瓜饮,冬瓜皮1 kg,加水2 kg,沸后煎30分钟滤液浓缩至500 ml,每次10～20 ml口服,3个月为1个疗程。

(四)运动疗法

运动疗法是糖尿病康复治疗的基本方法之一。

1. 糖尿病运动疗法的意义

(1) 运动能增加胰岛素的敏感性,有利于血糖的控制。

(2) 运动可促进脂肪的代谢,消耗热量和脂肪,在一定程度上降低血中甘油三酯的水平,有利于纠正脂代谢紊乱。同时还可减轻肥胖病人的体重。

(3) 运动可促进全身新陈代谢、改善心肺功能,有利于血压的稳定,而防止糖尿病的并发症的发生。

(4) 运动时的肢体肌肉活动,在改善末梢循环的同时,也调节了末梢神经的功能。运动中内脏活动的增加,还提高了自主神经功能。

(5) 运动锻炼可以使人心情放松,精神愉快,有全面的健身防病作用。

2. 适应证　使用于轻型和中度的Ⅰ型糖尿病患者,肥胖症Ⅱ型糖尿病是最佳适应证。对稳定期的Ⅰ型糖尿病患者,病情控制后也可进行运动锻炼,以促进健康和正常发育。

3. 方法　适合的运动锻炼方法是一种低等至中等的有氧运动,运动时应掌握好适宜的运动强度、运动时间和运动方式。

(1) 运动强度:一般认为只有运动强度达到40%~60%的最大摄氧量时,才能改善代谢和心血管功能。由于在有效的运动锻炼范围内,运动的大小与心率的快慢有关,因此常用运动中的心率作为评定运动强度大小的指标。根据大多数医学专家的经验,中老年糖尿病患者运动锻炼时的适宜最高心率可用以下简便公式计算:

$$运动时最高心率(次/分)=170-年龄$$

通常习惯掌握的运动强度心率标准,对于老、中、青各年龄组小运动强度时的心率不宜超过每分钟115次,中等运动强度时的心率不宜超过每分钟130次,糖尿病患者一般不宜进行大运动强度的锻炼,体质较好的糖尿病无症状期患者,已经适应中等运动强度的锻炼,若进行大运动强度锻炼,一般心率不超过150次为宜。

运动强度还可从运动后的自我感觉进行判断和调整。通常运动后的心率,应在休息后5~10分钟内恢复到运动前水平。若10~20分钟、心率仍未恢复,则说明运动量过大,下次运动量应予以减少。若每次运动后感觉良好,精神、睡眠均佳,说明运动量合适或可适当增加运动量。

(2) 运动持续时间:在运动疗法中,每次耐力性运动的持续时间可自15分钟至1小时,其中达到适宜心率的时间在10~30分钟以上。每次运动的持续时间应就具体情况而定。在运动中可穿插短时间的休息,但计算运动量时应扣除休息时间。对糖尿病患者来说,以选择运动强度小或适中,每次运动持续时间较长的运动为宜。

(3) 运动方式:比较适合糖尿病患者的运动方式有步行、慢跑、游泳、划船、阻力自行车、有氧体操等,还可根据患者的兴趣爱好和环境条件选择各种球类和各种拳类等方式进行锻炼。

4. 运动疗法的注意事项

(1) 运动量要适当:过度劳累会引起酮症,尤其要避免短时间较剧烈的或能引起明显兴奋的运动,以免刺激交感-肾上腺素反应使血糖升高。

(2) 运动治疗必须和饮食治疗、药物治疗相结合:合理处理好三者的关系,才能获得最佳的治疗效果。

(3) 避免低血糖反应:运动中易发生低血糖反应者,运动前胰岛素治疗量适当减少,运动时随身携带饼干和糖果,以免发生低血糖反应。

（4）糖尿病的运动治疗要循序渐进：从小量开始并逐步增加，同时密切观察糖尿病的变化，不断调整运动方案。

（五）糖尿病慢性病变及并发症的康复

1. 冠心病的康复　包括：①有处方的运动锻炼；②医学教育和咨询；③心理、营养、归复社会的指导；④各种药物的辅助治疗，使患者重新获得正常或接近正常的生活状态，并且能提高生活质量。

2. 脑血管疾病的康复　包括：①急性期的康复。本期通过保持正确的卧姿、被动运动、主动运动、作业疗法等，使患者保持良好的功能状态，为尽早进行改善功能的训练做好准备。②恢复期的康复。本期通过运动功能的康复、日常生活活动能力的康复、语言障碍的康复、知觉障碍的康复、心理障碍的康复，使患者能回归生活，回归社会。

3. 糖尿病性周围神经病变的康复　在糖尿病综合治疗的基础上建议采取以下措施。

（1）短波疗法：采用无热量或微热量治疗病变部位。每次 10～20 分钟，每日 1 次，15～20 天为 1 疗程。

（2）直流电离子导入疗法：可选用锌钴药液、2‰碘化钾溶液，电流量 8～12 毫安，每日 1 次，每次 15～25 分钟，15～20 天为一疗程。

（3）高压氧疗法：对降低血糖水平，改善神经系统功能，治疗糖尿病性神经病变有一定作用。具体方法是仓内压调整为合适的压力在 0.2～0.25 MPa，每天 1 次，每次 60 分钟，10 次为 1 疗程。间断应用 3～4 个疗程效果较佳。

4. 糖尿病视网膜病变的康复　应每年做眼科检查，尽量控制好血糖水平及控制好糖尿病并发症，对广泛视网膜缺血者，采取局部视网膜光凝。光凝的基本作用是将缺血区、视网膜中周部需氧量最高的外层视网膜灼伤成瘢痕，使后极部及内层得到较多氧的供应。还可采用适当的脉冲超声波治疗视网膜病变、眼底出血等。应用高压氧疗法改善视网膜症状。同时进行合理的情绪疗法和集体疗法，使病人认识到，糖尿病性视网膜病变既有长期的发病过程，又有导致失明等严重危害，因而要重视其康复治疗，但也要克服紧张、焦虑等不良情绪反应，积极采取康复保健措施。

五、康复护理指导

通常应用心理疗法进行糖尿病康复保健的具体方法有以下几方面。

1. 合理的情绪疗法　首先医务人员要了解清楚糖尿病患者的情绪反应，其中哪些是不正常的，怎么引起的。然后，医务人员对病人做细致的解释、说明工作，让病人认识到存在的不良情绪与产生的原因，以及对康复治疗的影响。特别对关键问题，要讲清道理，改变患者的消极情绪。最后，帮助病人摆脱不良情绪影响，积极接受和配合康复治疗，挖掘病人自己的潜在能力，争取最好的治疗效果。在整个过程中，医务人员应当与患者及家属建立良好的关系。

2. 集体疗法　这种方法除了心理医生、内分泌医生的作用外，通过糖尿病患者集体成员之间的讨论，互相作用，互相影响，使病人明白什么是对、错，从而治疗和矫正自己的心理障碍与不良行为。

3. 行为疗法　又称行为矫正，要求病人首先了解糖尿病的一些常识，克服悲观情绪，树立战胜疾病的信心，认识到不良习惯、异常行为对自身健康的危害，以及良好的新习惯、正常行为对疾病控制的重要性，从而使病人能积极主动地调整规范自我行为。

4. 糖尿病病足的护理　患者穿的鞋应柔软舒适，对足部保护性感觉丧失的患者推荐游泳、骑自行车、划船、坐式运动及手臂的锻炼。禁止长时间的行走、跑步、攀爬,患者可做患肢伸直抬高运动、踝关节的伸屈运动、足趾背伸和跖屈活动等,根据病情,每天 1～2 次,持之以恒,对改善下肢循环有益。

5. 多食善饥者　可用南瓜、豆渣、麦麸、玉米、芹菜、韭菜,另外可用山药 200 g,猪胰腺 1 具同煮,作常用食疗,忌食土豆、山芋、藕、香蕉、蜜饯等含糖量高的食物。形体消瘦者,进食瘦肉、猪肝、蛋羹、鸡、乳类等具有养阴生津止渴作用的食物增加营养,禁食辛辣刺激之品。

6. 坚持体育活动　如散步、打太极拳、游泳、练养生气功等,运动量以不感疲乏为宜。有严重并发症者,不适宜较剧烈活动。

（胡大胜）

第十五节　恶性肿瘤的康复护理

一、概述

恶性肿瘤是一多系统、多器官、多组织、多细胞罹患的疾病,是严重危害人类生命与健康的最常见的疾病之一。据世界卫生组织（WHO）估计,全世界每年新发生的癌症患者大约 1 000 万,死于癌症的人数近 700 万。我国恶性肿瘤发病率约为 100/10 万以上,而且呈逐年上升趋势。到 20 世纪 90 年代初,我国每年新增癌症患者已达 160 万,死于癌症大约 130 万。癌症已跃居城市居民死因的第一位,农村居民死因的第二位。恶性肿瘤对人民健康的危害已成为重要的医学问题和社会问题。

（一）病因

恶性肿瘤的病因尚未完全清楚。但是,通过大量的流行病学调查研究、实验研究以及临床观察,发现环境因素与行为生活方式对人类恶性肿瘤的发生有重要影响。据估计,80％以上的恶性肿瘤与环境因素有关。同时机体的内在因素如遗传、内分泌及免疫功能等在肿瘤的发生、发展中也起重要作用。恶性肿瘤的发生是内外因素长期共同作用的结果。

1. 化学因素

（1）烷化剂:如有机农药、硫芥等,可致肺癌和造血器官肿瘤。

（2）多环芳香烃类化合物:如煤焦油中的苯并（仪）芘。接触者易患皮肤癌与肺癌。

（3）氨基偶氮类:为染料类,易诱发膀胱癌、肝癌。

（4）亚硝胺类:与食管癌、胃癌和肝癌的发生有关。

（5）真菌毒素和植物毒素:如黄曲霉毒素污染可致肝癌以及肾、胃与结肠的腺癌。

（6）镍、铬、砷等金属可致肺癌。

2. 物理因素

（1）电离辐射:如 X 线防护不当可致皮肤癌、白血病等。

（2）紫外线:可引起皮肤癌。

（3）其他:长期的局部物理刺激可致癌,如皮肤慢性溃疡可能致皮肤鳞癌,石棉纤维与肺癌有关。

3. 生物因素　某些病毒与癌症有关,如 EB 病毒与鼻咽癌有关,乙型肝炎病毒与肝癌有关。

4. 内在因素

（1）遗传因素：癌症具有遗传倾向性，即遗传易感性，如乳腺癌、胃癌等。

（2）内分泌因素：如雌激素和催乳素与乳腺癌有关，雌激素与子宫内膜癌也有关。

（3）免疫因素：先天或后天免疫缺陷者易发生恶性肿瘤，如艾滋病易患恶性肿瘤，此外精神因素等与肿瘤的发生也有关。

（二）临床表现

恶性肿瘤的临床表现取决于肿瘤发生的组织、所在部位以及发展程度。一般早期多无明显症状。随着疾病的发展，症状逐渐出现，尽管表现不一，但有其共同的特点。

1. 局部表现

（1）肿块：位于体表或浅在的肿瘤、肿块常是第一症状。因肿瘤性质而具有不同硬度、移动度。位于深在部位或内脏者，肿块不易触及，但可出现脏器受压或空腔脏器梗阻症状。恶性肿瘤生长快，且可出现相应的转移灶，如淋巴结肿大、骨和内脏的结节或肿块等。

（2）疼痛：肿块的膨胀性生长、破溃或感染等使末梢神经或神经干受刺激或压迫，可出现局部刺痛、跳痛或放射痛，常难以忍受，尤以夜间更明显。空腔脏器肿瘤可致痉挛，产生绞痛，例如肿瘤致肠梗阻的肠绞痛。

（3）溃疡：体表或胃肠道的肿瘤，若生长过快、血供不足而继发坏死，或因继发感染可致溃烂。恶性肿瘤常呈菜花状，肿瘤表面可发生溃疡，有血性分泌物及恶臭味。

（4）出血：体表及与体外相通的肿瘤，发生破溃、血管破裂可致出血。上消化道肿瘤可有呕血或黑便；下消化道肿瘤可有血便或黏液血便；胆道或泌尿道肿瘤，除见血便或血尿外，常伴有局部绞痛；肺癌常并发咯血或血痰；子宫颈癌可有血性白带或阴道出血；肝癌破裂可致腹腔内出血。

（5）梗阻：肿瘤可导致空腔脏器阻塞，出现不同症状。如胰头癌、胆管癌可合并黄疸，胃癌伴幽门梗阻可致呕吐，肠肿瘤可致肠梗阻，支气管癌可致肺不张。

（6）转移症状：区域淋巴结肿大，相应部位静脉回流受阻，致肢体水肿或静脉曲张。骨转移可有疼痛或触及硬结，甚至发生病理性骨折。肺癌、肝癌、胃癌可致癌性或血性胸、腹水等。

2. 全身表现　恶性肿瘤早期多无明显的全身表现，或仅有非特异性的全身表现，如贫血、低热、消瘦、乏力等。如肿瘤影响营养摄入，消化道梗阻，或继发感染、出血等，则可出现明显的全身表现。恶性肿瘤晚期常出现恶病质、全身衰竭。

二、主要功能障碍

（一）疼痛

疼痛是肿瘤病人最常见的症状，也是严重影响病人生存质量的主要因素。肿瘤疼痛的原因包括：

1. 癌症浸润所致的疼痛　占癌症疼痛的80%。当癌症细胞直接浸润、压迫或转移至骨、神经、内脏器官、皮肤和软组织时，可能引起严重的癌症疼痛。

2. 肿瘤治疗所致的疼痛　手术、放疗及化疗等抗癌治疗，可损伤神经等组织导致病人出现疼痛；手术后切口瘢痕的疼痛。

3. 与肿瘤病变相关的疼痛　病人长期卧床造成的压疮、便秘、肌肉痉挛等都可能引起疼痛。

4. 肿瘤病人因并发症而引起的疼痛　如病人合并骨关节炎、痛风、糖尿病周围神经病变等引起的疼痛。

（二）躯体功能障碍包括肿瘤本身引起的和肿瘤治疗所致的功能障碍

1. 肿瘤本身引起的功能障碍

（1）原发性损伤：如骨关节肿瘤破坏骨关节致肢体活动功能障碍。

（2）继发性损伤：如肿瘤对体质的消耗引起营养不良、贫血，长期卧床缺乏活动引起肌力减退、肌肉萎缩、关节纤维性痉挛、下肢静脉血栓形成等。

2. 肿瘤治疗所致的功能障碍

（1）手术损伤：如喉癌全喉切除术后丧失发声、言语交流能力；乳腺癌根治术后肩关节活动障碍与上肢淋巴性水肿；肺癌肺叶切除术后肺呼吸功能降低。

（2）放疗损伤：如骨髓造血功能抑制；鼻咽癌放疗后腮腺唾液分泌减少、颞颌关节活动功能障碍。

（3）化疗损伤：如骨髓造血功能抑制、多发性神经病变。

（三）心理障碍

恶性肿瘤病人从疑诊时开始到确诊后，放疗前后都可能出现震惊、恐惧、否认、淡漠、抑郁、焦虑等心理问题。病情恶化、放疗后出现严重不良反应或发生截肢、无喉、颌面缺损毁容等严重残疾时，病人的心理状况可能随之出现明显波动和恶化。这些异常心理状态使病人不能正确对待疾病，不能配合临床及康复治疗，甚至绝望而拒绝治疗。

三、康复护理评定

康复评定的目的在于确定有无肿瘤及明确其性质，并进一步了解其范围与程度，以便拟定治疗方案及估计预后。早期评定对于改善患者预后非常重要，结合病史、体检及各种检查的综合评定是有效的早期评定方法。

1. 病史

（1）年龄：一般认为，儿童多发白血病，青少年多为肉瘤，癌多发生于中年以上。

（2）病程：低度恶性肿瘤发展缓慢，恶性程度高者病程较短。老年患者的恶性肿瘤发展速度相对较慢。

（3）过去史：致癌因素暴露史、相关疾病史以及家族史值得注意。

2. 体格检查　全身检查同一般常规检查，对于肿瘤转移的多见部位如颈、腋下、腹股沟等处的淋巴结应特别注意，对于直肠肿瘤应进行直肠指诊。局部检查应注意肿块的部位、性质以及区域淋巴结的检查。

3. 实验室检查

（1）常规检查：其阳性结果可提供诊断的线索。

（2）血清学检查：用生化方法检测体内肿瘤标记物，如某些酶、激素、糖蛋白和代谢产物。

（3）免疫学检查：主要检查患者体内来自肿瘤的胚胎抗原、相关抗原及病毒抗原。

（4）流式细胞分析技术：是用以了解细胞分化的一种方法。

（5）基因诊断：用基因技术确定是否有肿瘤或癌变的特定基因存在。

4. 影像学检查

（1）X线检查

1）透视与平片：常用于肺肿瘤、骨肿瘤的检查。

2）造影检查：常用于上消化道、大肠、胆囊、泌尿系及其他器官肿瘤的检查。

3）特殊 X 线显影技术：硒静电 X 线和钼钯 X 线球管的摄影，应用于软组织及乳腺病变的检查。

（2）电子计算机断层扫描（CT）：应用计算机图像处理技术，显示某部位断层图像。用于颅内肿瘤、实质性肿块及淋巴结的诊断、鉴别诊断价值较高。

（3）超声显像：为安全、简便、无损伤的方法，广泛应用于肝、胆、脾、胰、颅脑、子宫、卵巢等器官的检查。

（4）放射性核素显像：临床上甲状腺肿瘤、肝肿瘤、骨肿瘤、脑肿瘤及大肠肿瘤等常用此法检查。

（5）磁共振成像（MRI）：有多个成像参数，能提供丰富的诊断信息。对神经系统及软组织图像更为清晰，优于 CT。

5. 内镜检查　可直接观察空腔器官、胸、腹腔等处病变，并可取活检，小病变摘除及插管造影。常用有胃镜、纤维肠镜、膀胱镜等。

6. 病理形态学检查　病理形态学检查是目前确定肿瘤直接而可靠的依据，包括细胞学与组织学两部分。

四、康复治疗

恶性肿瘤是一类多因素、多环节、多阶段、机制复杂、高度异质性的全身性疾病，常伴浸润与转移，仅靠局部治疗或单一疗法不可能取得理想效果，必须采用各种治疗方法有机联合、优势互补，制定综合治疗方案，是恶性肿瘤治疗的正确途径。

（一）手术治疗

手术切除恶性肿瘤仍然是最有效的治疗方法。

1. 根治手术　包括原发癌所在器官的部分或全部，连同周围正常组织和区域淋巴结整块切除。例如：典型的乳腺癌根治手术应切除患侧全乳腺、腋下和锁骨下淋巴结、胸大肌和胸小肌及乳房邻近的软组织。

2. 扩大根治术　在原根治范围基础上适当切除附近器官及区域淋巴结。例如，直肠癌扩大根治术为腹会阴联合直肠癌根治术加两侧闭孔窝淋巴清扫。

3. 对症手术或姑息手术　以手术解除或减轻症状，例如晚期胃癌伴幽门梗阻者行胃空肠吻合术，大肠癌伴肠梗阻者行肠造口术。

4. 其他　有激光手术切割或激光气化治疗、超声手术、冷冻手术等。

（二）化学疗法（简称化疗）

应用化学药物治疗恶性肿瘤的方法称为化学治疗。目前认为多类药物的合理联合是控制复发的可能途径。

1. 药物分类

（1）细胞毒类药物：又称烷化剂，如环磷酰胺、氮芥、卡莫司汀、白消安、洛莫司汀等。

（2）抗代谢类药：如氟尿嘧啶、甲氨蝶呤、巯嘌呤、阿糖胞苷等。

（3）抗生素：如放线菌 D、长春新碱、羟喜树碱等。

（4）激素类：如他莫昔芬（三苯氧胺）、已烯雌酚、黄体酮、丙酸睾酮、甲状腺素、泼尼松及地塞米松等。

（5）其他：不属于以上各类的药物，如顺铂、卡铂等。

2. 化疗副反应　抗癌药对正常细胞尤其是生长增殖的正常细胞也有一定的影响，所以用药后可能出现各种不良反应。常见有：①白细胞减少、血小板减少；②消化道反应，如恶心、呕吐、腹泻、口腔溃疡等；③毛发脱落；④血尿；⑤免疫功能降低，容易并发感染。

（三）放射疗法（简称放疗）

放射治疗是利用辐射能治疗恶性肿瘤的方法。

1. 放疗分类

（1）放射性同位素放出的 α、β、γ 射线。

（2）X 线治疗机和各类加速器产生不同能量的 X 线。

（3）各类加速器产生的电子束、质子束、中子束及其他重粒子束等。

2. 照射方式　用各种治疗机远距离照射称外照射，在组织内插植镭针等方法称内照射。

3. 放疗副反应　①抑制骨髓（白细胞减少、血小板减少）；②放射性皮肤反应、黏膜反应；③胃肠道反应；④身体衰弱、疲乏等。

（四）生物治疗

生物治疗是应用生物学方法改善宿主个体对肿瘤的应答反应及直接效应的治疗。

1. 免疫治疗　非特异性免疫疗法有接种卡介苗、短棒状杆菌、麻疹疫苗等，还可用白介素-2、干扰素等；特异性免疫疗法有接种自身或异体的疫苗、肿瘤免疫核糖核酸等。

2. 基因治疗　是应用基因工程技术的治疗手段，但大部分仍处于临床及实验研究阶段。

（五）中医中药治疗

中医药治疗恶性肿瘤为综合治疗手段之一，多应用祛邪、扶正、化淤、软坚、散结、清热解毒、化痰、祛湿及通经活络等治法。

五、康复预防

WHO 在 20 世纪 80 年代初即提出了肿瘤防治战略："1/3 癌可以预防，1/3 癌早期诊断可治愈，1/3 癌可减轻痛苦，延长寿命"。癌症的预防分为三级。一级预防是消除或减少可能致癌的因素，防止癌症的发生，目的是减少癌症的发病率；二级预防是指癌症一旦发生，如何在早期阶段发现它，予以及时治疗，其目的是降低癌症的死亡率；三级预防即合理治疗与康复，提高生存质量及减轻痛苦，延长生命。

1. 一级预防　由于 80% 以上的人类癌症由环境因素所引起，故应注意保护环境、防治污染，并注意改善生活习惯如戒烟等；25%～35% 癌症与饮食有关，故应多食纤维素、新鲜水果，忌食高盐、霉变食物；此外，还应减少职业性暴露于致癌物，如石棉、苯及某些重金属等。

2. 二级预防　早期发现、早期诊断和早期治疗，对高发区及高危人群定期检查，从中发现癌前病变及时治疗，如切除胃肠腺瘤或息肉，及时治疗子宫颈慢性炎症、不典型增生病变等。

3. 三级预防　采取综合措施进一步提高疗效，制订康复计划，重建或代偿已丧失的活动能力和功能，进行对症治疗，改善生存质量。

六、康复护理措施

恶性肿瘤不仅给患者造成生理上的巨大伤害，而且造成心理上的严重创伤并使患者的社会地位、经济地位和家庭角色也随之受到影响。恶性肿瘤治愈的患者，身体健康却受到损害，或因治疗出现残疾与功能障碍；肿瘤暂时控制的患者，还有复发的可能；恶性肿瘤的不同阶段，都有相当一部分人存在不正常的心理状态。据 Lehmann 等报告，随机选择癌症患者

805 例进行残疾情况调查,结果有医学问题者共 438 例,占 54.4%,其中有骨骼问题者为 11%、淋巴性水肿 11%、行走困难 23%、日常生活活动障碍 32%、全身虚弱 37%、疼痛 29%、言语交流障碍 7%、心理障碍 52%。可见癌症致残率高,心理问题多,其康复需要是多方面的。

(一)恶性肿瘤患者的康复需要

1. 心理需要　被诊断为癌症的患者,会产生比其他疾病更大的心理痛苦和精神压力。治疗过程中出现的副作用、手术后发生形体改变和功能障碍都会加重患者的情绪反应。在疾病的不同阶段出现的心理问题,都需要及时用心理学的方法和措施去解决,都需要得到医务人员、家属、亲友、同事的关心、配合和支持。心理康复在癌症患者的康复过程中具有主导和关键作用。

2. 生理及功能的需要　癌症患者在治疗过程中或由于长期卧床,常出现各系统生理功能减退。化疗、放疗后可使人体力下降,手术后可出现功能障碍、肌张力和耐力下降、关节固定、肢体水肿等。应在功能评估的基础上,根据康复功能训练计划进行相应的康复活动,使患者最大限度地恢复生活和活动能力。功能康复存在于癌症患者生存的全过程。

3. 营养需要　恶性肿瘤患者往往因食欲减退、摄食困难、消化功能障碍或由于治疗的副作用,引起不同程度的营养不良。因此,应在患者接受治疗前或治疗过程中,充分估计患者的营养状况,并有针对性地进行营养补充。其目的是使患者保持一个良好的营养状态,能更好地耐受抗癌治疗,使其更快康复和提高生活质量。

4. 情感需要　恶性肿瘤患者的情感需要是复杂的、动态的。有人总结了患者 5 个主要的情感需要,即希望、诚实、信息、情感的表达及有关死亡问题。癌症患者面临许多现实存在或预期丧失的问题,例如手术后肢体丧失、器官丧失,治疗引起脱发,患病后爱的丧失及生命丧失等情感问题。康复人员对癌症患者的情感问题应予注意,需要采取必要的应对和调节措施。

5. 社会需要　癌症会给人际关系带来重大变化,长期患病使交往中断、亲友疏远、社会网络缩小等。社会评估应考虑这些因素,并确定社会支持的对策,以维持有效的网络工作,这对患者是极有帮助的。已治愈的患者第一需要就是工作,他会增加患者的自控力和自尊,同时也是回归社会的需要。康复人员应协同社会的支持,努力为癌症患者生活创造更广阔的生活空间。

(二)恶性肿瘤患者康复的主要内容和目的

传统的看法认为康复是治疗后的一个阶段,但根据预防的观点,康复应贯穿于疾病的全过程,即从患者明确诊断开始,康复医师及相关专业人员就应密切配合,共同研究制订康复计划,包括预防、重建、支持和姑息,尽可能减少疾病及其治疗对患者造成的活动能力和机体功能丧失,重建或代偿已丧失的活动能力和功能,消除心理障碍,目的是尽可能帮助癌症患者恢复到患病前的状态,努力提高他们的生活质量,使其达到生活自理,重返社会。对已丧失治愈机会的患者要减轻疼痛,控制症状,提高生活质量。对终末期的患者应实施临终关怀,为患者提供一个舒适安静的环境,精心护理,使其无痛苦地度过生命的最后时刻。癌症康复贯穿于患者诊断、治疗、治疗后、终末期各个阶段,因此,癌症的康复是一项全面的、系统的康复过程。

七、康复护理指导

1. 保持心情舒畅　负性情绪对机体免疫系统有抑制作用,可促进肿瘤的发生和发展。故肿瘤病人应保持乐观开朗的心情,避免不必要的情绪刺激,勇敢面对现实。可根据病人、家属的理解能力,深入浅出,有针对性地提出正确、有价值的信息资料,使病人能够积极配合治疗。

2. 注意营养　术后、放疗、化疗及康复期病人应均衡饮食,摄入高热量、高蛋白、富含纤维的各类营养素,多食新鲜蔬菜、水果,饮食宜清淡,易消化。

3. 功能锻炼　适当的运动有利于机体增强抗病能力,减少并发症的发生。对于因术后器官、肢体残损而引起生活不便的病人,应早期协助和鼓励其进行功能锻炼,如截肢术后的义肢锻炼、全喉切除术后的食管发音训练等,使其具备基本的自理能力和必要的劳动能力,减少对他人的依赖。

4. 提高自理能力及自我保护意识　合理安排日常生活,注意休息,避免过度疲劳。不吸烟、不饮酒,讲究卫生。指导病人进行皮肤、口腔、黏膜护理,保持皮肤、口腔清洁,教育病人减少与有感染人群的接触,外出时注意防寒保暖。

5. 继续治疗　肿瘤治疗以手术为主,辅以放射、化学药物等综合手段。鼓励病人积极配合治疗,勇敢面对现实,克服化疗带来的身体不适,坚持接受化疗。根据病人和家庭的理解能力,有针对性地提供化疗、放疗等方面的信息资料,提供其对各种治疗反应的识别和自我照顾能力。促使病人按时用药和接受各项后续放疗,以利缓解临床症状,减少并发症,降低复发率。

6. 定期复查　肿瘤病人终身随访,在手术治疗后最初 3 年内至少每 3 个月随访一次,继之每半年复查一次,5 年后每年复查一次。随访可早期发现复发或转移征象。各类肿瘤的恶性程度不一,通常用 3 年、5 年、10 年的生存率表示某病种的治疗结果。

7. 动员社会支持系统的力量　社会支持可满足病人的爱及归宿感的需要及自尊的需要。因此病人家属给病人更多的关心和照顾,提高其生活质量。

（胡大胜）

实训指导

实训一　感觉和运动功能的评定

【实验目的】

1. 熟练掌握浅感觉、深感觉和复合感觉的检查方法。

2. 熟练掌握肌张力和徒手肌力的检查方法。

3. 熟悉器械肌力检查、关节活动度检查和平衡协调功能的检查。

【实验器材】

大头针、棉签、试管、冷热水、音叉、分规、手表、钢笔、拉力计、推力计、捏力计、通用量角器。

【实验方法】

学生互扮角色：一学生扮演患者，另一学生扮演护士，按下述要求进行相关功能测定。然后互换角色再进行一次。

1. 感觉功能测定　分别用大头针、棉签、冷热水测定痛觉、触觉和温度觉；用音叉测定振动觉；用分规及手表、钢笔测定复合感觉。

2. 徒手肌力测定　分别检查上、下肢体远端和近端伸、屈肌群的力量。使肢体在床面平移，抬离床面，伸屈肘、肩、膝、髋关节对抗阻力及足背屈和跖屈对抗阻力。

徒手肌力检查方法分别见表实-1、表实-2、表实-3。

3. 肌张力测定　让被检查者处于全身放松状态下，观察肌肉的体积、触摸肌肉的紧张度及被动全关节范围活动时所感觉到的阻力。

4. 器械肌力的检查　分别使用拉力计、捏力计、推力计测定。

5. 关节活动度评定　使用通用量角器测量肩、肘、膝、髋关节在各方向上的主动活动范围（表实-4）。

6. 协调功能的测定　通过指鼻实验、对指实验、轮替动作、跟膝胫实验等方法测定共济运动。

【讨论总结】

在进行关节活动度的测量前，应向患者做必要的解释，以取得患者的理解与配合。测量时，应在正确的体位下操作，注意两侧对比。在使用量角器时，注意量角器的轴心与关节活动的轴心一致，量角器的两臂与被测关节两端肢体的长轴平行。测量关节活动度时，应尽可能暴露测量部位，以免衣物影响测量。测量后应及时记录并注明检测日期。

表实-1 四肢主要肌肉肌力的徒手检查方法

肌肉与肌群	检查与评定		
	1级	2级	3、4、5级
三角肌前部、喙肱肌	仰卧、试图屈肩时可触及三角肌前部收缩	向对侧侧卧,上侧上肢放滑板上,肩可主动屈曲	坐位,肩内旋,肘屈曲,阻力加于上臂远端
三角肌后部、大圆肌、背阔肌	俯卧,试图伸肩时可触及大圆肌、背阔肌收缩	向对侧侧卧,上侧上肢放滑板上,肩可主动伸展	俯卧,肩伸展30°～40°,阻力加于上臂远端
三角肌中部、岗上肌	仰卧,试图肩外展时,可触及三角肌收缩	仰卧,试图肩外展,可触及三角肌收缩。上侧上肢放滑板上,肩可主动伸展	坐位、肘屈,肩外展90°,阻力加于上臂远端
冈下肌、小圆肌	仰卧,上肢在床缘外下垂,试图肩外旋时在肩胛骨外缘可触及肌收缩	仰卧,上肢在床缘外下垂,试图肩外旋时在肩胛骨外缘可触及肌收缩。肩可主动外旋	俯卧,肩外展,肘屈,前臂在床缘外下垂,肩外旋,阻力加于前臂远端
肩胛下肌、大圆肌、胸大肌、背阔肌	俯卧,上肢在床缘外下垂,试图肩内旋时,在腋窝前、后壁可触及相应肌肉收缩	俯卧,上肢在床缘外下垂,试图肩内旋时在腋窝前、后壁可触及相应肌肉收缩。肩可主动内旋	俯卧,肩外展,肘屈,前臂在床缘外下垂,肩内旋,阻力加于前臂远端
肱二头肌、肱肌、肱桡肌	坐位,肩外展,上肢放滑板上,试图肘屈曲时可触及相应肌肉收缩	坐位,肩外展,上肢放滑板上,试图肘屈曲时可触及相应肌肉收缩。肘可主动屈曲	坐位,上肢下垂,前臂旋后(测肱二头肌)或旋前(测肱肌)或中立位(测肱桡肌),肘屈曲,阻力加于前臂远端
肱三头肌、肘肌	坐位,肩外展,上肢放滑板上,试图肘伸展时可触及肱三头肌收缩	坐位,肩外展,上肢放滑板上,试图肘伸展时可触及肱三头肌收缩。肘可主动伸展	俯卧,肩外展,肘屈,前臂在床缘外下垂,肘伸展,阻力加于前臂远端
肱二头肌旋后肌	俯卧,肩外展,前臂在床缘外下垂,试图前臂旋后时可于前臂上端桡侧触及肌肉收缩	俯卧,肩外展,前臂在床缘外下垂,试图前臂旋后时可于前臂上端桡侧触及肌肉收缩。前臂可主动旋前	坐位,肘屈,前臂旋前,前臂旋后,握住腕部施加反方向阻力
旋前圆肌、旋前方肌	俯卧,肩外展,前臂在床缘外下垂,试图前臂旋前时可在肘下、腕上触及肌肉收缩	俯卧,肩外展,前臂在床缘外下垂,试图前臂旋前时可在肘下、腕上触及肌肉收缩。前臂可主动旋前	坐位,肘屈90°,前臂旋后,前臂旋前,握住腕部施加反方向阻力

肌肉与肌群	检查与评定		
	1级	2级	3、4、5级
尺侧腕屈肌	向同侧侧卧，前臂旋后45°，试图腕掌屈及尺侧偏时可触及其止点活动	向同侧侧卧，前臂旋后45°，试图腕掌屈及尺侧时可触及其止点活动。前臂旋后45°，可见大幅度腕掌屈及尺侧偏	向同侧侧卧，前臂旋后45°，试图腕掌屈及尺侧偏时可触及其止点活动。前臂旋后45°，可见大幅度腕掌屈及尺侧偏。肘屈，前臂旋后，腕向掌侧屈并向尺侧偏，阻力加于小鱼际
桡侧腕屈肌	坐位，前臂旋前45°，试图腕背伸及桡侧偏时可触及其止点活动	坐位，前臂旋前45°，试图腕背伸及桡侧偏时可触及其止点活动。前臂旋前45°，可见大幅度腕掌屈及桡侧偏	坐位，前臂旋前45°，试图背伸及桡侧偏时可触及其止点活动。前臂旋前45°，可见大幅度腕掌屈及桡侧偏。前臂旋后45°，可见大幅度腕掌屈及桡侧偏
桡侧腕长、短伸肌	坐位，前臂旋后45°，试图腕背伸及桡侧偏时可触及其止点活动	坐位，前臂旋后45°，试图腕背伸及桡侧偏时可触及其止点活动。前臂旋后45°，可见大幅度腕背伸及桡侧偏	坐位，前臂旋后45°，试图腕背伸及桡侧偏时可触及其止点活动。前臂旋后45°，可见大幅度腕背伸及桡侧偏。前臂旋前45°，腕背伸并向桡侧偏，阻力加于掌背桡侧
指总伸肌	试图伸掌指关节时可触及掌背肌腱活动	前臂中立位，手掌垂直时掌指关节可主动伸展	伸掌指关节并维持指间关节屈曲，阻力加于手指近节背面
指浅屈肌	屈近端指间关节时可在手指近节掌侧触及肌腱活动	有一定的近端指间关节屈曲活动	屈曲近端指间关节，阻力加于手指中节掌侧
指深屈肌	屈远端指间关节时可在手指中节掌侧触及肌腱活动	有一定的远端指间关节屈曲活动	固定近端指间关节，屈远端指间关节，阻力加于手指末节指腹
拇长、短展肌	外展拇指时可于桡骨茎突远端触及肌腱活动	有一定的拇外展动作	拇伸直，从内收位外展，阻力加于第一掌骨桡侧
拇短屈肌	屈拇时于第一掌骨掌侧触及肌肉活动	有一定的拇屈曲动作	掌心向上，拇指掌指关节屈曲，阻力加于拇指近节掌侧
拇短伸肌	伸拇时于第一掌骨背侧触及肌腱活动	有一定的拇伸展动作	掌心向下，拇指掌指关节伸展，阻力加于拇指近节背侧
拇长屈肌	屈拇时于拇指近节掌侧触及肌腱活动	有一定的拇屈曲动作	掌心向上，固定拇指近节，屈指间关节，阻力加于拇指远节指腹

肌肉与肌群	检查与评定		
	1 级	2 级	3、4、5 级
拇长伸肌	伸拇时于拇指近节背侧触及肌腱活动	有一定的拇指指间关节伸展动作	掌心向下，固定拇指近节，伸指间关节，阻力加于拇指远节背侧
髂腰肌	仰卧，试图屈髋时于腹股沟上缘可触及肌活动	向同侧侧卧，托住对侧下肢，可主动屈髋	仰卧，小腿悬于床缘外，屈髋，阻力加于股远端前面
臀大肌、腘绳肌	俯卧，试图伸髋时于臀部及坐骨结节下方可触及肌活动	向同侧侧卧，托住对侧下肢，可主动伸髋	俯卧，屈膝（测臀大肌）或伸膝（测腘绳肌）：髋伸 10°～15°，阻力加于股远端后面
大、长短收肌、股薄肌、耻骨肌	仰卧，分腿 30°，试图髋内收时于股内侧部可触及肌活动	仰卧，分腿 30°，试图髋内收时于股内侧部可触及肌活动。下肢放滑板上可主动内收髋	向同侧侧卧，两腿伸，托住对侧下肢：髋内收，阻力加于股远端内侧
臀中、小肌、阔筋膜张肌	仰卧，试图髋外展时于大转子上方可触及肌活动	仰卧，试图髋外展时于大转子上方可触及肌活动，下肢放滑板上可主动外展髋	向对侧侧卧，对侧下肢半屈：髋外展，阻力加于股远端外侧
臀小肌、阔筋膜张肌	仰卧，腿伸直：试图髋内旋时于大转子上方可触及肌活动	仰卧，腿伸直：试图髋内旋时于大转子上方可触及肌活动。可主动内旋髋	仰卧，小腿在床缘外下垂：髋内旋，阻力加于小腿下端外侧
股方肌、梨状肌、臀大肌、上孖肌、下孖肌、闭孔内、外肌	仰卧，腿伸直，试图髋外旋时于大转子上方可触及肌活动	仰卧，腿伸直，试图髋外旋时于大转子上方可触及肌活动。可主动外旋髋	仰卧，小腿在床缘外下垂：髋外旋，阻力加于小腿下端内侧
腘绳肌	俯卧，试图屈膝时可于腘窝两侧触及肌活动	向同侧侧卧，托住对侧下肢，可主动屈膝	俯卧：膝从伸直屈曲，阻力加于小腿下端后侧
股四头肌	仰卧，试图伸膝时可触及髌韧带活动	向同侧侧卧，托住对侧下肢，可主动伸膝	仰卧，小腿在床缘外下垂：伸膝，阻力加于小腿下端前侧
腓肠肌、比目鱼肌	侧卧，试图踝跖屈时可触及跟腱活动	侧卧，试图踝跖屈时可触及跟腱活动。踝可主动跖屈	俯卧，膝伸（测腓肠肌）或屈（测比目鱼肌），踝跖屈，阻力加于足跟
胫前肌	仰卧，试图踝背屈，足内翻时可触及其活动	侧卧，可主动踝背屈、足内翻	坐位，小腿下垂：踝背屈并足内翻，阻力加于足背内缘
胫后肌	仰卧，试图足内翻时于内踝后方可触及腱活动	仰卧，试图足内翻时于内踝后方可触及腱活动。可主动踝跖屈，足内翻	向同侧侧卧，足在床缘外，足内翻并踝跖屈，阻力加于足内缘

（续表实-1）

肌肉与肌群	检查与评定		
	1 级	2 级	3、4、5 级
腓骨长、短肌	仰卧，试图足外翻时于外踝后方可触及腱活动	仰卧，试图足外翻时于外踝后方可触及腱活动。可主动踝跖屈，足外翻	向对侧侧卧：使跖屈的足外翻，阻力加于足外缘
趾长、短屈肌	屈趾时于趾近节跖面可触及腱活动	有主动屈趾活动	仰卧：屈趾，阻力加于足趾近节跖面
趾长、短伸肌	屈趾时于趾近节跖面可触及腱活动	仰卧，伸趾时于足背可触及腱活动，有主动伸趾活动	仰卧，伸趾时于足背可触及腱活动，有主动伸趾活动。伸足趾，阻力加于足趾近节跖面
跛长伸肌	坐位，伸跛趾时于跛趾近节背侧可触及腱活动	坐位，伸跛趾时于跛趾近节背侧可触及腱活动，有主动伸跛趾活动	坐位，伸跛趾时于跛趾近节背侧可触及腱活动，有主动伸跛趾活动，固定跛趾近节：伸跛趾，阻力加于跛趾近节背面

表实-2 躯干主要肌肉肌力的徒手检查方法

肌肉与肌群	检查与评定		
	1 级	2 级	3、4、5 级
斜方肌、菱形肌	坐位，臂外展放桌上，试图使肩胛骨内收时可触及肌收缩	坐位，臂外展放桌上，试图使肩胛骨内收时可触及肌收缩，使肩胛骨主动内收时可见运动	俯卧，两臂稍抬起：使肩胛骨内收，阻力为将肩胛骨向外推
斜方肌下部	俯卧，一臂前伸，内旋，试图使肩胛骨内收及下移时，可触及斜方肌下部收缩	俯卧，一臂前伸，内旋，试图使肩胛骨内收及下移时，可触及斜方肌下部收缩，可见有肩胛骨内收及下移运动	俯卧，一臂前伸，内旋，试图使肩胛骨内收及下移时，可触及斜方肌下部收缩，可见有肩胛骨内收及下移运动，肩胛骨内收及下移，阻力为将肩胛骨向上外推
斜方肌上部、肩胛提肌	俯卧，试图耸肩时，可触及斜方肌上部收缩	俯卧，试图耸肩时，可触及斜方肌上部收缩。能主动耸肩	坐位，两臂垂于体侧：耸肩向下压的阻力加于肩锁关节上方
前锯肌	坐位，一臂向前放桌上，上臂前伸时在肩胛骨内缘触及肌收缩	坐位，一臂向前放桌上，上臂前伸时在肩胛骨内缘触及肌收缩。上臂前伸时可见肩胛骨活动	坐位，上臂前平举，屈肘：上臂向前移动，肘不伸，向后推的阻力加于肘部

表实-3　躯干主要肌肉肌力的徒手检查方法

肌肉与肌群	检查与评定				
	1级	2级	3级	4级	5级
斜角肌、颈长肌、头长肌、锁乳突肌	仰卧,屈颈时可触及胸锁乳突肌	侧卧,托住头部可屈颈	仰卧,能抬头不能抗阻力	仰卧,能抬头,能抗中等阻力	仰卧,能抬头,能抗中等阻力,抬头屈颈,能抗加于额部的较大阻力
斜方肌、颈部骶棘肌	俯卧,抬头时触及斜方肌活动	侧卧,托住头部时可仰头	俯卧,能抬头不能抗阻力	俯卧,能抬头,能抗中等阻力	俯卧,能抬头,能抗中等阻力,抬头时能抗加于枕部的较大阻力
腹直肌	仰卧,抬头时触及上腹部腹肌紧张	仰卧,能屈颈抬头	仰卧,髋及膝屈曲,能抬起头及肩胛部	仰卧,髋及膝屈曲,能抬起头及肩胛部,双手前平举坐起	仰卧,髋及膝屈曲,能抬起头及肩胛部,双手前平举坐起,双手抱头后能坐起
骶棘肌	俯卧,抬头时触及其收缩	俯卧位能抬头	俯卧,胸以上在床缘外下垂30°,固定下肢,能抬起上身,不能抗阻	俯卧,胸以上在床缘外下垂30°,固定下肢,能抬起上身,能抗中等阻力	俯卧,胸以上在床缘外下垂30°,固定下肢,能抬起上身,能抗中等阻力,能抗较大阻力
腹内斜肌、腹外斜肌	坐位,试图转体时触及腹外斜肌收缩	坐位,试图转体时触及腹外斜肌收缩,双臂下垂,能大幅度转体	仰卧,能旋转上身至一侧肩部离床	仰卧,屈腿,固定下肢,双手前平举能坐起并转体	仰卧,屈腿,固定下肢,双手前平举能坐起并转体,双手抱颈后能坐起,同时向一侧转体

表实-4　关节活动范围测量

关节	运动	体位	量角器放置方法			正常活动范围
			轴心	固定臂	移动臂	
肩	屈、伸	坐或立位,臂垂于体侧,肘伸直	肩峰	与腋中线平行	与肱骨纵轴平行	屈:0°~180° 伸:0°~50°
	外展	坐或站位,臂垂于体侧,肘伸直	肩峰	与身体中线(脊柱)平行	与肱骨纵轴平行	0°~18°
	内、外旋	仰卧,肩外展90°,肘屈90°	鹰嘴	与腋中线平行	与桡骨纵轴平行	各0°~90°
肘	屈、伸	仰卧或坐或立位,上肢置于体侧,掌心向前	肱骨外上髁	与肱骨纵轴平行	与桡骨纵轴平行	0°~150°

（续表实-4）

关节	运动	体位	量角器放置方法			正常活动范围
			轴心	固定臂	移动臂	
桡尺	旋前旋后	坐位，上臂置于体侧，肘屈 90°	尺骨茎突	与地面垂直	腕关节背面（测旋前）或掌面（测旋后）	各 0°～90°
腕	屈、伸	坐或站位，前臂完全旋前	尺骨茎突	与前臂纵轴平行	第二掌骨纵轴平行	屈：0°～90° 伸：0°～70°
	尺、桡侧偏移（尺、桡侧外展）	坐位，屈肘，前臂旋前，腕中立位	腕背侧中点	前臂背侧中线	第三掌骨纵轴	桡偏 0°～25° 尺偏 0°～55°
髋	屈	仰卧或侧卧，对侧下肢伸直	股骨大转子	与身体纵轴平行	与股骨纵轴平行	0°～125°
	伸	侧卧，被测下肢在上	股骨大转子	与身体纵轴平行	与股骨纵轴平行	0°～15°
	内收、外展	仰卧	髂前上棘	左右髂前上棘连线的垂直线	髂前上棘至髌骨中心的连线	各 0°～45°
	内旋、外旋	仰卧，两小腿于床缘外下垂	髌骨下端	与地面垂直	与胫骨纵轴平行	各 0°～45°
膝	屈、伸	俯卧或仰卧或坐在椅子边缘	股骨外髁	与股骨纵轴平行	与胫骨纵轴平行	屈：0°～150° 伸：0°
踝	背屈、跖屈	仰卧，膝关节屈曲，踝处于中立位	腓骨纵轴线与足外缘交叉处	与腓骨纵轴平行	与第五跖骨纵轴平行	背屈：0°～20° 跖屈：0°～45°

实训二　体位转移及转换训练

【实验目的】

1. 掌握床-轮椅,轮椅-厕所转移的方法。
2. 掌握常用体位转换技术。
3. 熟练掌握进食、穿脱衣服和鞋袜的训练。

【实验器材】

床、轮椅、坐厕、前开襟上衣、套头上衣、裤子、鞋袜及床上用物。

【实验方法】

先由学生分别扮演偏瘫和截瘫的患者,保持患肢不动,自行进行运动和转移活动,体验患者的困难。再让学生互扮角色:一学生扮演患者,另一学生扮演护士,依次指导患者按下述步骤进行训练,然后互换角色再进行一次。

1. 主动翻身和被动翻身训练。
2. 床上卧位-坐位间的转换。
3. 轮椅坐位-立位间的转换。
4. 床-轮椅转移的训练

(1) 主动转移:①直角转移;②侧方转移;③平行转移。

(2) 被动转移:①两人转移四肢瘫患者;②一人转移四肢瘫患者。

5. 轮椅-厕所转移。

【讨论总结】

各种体位转换方法和技巧及注意事项。

实训三　日常生活活动能力训练

【实验目的】

1. 熟练掌握各种偏瘫和截瘫患者的 ADL 技巧。
2. 掌握各种 ADL 的训练方法。
3. 学会指导患者训练和恰当使用各种器具。

【实验器材】

前开襟上衣、套头上衣、裤子、鞋袜及床上用物。

【实验方法】

学生分别扮演偏瘫和截瘫的患者，保持患肢不动，自行穿脱衣物，体验患者的困难。学生互扮角色：一学生扮演患者，另一学生扮演护士，依次指导患者按下述步骤进行训练，然后互换角色再进行一次。

1. 进食动作训练。

2. 穿脱前开襟上衣训练

穿衣：用健手将患肢套进衣袖并拉至肩峰→健侧上肢转至身后，将另一只衣袖拉至健侧斜上方→穿入健侧上肢→整理并系好扣子。

脱衣：用健手解开扣子→健手脱患侧衣服至肩下→脱健侧衣服至肩下→两侧自然下滑，脱出健手→脱出患手。

3. 穿脱套头上衣训练

穿衣：用健手将患肢套进袖子并拉到肘以上→再穿健侧袖子→健手将套头上衣背面举过头顶，套过头部，整好衣服。

脱衣：先将衣服上推至胸部以上→再用健手拉住衣服背部→从头脱到前面→脱出健手→最后脱出患手。

4. 穿脱裤子训练　根据患者平衡情况取坐-站式或坐-卧式进行训练。

穿裤子：患者取坐位，健手置于腘窝处，将患腿抬起放在健腿上，用健手穿患侧裤腿，拉至膝以上→放下患腿，全脚掌着地→穿健侧裤腿，拉至膝上→抬臀或站起向上拉至腰部→整理系紧。

脱裤子：患者站立，松开腰带，裤子自然滑落→坐下抽出健腿→抽出患腿→用健腿从地上挑起裤子→整理好。

5. 穿脱鞋袜训练　穿鞋袜时，患者取坐位，双手交叉，将患腿抬起置于健腿上→用健手为患足穿袜或鞋→放下患腿，全脚掌着地，重心转移至患侧→再将健腿放在患腿上→穿好健足的袜或鞋。

脱鞋袜的顺序相反。

【讨论总结】

各种 ADL 的训练方法和技巧及注意事项。

实训四　助行器的使用

【实验目的】

1. 认识各种拐杖和助行器，了解其用法。

2. 掌握各种拐杖的测量。

3. 掌握手杖、腋杖步行及上下楼梯的方法。

【实验器材】

手杖（四足杖、三足杖、单足杖）、腋杖、前臂杖、步行式助行架、轮式助行架、软尺。

【实验方法】

1. 各种拐杖的测量方法与选择。

2. 助行器的使用

（1）手杖步行：

1）两点支持步行：手杖→患腿→健腿。

2）两点一点交替步行：手杖和患腿同时先迈出，然后迈健腿。

（2）腋杖步行：

1）三点步：患腿和两侧腋杖同时伸出→健腿迈出。

2）四点步：一侧腋杖→对侧腿→对侧腋杖→另一侧腿。

3）两点步：一侧腋杖和对侧腿同时迈出→对侧腋杖和另一侧腿同时迈出。

4）迈至步：两侧腋杖同时伸出→身体重心前移至双拐→双腿同时向前摆动至双拐的稍后方。

5）迈越步：双拐同时向前迈出并支撑→用力向前摆动身体，使双足超过双拐的位置→再将双拐向前迈取得平衡。

（3）步行式助行架步行：提起助行架放在前方→患腿向前迈出，落在步行架两后腿连线处→健腿迈出，与患腿停在同一水平。

（4）持拐杖上下楼梯

1）持单拐上楼梯：健侧手扶楼梯扶手先上移→健腿迈上楼梯→手杖上移→患腿迈上楼梯。

2）持单拐下楼梯：健侧手扶楼梯扶手先向前下移→手杖下移→患腿迈下楼梯→健腿迈下楼梯。

3）持双拐上楼梯：健腿迈上→双拐与患腿同时迈上。

4）持双拐下楼梯：双拐与患腿同时向下迈→健腿迈下。

【讨论总结】

各种助行器的训练方法和技巧及注意事项。

实训五　轮椅的使用

【实验目的】

1. 了解普通轮椅的构造及各部件名称和功能。

2. 掌握轮椅的正确坐姿,正确掌握轮椅的使用。

【实验器材】

普通轮椅。

【实验方法】

1. 观察并了解普通轮椅的构造及各部件名称和功能。

2. 了解轮椅各部位的测量及轮椅的选择。

3. 减压训练

(1) 用双手支撑轮子或扶手上,撑起身体使臀部离开椅座。

(2) 躯干向一侧倾斜,使一侧臀部离开椅座,后再换另一侧。

4. 大轮平衡训练

(1) 在护理人员协助下使轮椅小轮抬起,将患者放在平衡位置。

(2) 向前或向后驱动轮椅,保持轮椅平衡。

(3) 熟练后让患者独自进行练习,直到熟练掌握。

5. 上下台阶

(1) 上台阶

①驱动轮椅至台阶旁,正对台阶;

②利用大轮平衡技术将方向轮抬起并置于台阶上;

③ 双手置于驱动轮恰当位置,用力向前驱动使大轮越上台阶。

(2) 下台阶

①患者背对台阶,驱动轮椅使后轮退至台阶边缘;

②缓慢控制后轮下降至台阶下,再转动轮椅把前轮从台阶上放下。

【讨论总结】

轮椅操纵的方法和技巧及注意事项。

(吴中华)